의사가 풀어가는 커피 이야기

내 몸에 커피 내안의 행복

배재훈

차 례

Part 3

커피의 효과

Part 4

커피에 관한 의학적 연구들

머리말

현대사회에서 향기롭게 자극하는 커피를 마시는 일은 이제 많은 사람들에게 있어서 하루도 거를 수 없는 일상의 작은 즐거움이 되고 있다. 20세기의 대표적인 르네상스적 지식인이며 독일 출신의 문인인 하인리히 E. 야곱은 "한 잔의 커피는 경이롭고 놀라운, 관계의 집합체이다."라 했으며, 일본 동경대학교 약학대학 오카 기타로 교수는 "커피야말로 진정 백약의 으뜸이다."라고 극찬을 하였다. 그리고 혹자는 커피를 '영혼을 감싸는 유혹의 한 잔'으로, 또 다른 이는 '작은 정신적 사치'로 까지 표현한다. 커피를 좋아하는 사람이라면 커피와 건강에 대한 문제도 생각해 보았을 것이지만, 누구나 한번쯤 건강에 관련된 커피 기사를 접하고는 혼란스러웠던 적이 있을 것이다. 자신이 궁금해 하거나 혹은 이미 알고 있는 커피의 효과와 작용을 사뭇 다르게 발표하는 근거가 미약한 기사나 자료를 접하면서 그 혼란이 훨씬 더 가중되는 것을 경험하기도 했을 것이다. 그러므로 지금까지 발표된 의학적 연구 자료 중에서 커피의 건강에 대한 효능을 가능한 객관적인 입장에서 복잡하고 어려운 점을 최소화하면서 정확한 자료를 제시할 필요성을 느끼게 된다.

역사적으로 볼 때, 커피를 마시는 것을 마치 흡연, 지나친 음주, 부적절한 식사 혹은 늘 앉아 있는 생활양식 등과 견주어서 자주 회자되기도 했다. 커피를 마시면 심장혈관계 질환에 위험한 요인으로 작용할 것이라는 의견이 있어서 많은 연구에서 고혈압과 심근경색증 그리고 다른 심장혈관계 질환에 대한 커피의 위험성을 조사하는 시도를 하였지만 아직까지 뚜렷하게 해로운 작용을 하는 사실을 발견하지 못했다. 오히려 최신 의학적 연구 결과들은 커피에 희망의 빛을 비추기 시작했으며, 각종 자료들에 의하면 "적절한 정도로 커피를 마시는 것은 사람의 건강에 유익한 점이 많다."는 사실이 알려지게 되었다.

현재 전 세계적으로 사랑받고 있는 커피는 물 다음으로 많이 소비되는 가장 대중적인 음료이며, 세계 시장에서 석유 다음으로 널리 유통되는 주요 국제 무역품이다. 약 70여 국가에서 재배되고, 약 60여 국가에 의해서 수출되고 있다. 하지만 커피에 대해 "지나치게 많이 섭취한다던지 너무 오래 섭취했을 때 발생할 수 있는 부작용은 없을까?"라는 데 대한 관심은 늘 있어 왔다. 커피와 건강에 관하여 오늘날 자신 있게 말할 수 있는 것은, "커피는 후회 없이 만끽할 수 있는 안전 기호식품이다."라는 것이다. 커피를 즐겨 마시는 사람들 중에는 커피가 몸에 좋은 영향을 준다는 것을 본인 스스로 느끼고 있는 사람도 있다. 이러한 커피의 유용한 느낌은 단지 주관적인 느낌으로 끝나는 것이 아닐 것이다.

요즘은 과거에 비해 식품의 검사가 훨씬 더 까다롭다. 그럼에도 사람들의 건강에 대한 염려는 훨씬 더 증가하고 있다. 그리고 커피에 대한 사람들의 염려에 대한 논쟁이 계속 되고 있는 한편으로 커피가 건강에 미치는 영향에 대한 연구의 방법도 훨씬 섬세하고 정확해지고 있다. 커피만큼 그 효능에 대하여 집중적으로 연구와 관찰이 되고 있는 식료품도 없을 것이다. 지난 20여 년 동안 이런 문제점에 대해 재평가하는 연구가 지속되었고 많은 자료들이 소개되었지만, 여전히 많은 사람들은 카페인 커피가 건강에 좋지 않을 것이라는 생각도 있다. 하지만, 그동안 수많은 연구 결과들은 커피에 대한 많은 염려들을 반박할 수 있을 뿐 아니라, 오히려 커피에 상당한 효용성이 있음이 증명되고 있다. 미국 하버드대학교 의과대학이 발행하는 뉴스레터 「Harvard Women's Health Watch」2004년 9월호에 이 음료의 장?단점을 소개하면서 경중을 가렸지만, 그 결론은 "적절한 정도로 커피를 섭취하는 것은 안전하다." 였다. 즉 "커피는 사람의 건강에 좋은 영향을 더 많이 주고 있다."는 결론을 내렸다. 하지만 20세기 후반부터 시작된 수많은 커피와 건강에 대한 연구들의 결과는 서로 상반된 것이 많고 아직 확실한 결론을 내릴 수 없는 것 또한 많은 것이 사실이다.

따라서 현재까지 발표된 의학적, 역학적 그리고 영양학적 문헌들의 귀중한 자료들을 바탕으로 하여 커피의 화학물질과 대사, 당뇨병과 심장혈관계에 대한 효과, 파킨슨병과 알츠하이머병을 포함한 신경계 질환에 대한 효과, 암 발생, 임신과 수유 그리고 태아와 어린이의 성장과 발달 등에 대한 영향 등을 다양한 범위에서 학문적 사실과 증거를 중심으로, 커피와 건강에 대한 궁금증을 해소하고 나아가서 커피의 유용한 효용을 인지하고 공유함으로써 육체적인 면과 정신적인 건강까지도 함께할 수 있는 단초(端初)를 제공하고자 한다.

물론 우리나라의 커피 수요가 폭발적으로 증가하는 과정에 커피에 대한 전문가들이 그 어느 때보다 급격히 많아지는 시점이며, 현재 커피와 관련된 생두, 원두, 로스팅 과정, 커피 추출 기법 등에 대한 최적의 조건을 소개한 다양한 자료들이 제공되고 있다. 그리고 강남차병원 유필문 교수가 일반인을 대상으로 커피와 건강에 관한 많은 자료를 제공하는 노력을 마다하지 않고 있지만, 아직 우리나라뿐만 아니라 다른 나라에서도 커피와 건강에 관한 체계적이며 전문성이 결부된 종합적인 출판물이 매우 드문 상황인 것도 사실이다. 커피의 정신적?육체적인 유용함을 직접 겪으면서 좀 더 자세한 자료의 필요성을 갖게 되었으며, 자료 수집에서 편집과 서술하는 일련의 과정이 인체 생리학을 전공하는 사람에게 적합하다고 판단되어 그 첫 걸음을 시작하였지만 여전히 앞으로 발표될 새로운 사실과 자료에 대한 미련을 떨쳐버릴 수 없으니, 미처 찾지 못했던 자료나 잘못된 점에 대해 제현의 많은 조언을 기대해 본다.

끝으로 커피에 대한 관심이 자료 수집과 원고로 이어지게 늘 곁에서 도와주고 용기를 준 아내와 두 아들에게 따뜻한 커피와 같은 마음을 전하고 싶다. 아무 것도 모른 체 단순히 커피가 좋아서 자판기를 통해 프림 가득한 커피를 마시던 사람에게 원두커피 향기를 알게 해준 참 좋았던 멋진 카페들과 황규학 대표를 비롯한 많은 커피 전문가들, 그리고 맛있는 커피 만드는 방법을 자세히 가르쳐준 계명대학교 평생교육원 바리스타과정의 선생님들에게도 고맙게 생각한다. "커피가 우리들의 건강에 끼치는 영향이 의학적으로는 어떤 것들이 있을까?"라는 호기심에서 원고가 되고 마침내 출판물에 되는데 많은 도움을 준 계명대학교 출판부의 노고에 다시 한 번 더 감사의 뜻을 전한다.

01
커피의 의학적 역사

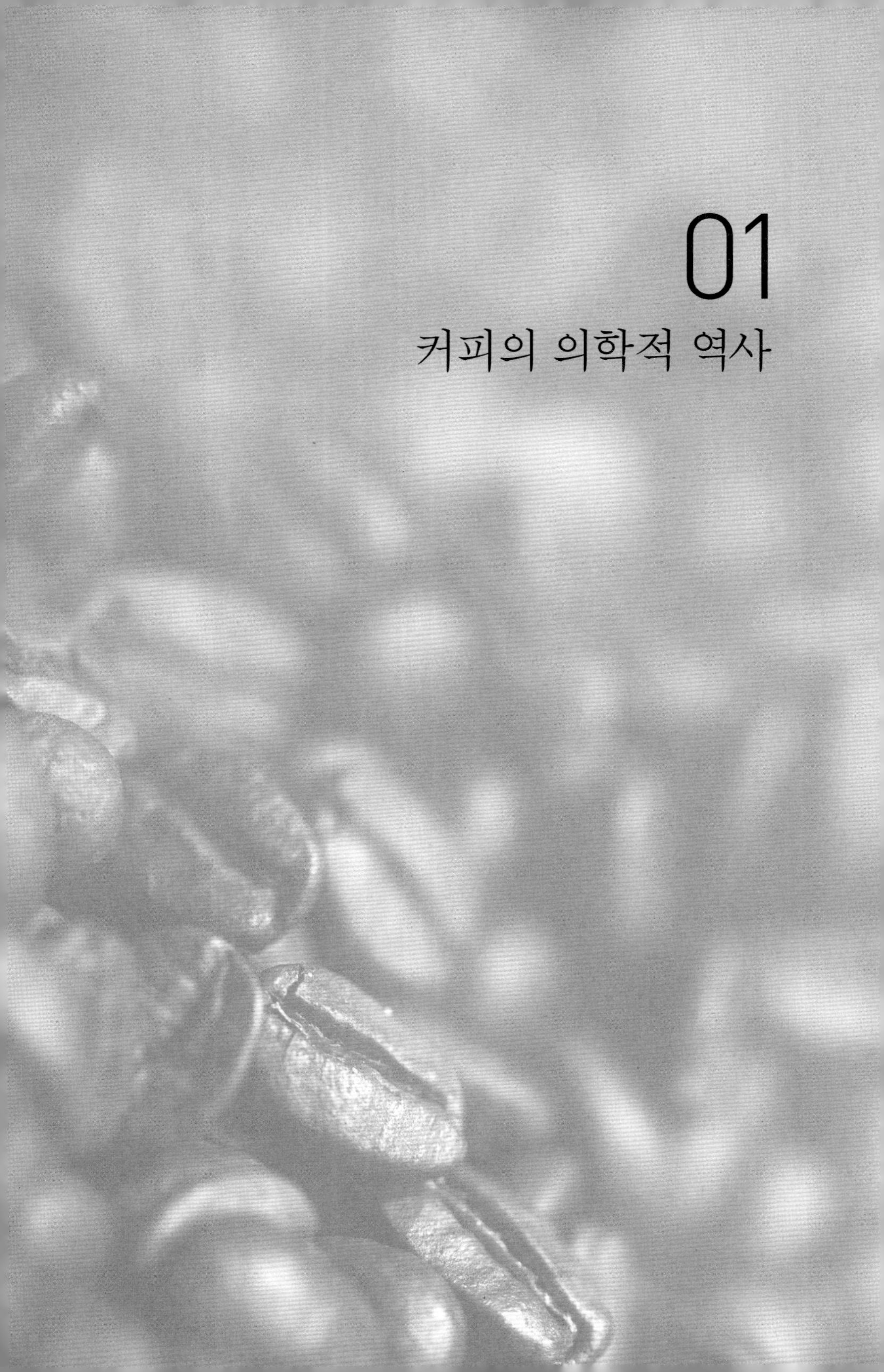

커피의 의학적 역사

커피는 오랜 역사를 지니고 있다. 누구도 커피의 정착 단계를 정확하게 설명할 수는 없을 것이다. 기원전 1500년경 고대 이집트 문명의 파피루스에 700여 종류의 약이 사용되었다는 기록이 있지만 커피와 관련된 기술은 없었다. 또 다른 문명의 발상지인 메소포타미아의 점토 문자에 약 500여 종류의 식물에 관한 기록이 있지만 커피나무에 대한 언급은 없다. 그리고 의학의 아버지라 불리는 히포크라테스(BC 460~BC 377년)의 시대인 기원전 400년경에 400여 종의 약을 사용하였음에도 커피에 대한 어떤 기록을 찾을 수 없었다. 그 후 서기 100년경에 중국에서 그때까지 약용식물을 사용하여 전통적으로 치료한 방법을 정리한 『신농본초경(神農本草經)』에도 커피나무는 등장하지 않았다(Oka, 2007). 따라서 커피는 그 한참 뒤에 사용된 것으로 봐야할 것 같다.

커피가 인류 사회에서 중요한 위치를 차지하기 시작한 것은 지금으로부터 1200여 년 전으로 거슬러 올라간다. 처음에는 에티오피아의 농부들이 커피나무의 열매(coffee cherry)를 묽게 끓여서 죽처럼 먹거나 위장약으로 복용했다고 한다. 그러던 중 우연히 커피콩(coffee bean, 생두)을 볶아서 오늘날의 커피처럼 마시게 된 것이다. 커피의 이름은 에티오피아의 옛 이름인 아비시니아(Abyssinia)의 Keffa 지방에서 유래되었으며, 에티오피아에서 6세기경의 커피콩이 발견되었다.

그림 1_ 커피 열매와 그 구조

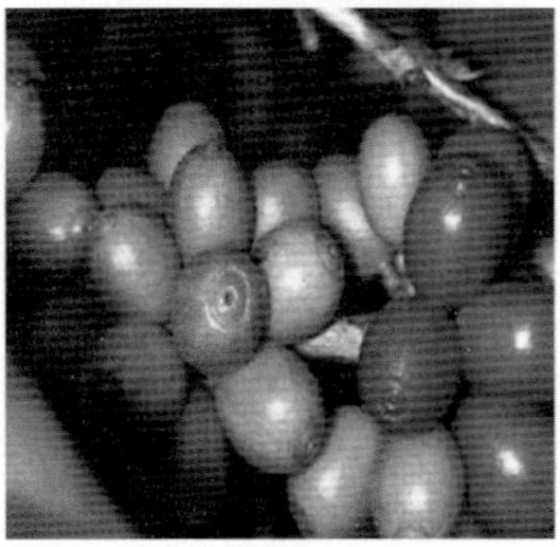

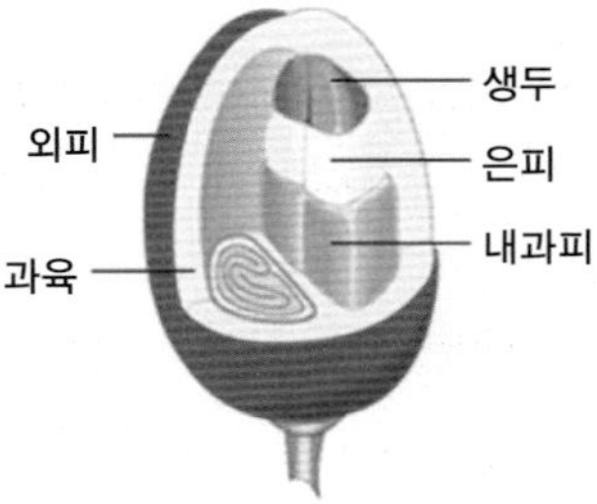

커피에 기원에 대한 10여 가지의 전설 중에 건강과 관련된 칼디(Kaldi)의 전설은 어느 정도 사실성이 담겨 있다. 칼디의 이야기는 『천일야화』에서도 찾아볼 수 있는 오래된 전설이다. 9세기에 에티오피아의 목동 칼디는 자신이 몰고 있는 염소가 그 지역에 많이 자라고 있던 나무의 작고 빨간 야생 커피 열매를 먹고 곧장 원기가 왕성해져서 마치 춤을 추는 동작을 하는 것을 보고 수도승에게 이야기했고, 처음에 수도승들이 나쁜 열매라고 생각해서 그 열매를 피워놓은 불에 던져 버렸다. 하지만, 그 열매가 타면서 말할 수 없이 향기로운 냄새가 나는 것을 확인하고 나서 그 열매를 먹어 보니 곧 기운이 샘솟는 것을 느꼈다. 그 후 커피는 종교의식과 긴 기도 시간 동안 졸음을 견디도록 하는데 사용되기 시작했다. 결국 사람들은 그 열매를 볶은 후 곱게 갈아서 뜨거운 물에 타면 열매나 씨를 그냥 그대로 씹어 먹는 것보다 맛도

좋고 흥분 효과도 큰 것을 알아냈다(Braun, 1996: Stella, 1998; Griffin, 2006).

그림 2_ 커피의 기원에 관한 칼디의 전설

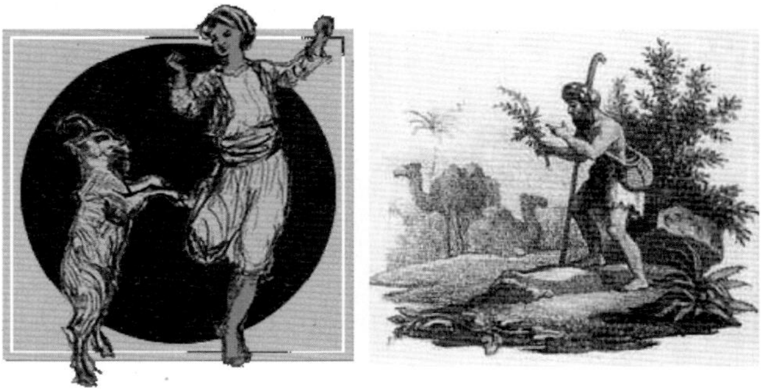

커피의 유래에 대해 이슬람교도들에게 전해져 온 또 다른 전설이 있다. 13세기경의 이야기로 1558년 아브달 가딜이 지은 『커피 유래서: 커피의 정당성에 관한 결백』에 소개되었다. 예멘의 승려 오마르가 모카 왕비의 병을 고치기 위하여 기도를 하다가 왕비와 사랑에 빠졌다. 그 사실을 알게 된 모카의 왕이 오마르를 추방시켰다. 오마르가 먹을 것을 찾아 산속을 헤맬 때 새가 쪼아 먹던 빨간 열매를 발견하였다. 그는 그 열매를 따서 끓이는 중에 아주 좋은 향기가 났고, 그 물을 먹고 피로가 사라지고 몸에 활력이 도는 것을 느끼게 되어, 그 열매를 달인 물로 많은 병자를 치료하였다. 그 소식을 듣고 감동한 모카의 왕이 오마르의 공로를 인정하고 죄를 용서하고 '성자' 로까지 추대했다(Oka, 2007).

신뢰할 수 있는 커피에 대한 가장 오래된 문헌은 페르시아에서 당시 의과대학생의 교과서에 해당하는 『의학집성』이다. 이 책에 아라비아의 의학자 라제스(Rhazes, 830~922년)가 "예로부터 아프리카에 자생하던 나무인 분

(Bunn)의 씨앗을 갈아서 끓여 만든 보릿짚 색깔의 황갈색 액체(Buncam)가 위장에 뛰어난 효능이 있다."고 기술하였다. 그 후에 역시 페르시아의 의사이자 철학자인 아비센나(Avicenna, 980~1037년)가 커피의 약리학적 효능과 함께 구체적인 음용 방법을 기록하였다(Oka, 2007).

13세기에 들어서는 커피가 원기를 회복하는 강장제로 알려지게 되었고, 14세기에 최초로 상업적인 목적으로 아라비아에서 재배되기 시작하면서 이슬람 세계로 널리 퍼지게 되었다. 콘스탄티노플(현재 이스탄불)의 사람들은 이 새로운 음료를 무척 사랑하기까지 했으며, 당시 터키의 법령에 "한 집안의 가장(家長)이 커피를 가족용 주전자인 게츠베(cezve) 혹은 이브릭(ibrik)에 가득 채울 수 있는 능력이 없으면 아내가 이혼을 요구해도 허락한다."고 기록되어 있어 흥미롭다. 참고로 이브릭에 커피를 달이는 방식은 18세기까지 많이 활용되었으며, 현재에도 스칸디나비아 국가들과 터키에서 커피의 정통주의자들이 많이 활용하고 있다. 그 이후에 커피가 전파된 이집트에서는 비교적 은밀하게 커피를 마셨지만, 커피는 그들에게 더운 낮 동안 몸을 차갑게 해주고 마음의 평정을 유지시키며, 추운 밤 시간에는 육체적 · 정신적으로 온기를 증진시켜 주었다. 그리고 지금과 마찬가지로 두통의 완화에도 매우 중요한 역할을 했다(Jacob, 1998).

그림 3_ 옛 터키식 커피 주전자인 이브릭 혹은 게츠베

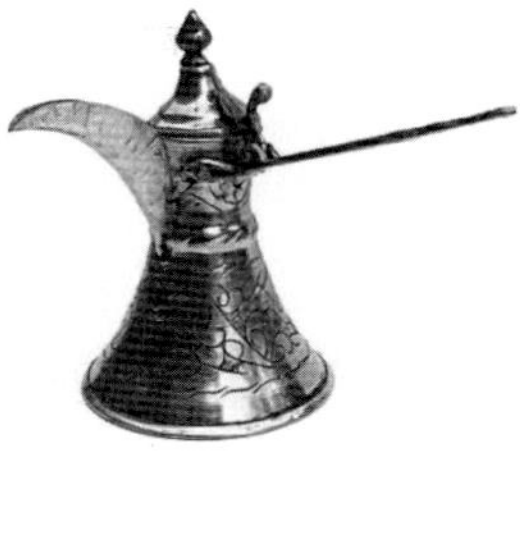
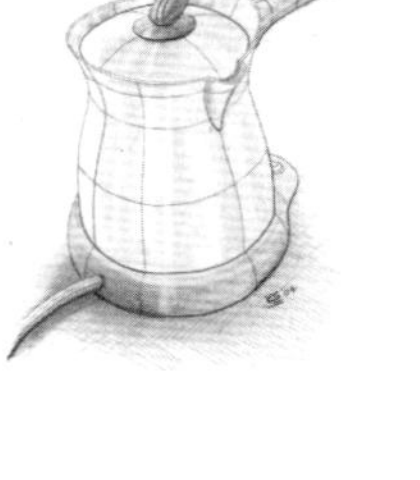

하지만 커피의 출현에 대해 처음에는 거의 대부분의 지역에서 적대감을 나타냈다. 이슬람 국가에서는 사람을 흥분시키는 독성이 있는 음료라 생각하였고, 코란에 위배되는 것으로 생각하여 커피를 금지시키고자 했다. 커피에 대한 터키 사람들의 간절한 사랑도 국법에 의해 금지된 시기가 있었는데, 오스만 제국의 술탄 가운데 가장 악독했던 군주로 전해지는 무라드 4세(Murad IV, 1612~1640년) 때였다. 사복을 입고 시내를 돌아보던 무라드 4세가 카페에서 물 담배와 함께 커피를 즐기는 사람들을 보고는 이들이 정부를 비난하는 것으로 여겨 커피와 물 담배를 금지시켰던 것이다. 당시 물 담배와 커피를 단 한 모금이라도 넘겼다 싶으면 무조건 목을 잘랐는데, 그 수가 무려 10만에 달한 것으로 전해지니, 당시의 터키인들이 얼마나 커피를 사랑했는지를 짐작할 수 있을 듯하다.

모든 사람들이 커피에 이처럼 열광한 것은 아니었다. 커피가 각성 작용이 너무 많이 있고 건강에 좋지 않을 수도 있는 것으로 판단하여 한때 섭취를 금지시키는 상황도 있었고 커피 제조 자체가 법으로 처벌 대상이 되었던 일도 있었지만, 커피가 갖고 있는 음료로써의 대중성은 지속적으로 증가하게 되었다. 그런 커피에 대한 박해의 시기를 거쳤음에도 불구하고 아랍인들은 밤중에 기도하거나 공부할 때 졸음을 쫓기 위해 음용한 음료가 커피였고, 술을 마시지 못하는 이슬람 국가의 법도에 따라 기도 전에 커피를 마시기 위해 모였으며, 커피는 종교적인 음료로서 특별한 지위를 부여 받았다.

아랍사람들이 커피의 씨앗이 외부로 유출되는 것을 철저히 지켰음에도 불구하고, 1616년 네덜란드 상인 반 데어 브뢰케가 예멘의 남서안 항구 도시인 모카에서 커피 묘목(혹은 7알의 생두)을 훔치는 데 성공하여 암스테르담의 식물원에 성공적으로 이식하면서 커피는 유럽으로 빠르게 전파되었다. 그리고 네덜란드 사람들에 의해 그들의 식민지인 인도네시아 자바에서 대단위로 커피나무를 재배함으로써, 아랍인들이 한때 갖고 있던 세계 최대 커피 공급자의 자리에서 물러나고 뒤를 이어 네덜란드 사람들이 등극하게 되었다. 17세기를 전후해서 커피가 서구 사회의 생활에 새로운 음료로 진입하면서 애호되었다. 베네치아, 빈, 파리, 암스테르담, 독일 그리고 스칸디나비아 반도의 카페에서 커피가 판매되었고, 유럽 사람들이 자신들이 술을 줄이게 된 이유로 커피를 드는 정도였다. 커피는 남부 유럽에서는 포도주를 대신했고, 북부 유럽에서는 맥주를 대신했다. 그 이후로 브라질 등의 남아메리카와 중앙아메리카 등으로 전파되었는데, 이 지역에서 커피가 재배되면서 노동 착취, 유혈 사태 등의 엄청난 변화를 겪기도 하였으며, 서인도 제도의 아이티 같은 나라에서는 현재에도 그 문제로 인해 정치?경제적인 혼란이 계속되고 있다(Stella, 1998; Cotri 등, 2005).

1670년 무렵에 프리드리히-빌헬름의 궁정의(宮廷醫)이자 프랑크푸르트 대학 교수였던 코르넬리우스 분테쿠는 자신의 저서 『기초의학교본』에 "커피와 차는 혈액순환을 촉진시킴으로써 생명의 활동을 자극할 수 있으므로, 자신의 위장과 신장이 허용하는 최대치까지 섭취량을 늘려가는 것이 좋다." 고 마시기를 권장하였다. 하지만 커피에 대한 의학적인 지식이 전혀 없는데서 근거한 웃지 못 할 에피소드도 있다. 1674년 런던 사회의 여성들이 "커피가 자신의 남편들을 무정자증으로 만든다." 고 주장하면서 '커피를 반대하는 캠페인' 을 전개하였다. "우리 여성들의 성생활을 위해 60세 이하의 남자에게는 커피 음용을 금지시켜 달라." 고 런던 시장에게 탄원하는 사건이 일어났다. "남편들이 커피라는 야만적 음료로 인해 정액이 말라 버리고 콧대가 높아졌다."라는 이유 때문이었다. 사실 이것은 생전 처음 경험하는 카페 문화에 심취한 남성들이 가정생활을 소홀히 함으로써 생겨난 웃지 못 할 해프닝이었다. 왜냐하면 요즘 생각에는 이해할 수 없겠지만 당시에는 카페에 여성이 출입할 수 없는 남성 전용 공간이었기 때문이다. 이에 대해 남편들은 아내들의 이 같은 비난에 대응하기 위해 소책자를 만들어 자신들의 행동을 해명하였고, 커피의 미덕에 대해 설파했다. 즉 "커피는 훌륭한 음료이므로 부인들의 청원은 부끄러운 행위이다."라고 회답하였다. 하지만 이 사건을 계기로 커피와 건강 사이의 상관관계에 대해 여러 가지 논의가 촉발되었다(Braun, 1996; Jacob, 1998; Oka, 2007).

17세기 후반에 마르세유에서 지금까지 유래가 없었던 커피와 건강에 대한 의학적 논쟁이 시작되었다. 당시에 커피는 의사에게 진찰을 받고 약방에 가서 사야 했던 일종의 의약품이었는데, 마르세유 사람들이 이런 성가신 의사들의 규제로부터 독립할 것을 요구하였다. 그 결과로 커피가 의사들이 내리는 처방의 목록에서 제외되었다. 이런 조치에 대해 의사들은 분노하였고, 1679년에 엑스(Aix) 지방의 의사회에서 콜롱(colomb) 교수를 초청하여 자신의 논문인 「커피가 마르세유의 시민들에게 해로운지 어떤지」에 대한 발표하게 했다. 그 논문에서 "커피는 혈액내로 침투하는 힘은 대단히 강하여 전림프계를 휩쓸고 몸을 마비시키고, 성 불능을 유발하며, 끔찍할 정도로 몸을 여위게 하여 간을 말릴 정도이다. 그리고 커피는 숙성된 와인이 주는 즐거움을 배척한다."라고 발표하여 "커피가 신체에 대해 광범위하게 나쁘다."고 커피의 효능을 의도적으로 비난하였다(Jacob, 1998; Stella, 1998).

15세기에 이르러 인류 앞에 모습을 드러낸 커피는 그 이후로 세상을 많이 변화시켰다. 커피가 지닌 감미로운 맛과 향 그리고 신체와 영혼을 자극하고 흥을 북돋워 주는 효능으로 말미암아 널리 애용되었다. 하지만, 커피가 17세기 중엽에 유럽에 소개되었을 때, 이 음료를 아랍에서 온 혐오 식품으로 생각하면서 짙은 색깔로 인해 중세에 무기와 고문 도구로 쓰던 역청*을 연상하기도 했다. 하지만, 이러한 심리적 저항감은 이 음료의 약리 효과가 널리 알려지면서 거품처럼 사라지게 되었다. 커피가 건강에 미치는 좋은 영향에 관한 관찰은 커피의 역사만큼이나 오래되었다. 불명예스런 비난의 와중에서도 커피를 반대하는 무리에 대항하여 역시 커피를 옹호하는 무리들의 주장도 만만치 않았다. 프랑스 의사들 중에도 커피에 대한 비방을 반박하는 일에 목소리를 높인 사람이 있었다. 그중에서 가장 적극적이고 칭찬받을 만한 사람이 실베스트리 두포인데, 그는 커피를 화학적으로 분석하여 그 결과를 세상이 공표하였다. 또한 커피가 인체에 주는 영향에 대해 "커피는 술을 깨게 하고 소변의 흐름을 원활하게 하며 두통을 완화시킨다. 잠잘 시간에 커피를 마셔도 아무 이상 없이 잘 자는 사람이 있는 것을 발견했는데, 그것은 커피가 오히려 불안과 근심을 덜어주어서 편안히 잠들게 하는 것이다." 라고 분명하게 발표했으며, 현대적 의미에서도 충분하게 설득력이 있다. 그 무렵에 커피는 만병통치약으로 인정되어 약국에서만 판매하였을 정도이며, 1657년 런던에서 발간된 한 신문 광고에는 "괴혈병, 천연두, 통풍을 치료한다."는 지나친 칭찬과 "심장, 위장, 소화기관과 월경 순환 등에 특효가 있다."고 쓰여 있다. 독일의 식품연구소의 헤낼 교수는 『과연 커피가 해로운가?』라는 책자에서 "향기가 그윽하여 자극적이며 맛이 좋은 커피는 그 효능에 있어서는 우리 몸의 각 부위별로 다양하게 영향을 준다. 커피에

---

* 역청(瀝靑, bitumen) : 고체의 아스팔트, 액체의 석유, 기체의 천연가스 등 천연산 탄화수소 화합물의 총칭.

아주 미미한 해로움이 있더라도 포기해 버린다면 많은 사람들로부터 삶의 멋과 기쁨을 앗아가 버리는 것이 될 정도로 중요한 식품이다."라고 종합적이고 우아한 결론을 내렸다(Braun, 1996; Jacob, 1998; Stella, 1998).

커피에 대한 효능을 한방(漢方) 혹은 한의학적 측면에서 기술한 것은 1795년 일본의 히로카와 카이가 쓴 『나가사키 견문록』이다. 그는 이 책에서 커피를 '카우히'로 기록했으며, 주된 내용을 현대적 의미로 풀어쓰면, "커피는 수분과 영양분의 소화 및 운반기능을 원활히 하며, 그 결과 소변이 잘 나오게 되고 가슴이 답답한 증상을 사라지게 한다."고 기술하여 상당히 납득할 수 있게 표현을 하였다. 그 이후 근대 중국에서 기술된 『신화본초강요(新華本草綱要)』에는 "커피는 신경을 자극하고 심장을 강화하며, 위를 건강하게 하고 이뇨 작용을 한다. 소변을 잘 누지 못하거나 기침이 멎지 않을 때, 소화불량에 효과가 있다."고 적혀 있다. 대부분이 일본의 『나가사키 견문록』과 일치하며, 다만 '기침을 멈추게 하는 효능'을 기술하여 지금으로부터 50년 전까지 천식의 치료제로 사용되었던 카페인의 효과를 언급한 점에서 약간 차이가 있는 정도이다. 1803년 역시 히로카와 카이는 『난요법(蘭療法)』에서 "커피는 부종병에 효과가 있다."로 기술하였는데, 이 부종병은 현대적 의미로 비타민 B3의 부족으로 생기는 펠라그라*로 생각된다(Oka, 2007).

이슬람의 쉬오뎃(Shehodet) 수도원의 수도승들이 처음으로 커피를 맛보

* 펠라그라(pellagra) : 니코틴산(니아신, 비타민 B3)의 결핍에 의하여 일어나는 병으로 니코틴산 결핍증후군이라고도 함. 피부의 홍반과 피부염, 설사, 정신증상(우울, 불안, 환각) 등이 주요 증상임.

았을 때 활력을 가져다주는 이 물질의 본질은 수세기가 지난 1919년에 독일의 화학자 프레드리히 F. 룽게(Friedrich Ferdinand Runge, 1795~1867년)에 의해 트리메틸크산틴(trimethylxanthine)인 카페인(caffeine)이라는 성분에 의한 것임이 밝혀졌다. 그 이후 카페인이 커피 이외에도 여러 식물에 존재하는 것이 알려졌지만, 그래도 커피만큼 인류문명에 결정적인 영향을 미친 경우는 없을 것이다. 이런 현상의 한 해석으로 러시아계 스위스 사람이며 바젤 대학의 교수였던 구스타브 폰 붕게(Gustav von Bunge, 1844~1920년)는 사람들이 커피에 있는 카페인을 갈망하는 이유가 결국 "사람의 모든 세포에 미량 존재하고 각 조직을 이루는 물질 가운데 하나인 크산틴(xanthine)을 축적하고자 하는 데서 생겨나는 무의식적인 욕구이다."라고 하였다. 카페인의 의학적 효능을 연구한 대표적인 인물은 미국의 생리학자인 호레이쇼 우드(Horatio C. Wood Jr, 1841~1920년)이며, 1912년에 카페인의 근육 에너지 촉진기능을 연구하여 "카페인의 영향을 받은 모든 근육은 항상 더 활발하게 기능을 하고 피로를 덜 느끼면서 수축을 강화할 수 있을 뿐 아니라 근육의 경제적 이용까지 가능하다."라는 획기적인 결론을 이끌어 내기에 이른다. 그 이후에 커피가 근육은 물론이고 두뇌의 에너지원 역할을 하는 것까지 입증이 되었다. 1931년 독일 함부르크대학의 노트봄(F. E. Nottbohm) 교수는 커피에 카페인 이외에도 트리고넬린*이라는 활성 성분이 존재한다는 사실을 처음으로 발견하였다. 이처럼 20세기의 수많은 사람들이 커피를 연구했고, 근세 초 아라비아의 해안에서부터 커피 마시는 것이 시작되어 전 세계로 확산되면서 수없이 많은 사람들이 음용하게 되었다. 그리고 커피에

* 트리고넬린(trigonelline) : 콩 열매, 감자, 다알리아 등에서 발견되며, 커피에 있는 수용성 물질로 커피의 맛과 향을 내는 베타인(메틸기를 세 개 가진 아미노산으로서 식품의 감칠 맛을 내는 성분).

의해 야기된 사람의 근육 및 뇌의 자극과 변형은 지구촌 역사의 외관을 변형시켰다(Jacob, 1998).

최초 에티오피아의 고원에서 발견되어 위장약으로 복용되던 커피는 홍해를 건너 현재 예멘의 모카항으로 전해지고, 다시 이집트로 그리고 이슬람의 성지 메카에 까지 전달될 때만 해도 인체에 활력을 가져다주고 잠을 쫓는 특별히 귀한 이슬람의 '비약(秘藥)' 으로 여겨졌다. 그 후 오스만 튀르크에 전해진 후에는 기호품으로 취급되었고, 유럽으로 처음 전해져서는 다시 알코올 금단 증상을 완화시키는 약의 성격을 갖게 되어 의사가 처방하기도 했지만, 커피가 신체에 주는 영향이 좋은지 나쁜지 격론을 벌이게 되었다. 그리고 이슬람 세계에서 아시아로 전해지면서 실크로드에서는 기침을 멎게 하는 약이었고, 일본의 에도 시대에는 앞서 말한 바와 같이 비타민 결핍증에 사용되었다. 이처럼 커피가 인류의 역사 속에서 지리적과 문화적 배경에 따라서 약으로서의 측면뿐만 아니라 향미가 유혹적인 고급 기호품이 되기도 하였다. 즉, 17세기에는 약제와 혈액순환 촉진제 그리고 알코올에 대한 치료제로 커피를 중요시한 반면에 18세기에는 커피를 지적 자극제로 간주했다. 그리고 19세기에는 커피가 기본적으로 활력제의 역할을 수행했다. 하지만, 현대에는 커피가 너무도 많은 사람들이 언제 어디서나 즐겨 찾는 기호음료가 되면서, 오히려 그 효능에 대한 궁금증이 증폭될 수밖에 없었다(Jacob, 1998; Oka, 2007).

커피가 전 세계적으로 널리 보급된 20세기 후반에 들어 의사와 의학연구자들은 역학* 연구라는 새로운 연구 방법을 사용하여 그 역사적인 문제에 대해 실마리를 찾기 시작하였다. 커피에 대한 역학적 연구가 시작된 1960년

대에 “커피를 많이 마시면 암이 발생한다.” 혹은 “임산부가 커피를 많이 마시면 기형아를 출산한다.” 등의 의혹들이 제기되었다. 요즘의 견해로 볼 때, 모두 근거가 없는 단순한 의혹에 지나지 않지만, 그 때만 해도 그런 의견 혹은 발표에 세상이 크게 출렁거릴 정도로 충격이 매우 컸다. 이를 계기로 해서 커피가 신체에 주는 영향이 과연 어떤 것인지에 대해 그 열기가 가일층 더해지게 되었고, 초기 연구의 미숙함이 점차 정교해지고 철두철미하게 발전하게 되었다.

커피(coffee)라는 현대적인 용어는 '현대분류학의 아버지'로 불리는 스웨덴의 식물학자 칼 본 린네(Carl von Linne, 1703~1778년)가 1753년에 만들어 낸 것이다. 그는 현재 커피나무라고 부르고 있는 열대 관목에 코페아(Coffea)라는 속명을 붙였다. 린네는 당시 커피를 지칭하던 여러 낱말들 가운데 카오바(caova), 코바(cova) 그리고 카와(kahwah) 등 셋을 라틴어화하여 이 말을 만들어냈다(Braun, 1996). 커피는 현재 전 세계적으로 사랑받고 있는 가장 대중적인 음료이다. 미국스페셜티커피*협회(Specialty Coffee Association of America)에 따르면 미국에서 1억 명 이상이 하루에 평균 3.1잔의 커피를 마시고 있다. 지구상의 인구 세 명 중에 두 명은 커피를 마시고 있으며, 그들이 하루에 마시는 총 커피 섭취량은 약 25억 잔에 달한다(Stella, 1998). 국제커피기구(International Coffee Organization, ICO)에 의하면 일 년

---

* 역학(疫學, Epidemiology) : 어떤 일정한 집단에 있어서 질병 등의 빈도, 분포, 변동 등을 측정하여 그것을 다른 조건 하에서의 측정치와 비교함으로써 건강과 장해 등의 인과 관계를 밝히고자 하는 학문 분야.
* 스페셜티커피(specialty coffee) : 고메이(gourmet, 미식가) 커피 또는 프리미엄(premium) 커피라고도 불리며, 이상적인 재배 및 기후 조건에서 생산된 뛰어난 품질의 생두로 만들어진 커피.

에 한 사람이 평균 5~10 kg의 커피를 소비하고 있다. 아래의 〈표 1〉은 각 나라별로 국민 1인당 매년 소비하는 커피량과 주요 커피 수입국을 Stella(1998)의 자료에서 발췌한 후 수정하여 표시하였다.

표 1_ 나라별 1인당 커피 소비량

국가명	연간 1인당 커피 소비량(kg/년)	하루 섭취량(잔)	주요 커피 수입국
핀란드, 스웨덴	13	5	
덴마크, 노르웨이	12	4~5	
네델란드	9	3	
독일, 오스트리아, 벨기에, 룩셈부르크	8	3	독일: 세계 제2위 커피 수입국
프랑스, 스위스	6	2~3	프랑스: 세계 제3위 커피 수입국
미국	4.5	2	세계 제1위 커피 수입국
이탈리아	4.5	2	세계 제5위 커피 수입국
그 외의 국가 캐나다 스페인 영국 일본	 4 3 2.5 2		일본: 세계 제4위 커피 수입국

* Stella(1998)의 자료에서 발췌하여 수정하였음.

20세기 후반부터 시작된 커피와 질병 발생의 상관성에 대한 역학 조사를 필두로 해서 커피가 인체에 주는 영향에 대한 연구는 전 세계적으로 계속되고 있다. 그 연구 대상은 제2형 당뇨병, 비만과 통풍을 포함하는 만성 대사성 질환, 고혈압과 심장 부정맥 그리고 심근 경색과 같은 심장혈관계 질환, 각종 암의 발생, 파킨슨병과 알츠하이머병과 같은 신경정신계 질환, 임신과 수유에 대한 염려, 어린이와 노인에 대한 효과 등으로 매우 다양한 영역에서 광범위하게 진행되고 있다. 이런 문제에 대한 실마리를 찾기 위해 과거부터 진행되어온 역학적 연구와 함께, 최근에 급성장한 분자생물학적 연구 그리고 유전인자의 연관성 연구들을 통해, 커피에 있는 카페인뿐만 아니라 다른 유용한 성분들에 대해 개별적인 특성과 효능도 함께 연구되고 있다.

따라서 현재까지 발표된 커피의 효능, 부작용 그리고 질병 발생과의 상관성을 조사 연구한 각종 자료를 바탕으로 종합하고 기술함으로써 다소나마 그 궁금증을 풀고자 한다.

02
커피의 성분

1. 카페인
2. 디테르펜
3. 클로로겐산
4. 탄수화물
5. 그 외의 물질들

커피의 성분

커피는 천 가지 이상의 화학물질들이 혼합된 것으로 알려져 있으며, 그 구성을 보면 탄수화물, 지방, 질소 화합물, 비타민, 미네랄, 알칼로이드* 그리고 폴리페놀* 성분 등으로 다양하다. 그 중에 일차적으로 카페인이 있고, 페놀 성분으로 커피콩 특유의 착색 원인물질인 클로로겐산(chlorogenic acid)과 쓴 맛을 내는 퀴니드(quinide)가 있으며, 그 외 비타민, 미네랄 및 식이 섬유 등이 잘 알려져 있다(Pimentel 등, 2009).

커피의 질병 예방 효과를 결정짓는 것은 로스팅*이며, 물론 커피의 맛을 결정하는 것 또한 로스팅이다. 건강과 관련하여 각 성분의 자세한 작용은 차츰 언급하더라도 로스팅과 각 커피의 성분 변화를 살펴보면 다음과 같다.

---

* 알칼로이드(alkaloid) : 식물에 함유된 염기성 물질.
* 폴리페놀(polyphenol) : 하이드록시기를 2개 이상 갖고 있는 물질로 우리 몸에 있는 활성산소(유해산소)를 해가 없는 물질로 바꿔주는 항(抗)산화물질 중의 하나.
* 로스팅(roasting) : 생두에 열을 가하여 볶는 것으로 커피 특유의 맛과 향을 생성하는 공정.

먼저 로스팅해도 변하지 않는 성분은 카페인이며, 로스팅 과정에서 줄어드는 성분은 자당(sucrose)과 트리고넬린 그리고 클로로겐산이다. 또한 로스팅 과정에서 늘어나기도 하고 줄어들기도 하는 것은 휘발성의 향을 내는 성분이다. 그리고 로스팅 과정에서 일단 늘어난 다음 줄어드는 성분은 개미산(formic acid), 5-hydroxymethylfurfura(HMF) 그리고 락톤(lactone)이다. 마지막으로 로스팅 과정에서 늘어나기만 하는 것은 니코틴산*과 콜린 작동성 화합물이다(Oka, 2007).

커피나무는 아프리카의 에티오피아가 원산지이며, 현재는 아프리카, 남아메리카, 동남아시아 등에 널리 분포되어 있다. 현재 상업적인 목적으로 재배되고 있고 가장 많이 거래되는 커피는 아라비카 커피(Coffea arabica)와 로부스타 커피(Coffea robusta)이며, 이 두 커피콩은 모양 등의 물리적인 양상뿐만 아니라 화학 성분에서도 차이가 있다. 아라비카 커피에는 지방 성분이 많은 반면에 로부스타 커피에는 카페인과 자당 그리고 클로로겐산이 많이 들어있다. 아라비카 원두에 평균 1%의 카페인을 함유하고 있는데 반해 로부스타 원두는 2%의 카페인을 함유하고 있다. 붉은 색인 커피 열매에서 가운데 있는 커피콩만 박피하여 정제 과정을 거쳐 추출한 후 이를 건조시켜 생두(green bean)를 만들며, 대체로 생산지별로 품질이 일정하기 때문에 지역 이름 혹은 선적된 항구 등을 상품명처럼 사용하고 있다.

지금까지 커피와 건강에 대한 많은 연구들은 주로 카페인에 대해 실행되었지만, 최근에는 커피에 포함되어 있는 다양한 성분들에 대해서도 많은 관심이 모아지고 있다. 커피가 각종 영양물질의 하루 권장량에 대한 기여도는

---

* 니코틴산(nicotinic acid) : 니코틴의 산화물로 무색의 안정적인 수용성 비타민 B군의 일종. 비타민 B3 또는 니아신(niacin)이라고도 함.

크지 않지만, 카페인 커피와 디카페인 커피에 있는 주요 영양물질의 개요를 정리하면 〈표 2〉와 같다.

표 2_ 커피 240 ml 속에 있는 각종 영양 성분의 개요

성 분	카페인 커피		디카페인 커피	
	240 ml 내 함량 (mg)	하루 권장량에 대한 비율(%)	240 ml 내 함량 (mg)	하루 권장량에 대한 비율(%)
카페인	130±20	25~38	3±2	0.2~1.2
지방	5	0	5	0
단백질	280	0.5	240	0.4
탄수화물	75~150	0.2~0.4	75~150	0.2~0.4
식이 섬유	1.1±0.2	2.6	1.1±0.2	2.6
클로로겐산	88~250	해당 없음	79~242	해당 없음
마그네슘	7	1.7	12	2.9
칼륨	116	2.5	128	2.7
니아신	0.81~2.0	5.1~12.5	0.38~1.4	2.4~8.8
비타민 E	0.02	0.1	0.02	0

* Tunnicliffe와 Shearer(2008)의 자료를 발췌하여 수정하였음

〈표 2〉에서 보는 바와 같이 여러 가지 영양물질의 하루 필요량에 대해 커피가 차지하는 영향은 크지 않은 것은 사실이다. 그럼에도 불구하고 커피가 주는 유용한 이점에 대한 잠재적인 가능성은 여전히 간과할 수 없는 정도일 것이다. 각 성분에 대한 자세한 내용은 아래에서 기술하고자 한다.

1. 카페인

커피에는 생물학적으로 활성을 갖는 많은 물질을 포함하고 있다. 주성분은 잘 알려진 카페인(1,3,7-trimethylxanthine)이며, 커피콩, 찻잎 그리고 코코아콩 등 60 여종의 식물에 자연적으로 포함되어 있는 퓨린* 계열의 알칼로이드 성분으로 커피에 가장 많이 그리고 가장 다양하게 포함되어 있는 화학물질이다.

카페인은 아래의 〈그림 4〉의 화학 구조식에서 보듯이 크산틴(xanthine)에서 출발한다. 크산틴은 DNA를 합성하고 유지하는데 계속해서 사용되는 원료로, 보통 동물의 몸보다는 식물에 많이 있다. 동물에서 많이 볼 수 없는 이유는 효소에 의해 신속하게 처리되어 다른 분자, 예를 들면 요산(uric acid)으로 전환되어 소변으로 배출되기 때문이다. 이와는 다르게 카페인을 만드는 식물들은 크산틴에 메틸기*를 체계적으로 조립하는 효소에 의해 메틸화가 되는데, 메틸기가 셋이 붙으면 크산틴이 카페인이 된다(Braun, 1996).

그림 4_ 카페인의 화학적 구조(출처 : Wikipedia)

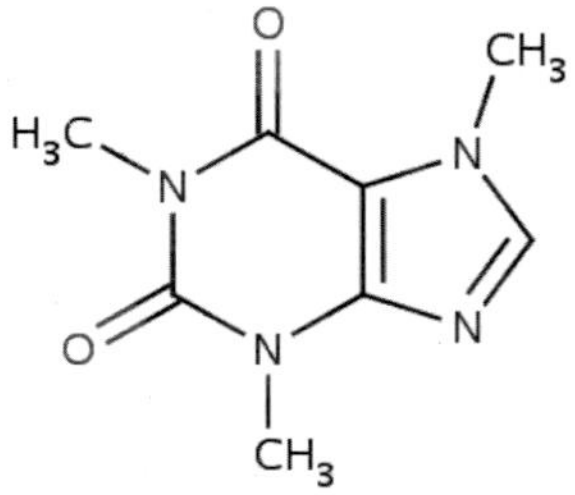

* 퓨린(purine) : 탄소 원자와 질소 원자로 이루어진 헤테로 고리 계열의 유기 화합물.

* 메틸기(~基, methyl group) : 탄소 하나와 수소 원자 셋이 결합한 단위 분자, 화학식으로는 CH3로 표시함.

카페인 성분이 많은 식물로는 콜라 열매(Cola acuminate), 코코아콩(Theobroma cacao), 마테차(Ilex paraguariensis) 그리고 구아나라 열매(Paullinia cupana)이지만, 우리가 주로 섭취하는 카페인의 주요 공급원은 로스팅한 커피 원두와 찻잎(Camelia siniensis)이다.

카페인은 세계적으로 가장 흔하게 섭취하고 있는 약리학적 활성물질일 것이다. 카페인은 커피뿐만 아니라 차와 청량음료 그리고 초콜릿, 코코아 그리고 약물 등에 다량 포함되어 있다. 카페인은 커피를 의미하는 독일어인 kaffe와 프랑스어인 cafe에서 유래된 말이다. 역사적으로 볼 때 고대에 카페인 함유 식물들이 사용되었을 것이 거의 확실한 것으로 보인다. 그러나 차, 카카오 그리고 커피 중에서 어느 것이 먼저 이용되기 시작했는지는 알 수 없지만, 카페인 섭취는 멀리 BC 2737년에 찻잎을 끓여 먹었던 중국의 신농(神農, Shen Nung) 황제 때까지 거슬러 올라간다. 전설에 따르면 황제가 나뭇가지로 불을 피워 솥에 물을 끓이던 중에 찻잎 몇 장이 솥 안에 떨어졌다. 황제가 그 물의 맛을 보았는데, 약간 떫은 맛과 상쾌한 향이 무척 마음에 들어 했고 그 차나무에 약효가 있는 결론에 이르렀다(Braun, 1996; Nawrot 등, 2003; Arab와 Blumberg 2008).

카페인은 전 세계적으로 안전한 식품첨가물로 인정을 받고 있다. 그 과정을 보면, 1959년에 미국 식품의약국(Food and Drug Adminstration, FDA)은 콜라에 있는 카페인을 '일반적으로 안전한 것으로 인정하는 물질 목록(generally recognized as safe, GRAS)' 수준으로 분류하였다. 1987년에 카페인의 안전성에 대해 또 한 번 광범위한 연구를 시행하였음에도 불구하고, FDA는 "카페인을 어린이를 포함한 전 연령층에 안전하다."고 천명하였다.

그 이후로도 식품 첨가물로써의 카페인의 작용을 재평가하고 있지만, 카페인은 여전히 GRAS 수준으로 분류되어 있다(FDA, 2003).

아라비카 원두에 비해 로부스타 원두에는 약 2 배의 카페인이 포함되어 있고, 150 ml 한 잔에 있는 카페인 함량은 30~175 mg으로 다양하며, 로스팅하여 분쇄한 커피 한 잔 기준으로 85 mg을 표준 카페인 함량으로 제시하고 있다(Barone과 Roberts, 1996; Casal 등, 2000). 에스프레소* 커피 싱글 샷에는 카페인이 58~76 mg 정도 함유되어 있다. 같은 매장에서 구입한 같은 종류의 커피일지라도 6일이 경과하는 동안에 240 ml(8 온스)의 커피 속의 카페인 함량은 130~282 mg으로 다양하게 변하는 것은 흥미로운 사실이며, 어떤 커피에 얼마만큼의 카페인이 들어있는 것으로 단정하는 것은 의미가 없어 보인다(Higdon과 Frei, 2006). 그리고 커피 원두의 종류에 따라서도 약간 차이가 있는데, 카페인이 적게는 짐바브웨 커피에 대략 1.1%가 있으며, 많게는 콜롬비아 커피에 1.37% 정도로 함유되어 있다.

추출하는 과정에서 카페인은 일반 차와 같이 저온일 때보다 고온일 때 더 많이 추출된다. 인스턴트 커피는 일반적인 원두 추출 방식보다 고온에서 장시간 조리하기 때문에 카페인이 많이 추출된다. 100℃ 정도로 뜨거운 물과 접촉하면 카페인이 변질될 수 있으며, 변질된 카페인은 강한 쓴 맛과 건강에 좋지 않은 영향을 준다. 일반적인 추출 방식 보다 에스프레소 방식으로 추출하면 카페인의 함량이 적은데, 그 이유는 사용하는 물의 양이 많지

---

* 에스프레소(espresso) : 일반적인 드립 방식으로 커피를 추출하는 대신에 증기압으로 순간 추출하여 카페인이 적은 것이 특징인 커피로 데미타세(demitasse)잔에 마시는 이탈리안 정통 커피.

않고, 커피와 90~95℃의 물을 사용하여 추출하며, 물이 닿는 시간이 20~30초 전후로 짧기 때문이다.

이처럼 커피 추출 방법이나 원두에 따라 차이가 있지만, 한 잔의 커피 속에는 하루에 필요한 카페인이 대략 25~38% 포함되어 있는 것으로 본다. 아래의 〈표 3〉은 각종 음료에 포함된 카페인의 함량을 Heckman 등(2010)의 자료를 중심으로 하고 다른 여러 자료들을 수집한 후 100 ml 기준으로 재구성하였다. 이 수치는 절대적이지 않으며, 추출하는 방법이나 원두 종류 그리고 완제품인 경우 제조 회사 등에 따라 충분히 차이가 날 수 있고, 물론 에스프레소인 경우 한 잔의 용량이 20~30 ml로 일반 커피와 담는 잔의 크기도 다르므로 상대적인 값을 대략적으로 이해할 필요가 있는 부분이다.

표 3_ 각종 음료 100 ml 속에 있는 카페인의 함량 차이

음료 종류	카페인 함량 (mg/100 ml)
커피	
디카페인(추출)	2~3
디카페인(인스턴트)	3~4
드립	40~120
레귤러*	40~46
인스턴트	20~73
스칸디나비아식(끓인 방식)	56~100
에스프레소	100~214
차	
끓인 일반 차	22
녹차	18
홍차	19
마테차	33

음료 종류	카페인 함량 (mg/100 ml)
청량음료	
코카콜라	10
펩시콜라	10
선키스트	12
다이어트 코크	13
마우틴 듀	15

* Heckman 등(2010)의 자료와 다른 자료를 활용해서 수정한 후 정리하였음

커피는 지구상에서 가장 널리 이용되는 음료가 되었으며, 물을 제외하면 커피와 차는 매일 전 세계 사람들이 다른 어떤 음료들보다 많이 소비되고 있다. 건조 중량 기준으로 찻잎은 커피콩보다 두 배나 많은 카페인을 함유하고 있다. 하지만 차 한 잔에 들어가는 찻잎의 양이 커피보다 적고 일반적으로 차를 달이는 방법으로 추출되는 카페인의 양이 커피보다 적어서, 표준적인 커피 잔의 크기로 볼 때 커피는 차의 약 두 배에 이르는 카페인이 들어 있으므로, 커피는 사실 세계에서 카페인의 가장 큰 공급원에 해당된다(Gilbert, 1984). 미국에서는 차나 커피보다 청량음료를 가장 애용하고 있으며, 카페인을 섭취하는 전체 양 중에서 청량음료가 상당한 비율을 점하고 있다. 하지만, 대도시에서 카페인은 에스프레소로 추출한 커피를 통해 주로 섭취한다. 아래의 〈그림 5〉에서 에스프레소 커피가 카페인 함량을 가장 많이 포함한 것으로 보이는 이유는 제시한 모든 음료의 용량을 8 온스로 통일하였기 때문에 그렇게 보일 뿐이며, 통상 에스프레소는 그 1/8인 1 온스로 추출된다.

* 레귤러 커피(regular coffee) : 에스프레소를 뜨거운 물과 1:2 정도의 비율로 희석한 커피.

그림 5_ 각종 음료 8 온스(240 ml)에 포함된 카페인 함량

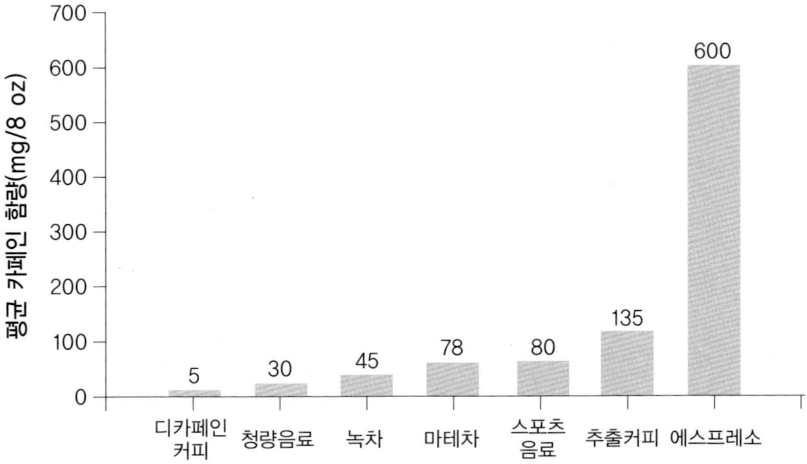

* Heckman 등(2010)의 자료를 일부 수정하였음

커피를 포함해서 다양한 음료와 음식을 통해 하루에 섭취하는 카페인의 총량은 나라에 따라서 차이가 있다. 절대적인 수치에서 다소 차이는 있겠지만, 캐나다에서는 체중 65 kg인 성인을 기준으로 하루에 약 210 mg의 카페인을 섭취하며, 5~18세 어린이 혹은 청소년은 체중 1 kg당 약 1.1 mg의 카페인을 섭취한다. 그 외의 국가들에서 성인의 하루 평균 섭취량은 미국은 168 mg이고, 영국은 202 mg이며, 덴마크는 390 mg을 각각 섭취하고 있다. 각 나라별 하루 카페인 섭취량을 비교하면 아래의 〈표 4〉와 같다. 우리나라의 카페인 섭취량은 기록되어 있지 않지만 요즘 매우 큰 증가를 하고 있는 것으로 보이며, 2007년 세계커피기구(ICO)의 자료에 따르면 우리 국민 1인당 하루 커피 소모량이 일본의 약 50% 수준이라는 통계가 있다. 우리나라 대학생을 대상으로 조사한 연구에서 하루 평균 카페인 섭취량은 120 mg으로 이는 자

판기 커피 1.6 잔 정도였다. 세부적으로 100 mg 미만으로 섭취하는 사람은 52%, 100~249 mg 섭취하는 사람은 40% 그리고 250 mg 이상 섭취하는 경우는 8%로 나타났다(이병훈 등, 2007).

표 4_ 각 나라별 하루 카페인 섭취량

국가명	성인 (mg/일)	국가명	성인 (mg/일)
중국	16	남아프리카	40
케냐	50	미국	168
일본	169	영국	202
캐나다	210	호주	232
프랑스	239	스위스	288
브라질	300	이탈리아	210
핀란드	329	덴마크	390

* 유엔 식량농업기구(FAO)의 식이균형표에서 발췌한 자료임(Fredholm 등 1999)

카페인의 흡수

카페인을 섭취하면 45분 이내에 위장관을 통해 거의 대부분이 흡수되어 혈액 속으로 유입된다. 섭취된 카페인이 위장에서 머무는 시간은 대게 50~175분 정도이지만, 한 잔의 커피에 포함되어 있는 카페인의 약 90%는 20분 이내에 흡수된다. 섭취한 후 15~120분에 카페인은 혈액에서 가장 높은 농도에 도달한다. 혈액의 카페인은 혈액-뇌장벽*을 통과하여 뇌에 전달되며, 뇌 이외에도 인체의 전체 조직에 골고루 분포하게 된다. 그리고 태반을 통과하여 태아에 전달되며, 모유를 통해 신생아에게 전달된다. 카페인은 심

* 혈액-뇌장벽(血液腦障壁, blood-brain barrier) : 뇌척수액과 혈액을 분리시키는 장벽으로 혈액에서 뇌 조직으로 물질의 이행을 제한하는 생리적인 관문.

지어 혈액-고환장벽*을 통과하여 정액에서도 검출된다(Nawrot 등, 2003; Heckman 등, 2010).

카페인의 대사

카페인의 대사는 주로 간에서 되는데, 그 주요 과정을 〈그림 6〉에 표시하였다.

그림 6_ 카페인 대사의 주요 경로

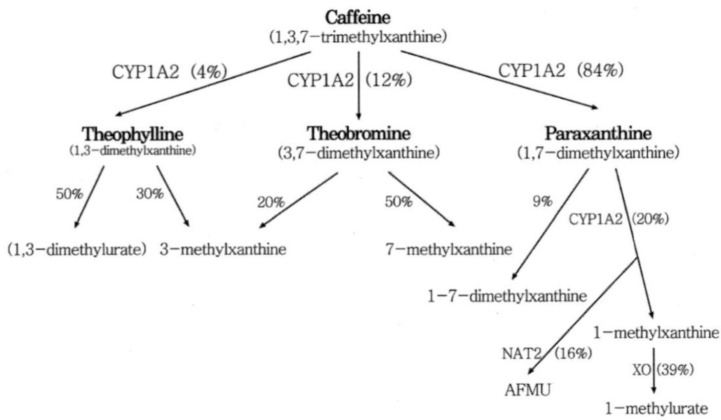

CYP1A2, 시토크롬 P4501A2; NAT2, N-아세틸 전이효소 2; XO, 크산틴 산화효소; AFMU, 5-아세틸아미노-6-포르밀아미노-1-메틸우라실
http://www.benbest.com/health/caffeine.html

거의 대부분의 카페인은 이 방식으로 대사되며, 아래 〈그림 7〉과 같이 3가지의 주요 대사산물이 생긴다. 대사의 1단계는 효소에 의해 어떤 메틸기

* 혈액-고환장벽(血液睾丸障壁, blood-testis barrier) : 포유류의 정소에서 혈액(조직액)과 정세관 내부 사이에 존재하는 관문.

가 제거되느냐에 따라서 결정되는데, 생성되는 주요 대사산물은 테오브로민(theobromine, 3,7-dimethylxanthine, 12%), 파라크산틴(paraxanthine, 1,7-dimethylxanthine, 84%)과 테오필린(theophylline, 1,3-dimethylxanthine, 4%)이며, 이들은 그림에서 보는 것과 같이 매우 유사한 화학적 구조로 되어 있다. 성인에서는 섭취한 카페인은 대부분이 대사 과정을 통해 처리되어 오직 1~5%만 원래 섭취된 상태로 변성되지 않은 채 소변으로 배출된다. 하지만 생후 8~9개월까지 신생아는 카페인을 분해하는 효소가 없어서 거의 대사시키지 못해 섭취한 카페인의 약 85%가 변성되지 않고 바로 소변으로 배출된다(Stavric 등, 1984).

카페인은 사람이 섭취하는 유일한 메틸크산틴이 아니며, 가장 유명한 예일 뿐이다. 커피에는 매우 적은 양이지만 테오필린과 테오브로민도 포함되어 있다. 차에 있는 테오필린과 코코아에 많이 있는 테오브로민이 카페인과 다른 점은 고리 구조에 결합되어 있는 메틸기(CH3)의 개수이다. 카페인은 고리 구조에 메틸기가 3개 결합되어 있지만, 테오필린과 테오브로민은 메틸기가 2개 붙어 있는 구조이다. 이 둘은 화학적으로 구조가 유사하지만, 메틸기가 붙은 위치에 약간의 차이가 있어, 두 물질이 뇌에 영향을 미치는 방식과 생리학적 효능 면에서 많은 차이를 나타낸다. 테오필린은 카페인과 비슷한 효력을 갖지만, 테오브로민은 카페인에 비해 약 7 배 정도 약한 작용을 한다. 가장 많이 대사되는 파라크산틴은 카페인보다 조금 더 강한 효력이 있으며, 커피로 인한 흥분 효과에 상당한 역할을 담당한다. 파라크산틴이 뇌에 어떻게 작용하는 지는 정확하지 않지만, 메틸기의 구성이 매우 유사하여 카페인의 작용을 모방하는 듯하다(Braun, 1996).

그림 7_ 카페인과 주요 대사물질의 화학적 구조

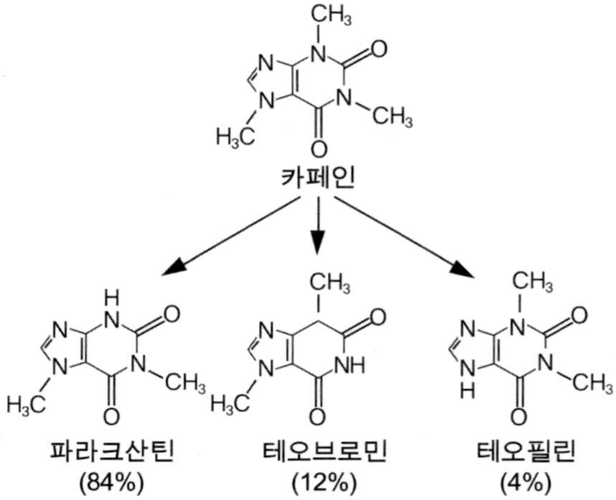

출처 : Wikipedia

각 대사산물들은 신체에서 다른 작용을 수행하는데, 파라크산틴은 지방 분해를 증가시키고, 테오브로민은 혈관 확장 작용과 소변 양을 증가시키며, 테오필린은 포도당 대사를 조절하고 기관지 확장 효과가 있다. 테오필린은 카페인보다 중추신경계를 덜 흥분시키지만, 기관지 평활근에 대해서는 더 뛰어난 확장 효과를 가지고 있다. 사실 테오필린이 카페인과 유사한 작용을 한다는 것을 모르고 테오필린이 함유된 천식약을 복용한 후, 평소처럼 커피, 차 혹은 콜라 등을 마시면 카페인의 효과가 상승한다는 점에 유의해야 한다. 코코아와 초콜릿의 원료가 되는 카카오 열매에는 1~2%의 테오브로민이 들어 있다. 테오브로민은 테오필린보다 중추신경계를 덜 흥분시킨다. 그러나 카카오에는 카페인에 비해 테오브로민 함량이 7~8배 많기 때문에 결국 중추신경계가 흥분되는 결과가 초래된다(Kalow와 Tang, 1993).

카페인 대사의 2단계는 또 다른 메틸기를 제거하여 흥분성이 없는 메틸크산틴(methylxanthine)이 생성된다. 이 메틸크산틴에서 마지막 메틸기가 제거되면 크산틴(xanthine)만 남게 된다. 이와 같이 카페인에서 3가지의 주요 대사산물이 생성되고 마지막으로 크산틴이 되는 데까지 비교적 많은 시간이 걸리므로, 각 대사산물도 오랜 시간에 걸쳐 약리 작용을 나타낸다.

카페인의 대사 속도를 조절하는 요인들이 있다. 먼저 흡연자, 여성 그리고 아동에서는 카페인 대사가 빨라지며, 알코올 섭취, 남성, 신생아, 경구 피임약 복용, 간 기능 장애 그리고 임신한 경우에는 카페인의 대사 속도가 느려진다(Gilbert와 Snyder, 1987).

카페인의 반감기

섭취한 카페인이 제거되어 체내에서 그 농도가 절반으로 줄어드는 반감기(半減期, half-life)는 성별, 나이, 피임약 복용 여부, 임신 상태, 흡연 여부 등의 여러 요인들에 의해 3시간에서 7시간(평균 5시간)으로 다양하다. 카페인의 반감기는 젊은이는 2.5~4 시간인 반면에 노인에서는 더 길어진다. 출생 3~4개월 된 신생아에서 카페인의 반감기는 14시간 정도까지 길어진다. 카페인의 반감기는 남성보다는 여성에서 20~30% 더 짧은 것으로 알려졌지만, 경구 피임약을 복용하는 여성에서는 반감기가 약 2배 길어진다. 임신 기간 중에도 차이가 있는데, 임신 초기에는 반감기가 4시간 정도이지만, 임신 말기가 되면 18시간으로 많이 증가하게 된다. 그리고 흡연을 하면 카페인이 제거되는 속도가 빨라져서 비흡연자보다 혈액의 카페인 농도가 낮은 수치를 나타낸다(Nawrot 등, 2003).

2. 디테르펜

다음으로 커피에는 상당한 양의 디테르펜*이 포함되어 있으며, 주된 2가지 성분은 〈그림 8〉에서와 같이 카페스톨(cafestol)과 카와웰(kahweol)이다.

그림 8_ 카페스톨과 카와웰의 화학적 구조

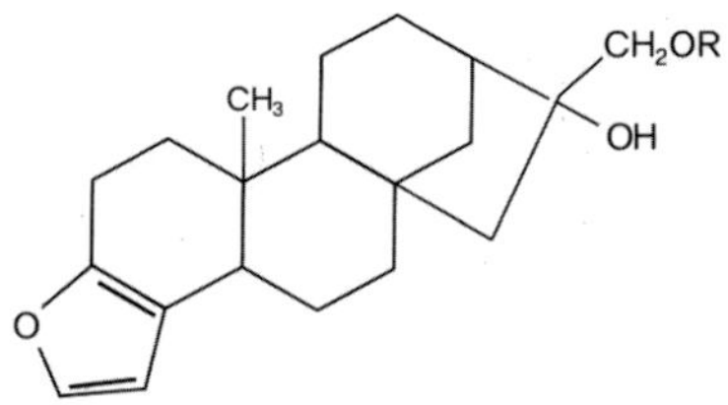

카페스톨

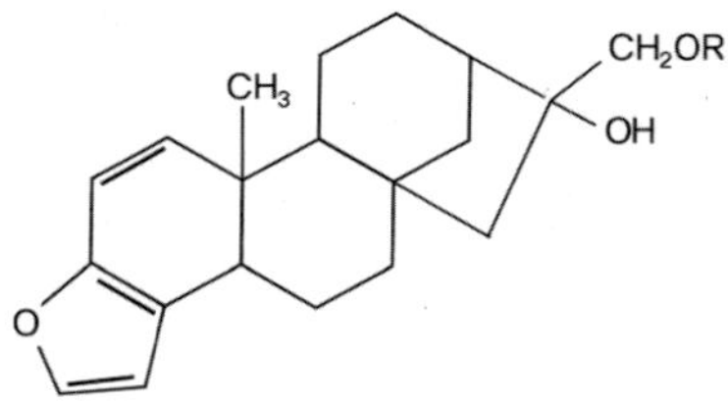

카와웰

디테르펜은 커피콩에 있는 지방 성분이며, 로스팅하여 분쇄한 커피에서 더운 물로 쉽게 추출되지만, 커피를 종이 필터로 추출하면 상당한 양이 쉽게 걸러진다. 이 성분이 문제가 되는 것은 혈액의 콜레스테롤 양을 높이는 성분이기 때문이다. 또한 다음의 〈표 5〉에서 보는 바와 같이 커피를 추출 방식에 따라 이 성분의 함량은 크게 차이가 난다.

프랑스식 커피(cafetiere)는 로스팅 과정을 미국식 커피보다 더 강하게 하고 있어 디테르펜의 함량도 높은 것으로 알려졌다. 〈표 5〉에서 보는 바와 같

* 디테르펜(diterpene) : 테르펜 중에서 탄소의 수가 20(이소프랜 단위 4개)으로 구성되는 것을 총칭하며, 생합성적으로는 게라닐-게라닐피로인산 에스테르가 주체가 됨. 비타민 E나 클로로필의 부분 구조인 피톨 등을 제외하면, 이환성, 삼환성의 구조를 갖는 것이 많음.

이 필터 방식으로 커피를 추출하면, 필터 종이에 이 성분이 거의 대부분 제거되는 것을 알 수 있다. 인스턴트 커피에도 이 성분의 함량은 낮은 것으로 알려져 있다. 끓이는 터키/그리스 방식의 커피에는 다량이 함유된 반면에 이탈리아 사람들이 애용하는 에스프레소 커피는 중간 정도로 함유하고 있다.

18세기 초반까지 커피를 추출하는 유일한 방법은 원두를 갈아서 끓이는 방식 혹은 달이는 방식이었다. 북유럽에서 지금까지도 달이는 방식을 이용하여 커피를 마신다. 실제로 이런 추출 방식의 커피를 섭취하는 사람은 섭취한 양과 비례적으로 총 콜레스테롤과 저밀도지단백(LDL)* 콜레스테롤의 수치가 증가한 반면에, 종이 필터 방식의 커피를 섭취한 사람들에서는 콜레스테롤 수치의 증가는 거의 없었다(Jee 등, 2001).

표 5_ 커피 추출 방식에 따른 디테르펜 성분의 함량 차이

커피 추출 방식	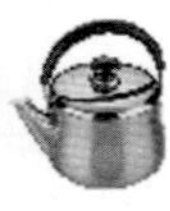 스칸디나비아	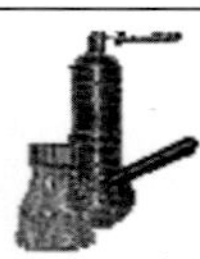 터키/그리스	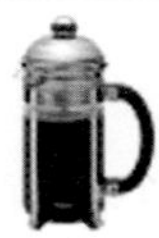 프랑스	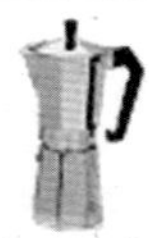 에스프레소	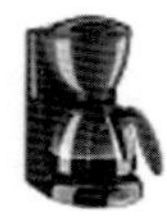 종이 필터
카페스톨 (mg/100 ml)	0.5 ~ 8	0.3 ~ 6.7	1.5 ~ 3.7	0.1 ~ 1.9	0 ~ 0.1
카와웰 (mg/100 ml)	0.7 ~ 10	0.1 ~ 7.1	1.7 ~ 5.3	0.1 ~ 2.6	0 ~ 0.1

* Urgert 등(1995) 및 Ranheim과 Halvorsen(2006)의 자료에서 발췌하였음.

* LDL(low-density lipoprotein, 저밀도지단백) : 간에서 만들어진 콜레스테롤을 체내 조직과 세포로 운반하는 운반체 역할을 하는 지단백으로 동맥경화증을 유발시킬 수 있어 좋지 않은 콜레스테롤이라 부름.

커피는 인체 건강에 대해 다방면의 얼굴로 작용하는 매우 흥미로운 영양물 중의 하나이다. 한 쪽으로는 혈액의 지방을 증가시켜 관상동맥 심장질환에 일부 부정적인 영향을 주지만, 다른 한 편으로는 특히 제2형 당뇨병에 대해 항산화 기능을 발휘하여 유용한 성과를 나타내기도 한다. 각각에 대한 효과를 요약하면 〈표 6〉과 같으며, 자세한 기전과 효과에 대해 해당 항목에서 추후 논하기로 한다.

표 6_ 커피 소비에 따른 인체 건강과 유해 요소의 효과 요약

커피 성분	카페스톨 및 카와웰	카페인 및 항산화제
대상 질환	관상동맥 질환	제2형 당뇨병
작용 효과	전체 콜레스테롤 수치 : 증가	입자가 작은 LDL : 감소
	중성 지방 수치 : 증가	포도당-6-인산분해효소 : 감소
	CETP : 증가	인슐린 감수성 : 증가(장기간 섭취)
	PLTP : 증가	지방 산화 : 증가
	산화형 LDL 콜레스테롤 : 감소	글리코겐 동원 : 증가
	담즙산 : 감소	지방 분해 : 증가
	호모시스테인 : 증가	체지방 함량 : 감소

* LDL: 저밀도지단백질, CETP: 콜레스테롤 에스테르 전이효소 단백질, PLTP: 인지질 전이효소 단백질. Ranheim과 Halvorsen(2006)의 자료에서 발췌하였음.

3. 클로로겐산

클로로겐산(5-O-cafeoylquinic acid)은 커피산(caffeic acid)과 퀴닌산(quinic acid)으로 만들어진 화합물로 과일 그리고 커피 속에 다량 포함되어

있는 대표적인 폴리페놀 화합물의 일종이며, 커피콩 특유의 착색 원인물질이다. 클로로겐산은 생두의 주성분인데 다른 성분보다 함유량이 훨씬 많아서 로부스타종 생두 10 g에는 최대 600 mg, 아라비카종에는 약 300 mg이 들어 있다.

그림 9_ 클로로겐산의 화학적 구조

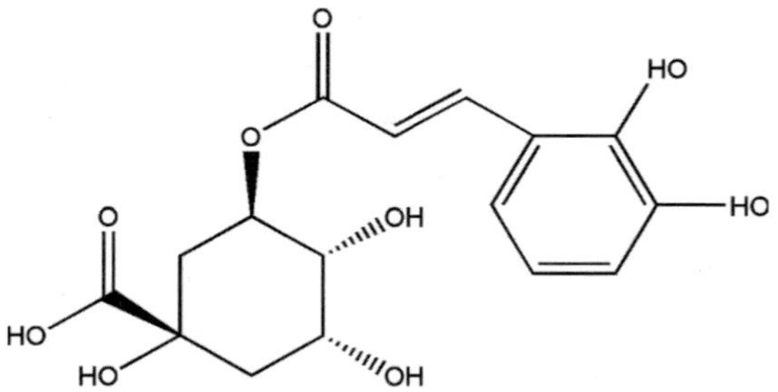

이 클로로겐산은 물, 알코올과 아세톤에 잘 녹으며, 철분과 반응하여 검은색 화합물로 변한다. 강하게 로스팅한 경우에 클로로겐산은 줄어들고 중 · 약 정도로 로스팅한 경우에는 클로로겐산 성분이 많다. 로스팅 과정에서 클로로겐산의 일부는 불안정해지며 퀴노락톤(quinolactone) 또는 퀴니드(quinide)로 전환된다. 200 ml의 커피 1 잔에 70~350 mg의 클로로겐산이 포함되어 있으며, 그 중에 절반이 커피산이다. 섭취한 클로로겐산의 2/3는 소장에서 흡수되지 않은 채로 대장에 도달하며, 대장의 미생물들에 의해 대사되어 커피산과 퀴닌산으로 가수분해 된다. 나머지 1/3은 소장에서 흡수된다.

클로로겐산의 주요 작용은 해당 부분에서 자세히 언급하겠지만, 먼저 생체 내에서 과산화 지질의 생성을 억제하고, 콜레스테롤 생합성을 억제하며, 항산화 작용과 항암 작용이 있다. 현재 커피에 항산화 효과가 있는 클로로겐산이 9종류가 있다고 알려져 있다(Fujioka와 Shibamoto, 2006). 또한 식사 후 소장에서 포도당 흡수를 지연시켜 혈액으로 포도당 방출을 느리게 하고, 간 내부에 글리코겐과 포도당-6-인산을 농축하는 작용을 증가시켜 혈당 수치를 감소시키며, 혈압을 낮추면서 심장질환을 예방하는 작용을 한다. 그 외에도 혈장 및 간의 지방을 감소시키며, 식후 포도당을 흡수하는 능력을 나타내는 당내성*을 개선시킨다. 클로로겐산은 중등도의 고혈압을 개선하여 혈압을 내리는 효과에 대해서도 임상 시험으로 증명되었다. 물론 클로로겐산이 그 자체로 우리 몸에 흡수되는 것이 아니고 커피산으로 흡수된다. 따라서 클로로겐산의 혈압 강하 작용은 사실 커피산의 작용이라 할 수 있다(Oka, 2007).

4. 탄수화물

커피에 포함되어 있는 대부분의 탄수화물은 비록 소화되지 않지만, 생두의 성분을 좌우한다. 그리고 로스팅 과정에 캐러멜화 반응*으로 생긴 수용성의 갈색 탄수화물은 쓴 맛을 내고, 반응하지 않은 당은 단 맛을 낸다. 생두를 로스팅하면 자당의 98%가 가수분해 되면서 에너지가 감손되는 반응이

* 당내성(내당능, glucose tolerance) : 인체 세포가 식사를 통해 섭취한 음식물로부터 포도당을 흡수하는 능력을 말하며, 12시간 금식한 공복 상태에서 보통 75g의 포도당을 섭취한 후 2시간에 혈당치를 측정하여 당뇨병의 진단에 활용함.
* 캐러멜화 반응(~化反應, caramelization) : 당을 가열하면 분해반응을 일으켜 갈색으로 착색하는 일종의 갈변반응.

차츰 일어나게 된다. 추출한 커피는 원두에 원래 있던 전체 탄수화물의 30% 미만이 남아있게 된다. 따라서 우리가 마시는 커피에는 소화가 가능한 탄수화물의 분획은 거의 무시할 수준밖에 없다.

탄수화물이 가수분해 되어 생성된 이 다당류는 소화는 안 되지만 우리 몸에 좋은 장내 세균의 성장을 촉진하는 식이 섬유로 작용함으로써 대장암의 발생 위험성을 줄이는 유익한 작용을 한다. 또한 이 식이 섬유는 커피의 항산화 작용에도 관여한다(Arya와 Rao, 2007). 일견 "커피에 무슨 식이 섬유가 있을까?"라고 생각하는 것이 터무니없는 것으로 들린다. 하지만 스페인의 연구진들(Diaz-Rubio와 Saura-Calixto, 2007)은 "커피에는 장에서 콜레스테롤 흡수를 저해하는데 도움을 주면서 물에 잘 녹는 성질을 가진 식이 섬유가 많이 들어있다."고 하였다. 그들은 커피에 누구나 생각하는 그 이상으로 식이 섬유가 함유되어 있어 포도주 혹은 오렌지 주스보다 더 많이 들어있으며, 흥미롭게도 인스턴트 커피에 더 많이 포함되어 있다. 한 잔의 커피에 있는 식이 섬유의 함량은 인스턴트 커피(1.8 g) 〉 에스프레소 커피(1.5 g) 〉 필터 커피(1.1 g)의 순서였다. 식이 섬유의 하루 섭취 권장량을 커피로만 채우려고 한다면 하루에 17 잔 이상을 마셔야 하므로 너무 과도한 시도로 보이며, 적절하게 보통 정도로 마시는 커피만으로도 기본적인 기능을 할 수 있는 양을 섭취하는 정도로 이해하면 될 것이다.

5. 그 외의 물질들

커피에는 그 외에도 많은 성분들이 포함되어 있는데, 칼륨, 니아신

(niacin), 마그네슘 그리고 토코페롤도 함유되어 있다(표 2 참조).

마그네슘의 하루 권장량은 420 mg 정도인데, 240 ml의 커피에 7~24 mg이 있어 한 잔의 커피로 하루 권장량의 약 1~5% 정도만 섭취할 수 있다. 그렇지만 보통 우리가 마시는 커피 속의 마그네슘 양으로도 인슐린 감수성을 증가시키는 효과가 있으며, 장기간 마그네슘을 섭취한 경우에는 제2형 당뇨병 발생의 위험성까지 감소시키는 유용한 효과가 있다(Lopez-Ridaura 등, 2004). 칼륨은 커피에 34~116 mg이 포함되어 한 잔의 커피로 하루 권장량의 1~2%를 섭취하게 된다. 칼륨을 섭취하면 혈압을 떨어뜨리므로 고혈압과 제2형 당뇨병의 치료에 보조적으로 유용하다(Haddy 등, 2006).

건조된 생두에 트리고넬린이 0.6~1.3% 정도 있으며, 로스팅 과정에서 약간 함량이 감소하지만 그 자체가 커피의 향과 관련이 있고 혈당조절 작용이 있다. 그래서 일찍부터 트리고넬린이 풍부한 식물을 당뇨병의 민간요법으로 이용해 왔으며, 당뇨병 환자에게 투여했을 때 50%에서 저혈당이 발생할 정도로 작용이 강력하다. 커피의 종류와 로스팅 정도에 따라 다르지만, 한 잔의 커피에 트리고넬린이 29~103 mg 포함되어 있다(Tunnicliffe와 Shearer, 2008).

니아신(비타민 B3)은 한 잔을 통해 하루 권장량인 16 mg의 약 6~18%를 섭취하게 된다. 로스팅 과정에서 일단 늘어난 다음에 다시 줄어드는 성분들 중에 5-HMF가 있다. 이 성분은 당분이 열에 의해 변화되어 생긴 화합물로, '슈퍼비타민 B3' 에 속할 정도이다. 최근에 이 5-HMF는 아프리카 사람들에게 유전적으로 많이 발생하는 낫 모양 적혈구성 빈혈*의 특효약이 된다는 것이 알려졌다. 이 성분을 환자에게 투여하면 낫 모양의 적혈구가 정상적인 원반 모양으로 되돌아오며 기능도 회복하게 된다. 정상인이 5-HMF를 섭취하면 고지혈증을 방지하고 항혈전 효능을 발휘하는 것으로 알려졌다(Oka, 2007).

그 외에도 추출한 커피에 토코페롤(비타민 E)이 있지만 그 양이 많지 않아서 커피만으로는 충분한 양을 섭취하지 못한다. 따라서 커피에 있는 비타민 E 양만으로는 커피가 갖는 항산화 용량에 기여하는 바가 크지 않지만, 커피에 다른 유효 항산화 성분들이 많이 포함되어 있어서 커피 한 잔으로 하루에 우리 몸이 필요로 하는 전체 항산화제 중에서 약 60%를 섭취하는 효과가 있다(Higdon과 Frei, 2006).

* 낫 모양 적혈구성 빈혈(겸상 적혈구성 빈혈, sickle cell anemia) : 다량의 적혈구가 낫 모양을 한 유전성 혈액 장애로 헤모글로빈의 돌연변이가 원인이며, 산소운반 능력이 떨어지고 그런 상황에서 원반 모양의 적혈구가 낫 모양 혹은 초승달 모양으로 변하게 되는데서 이름이 유래되었음.

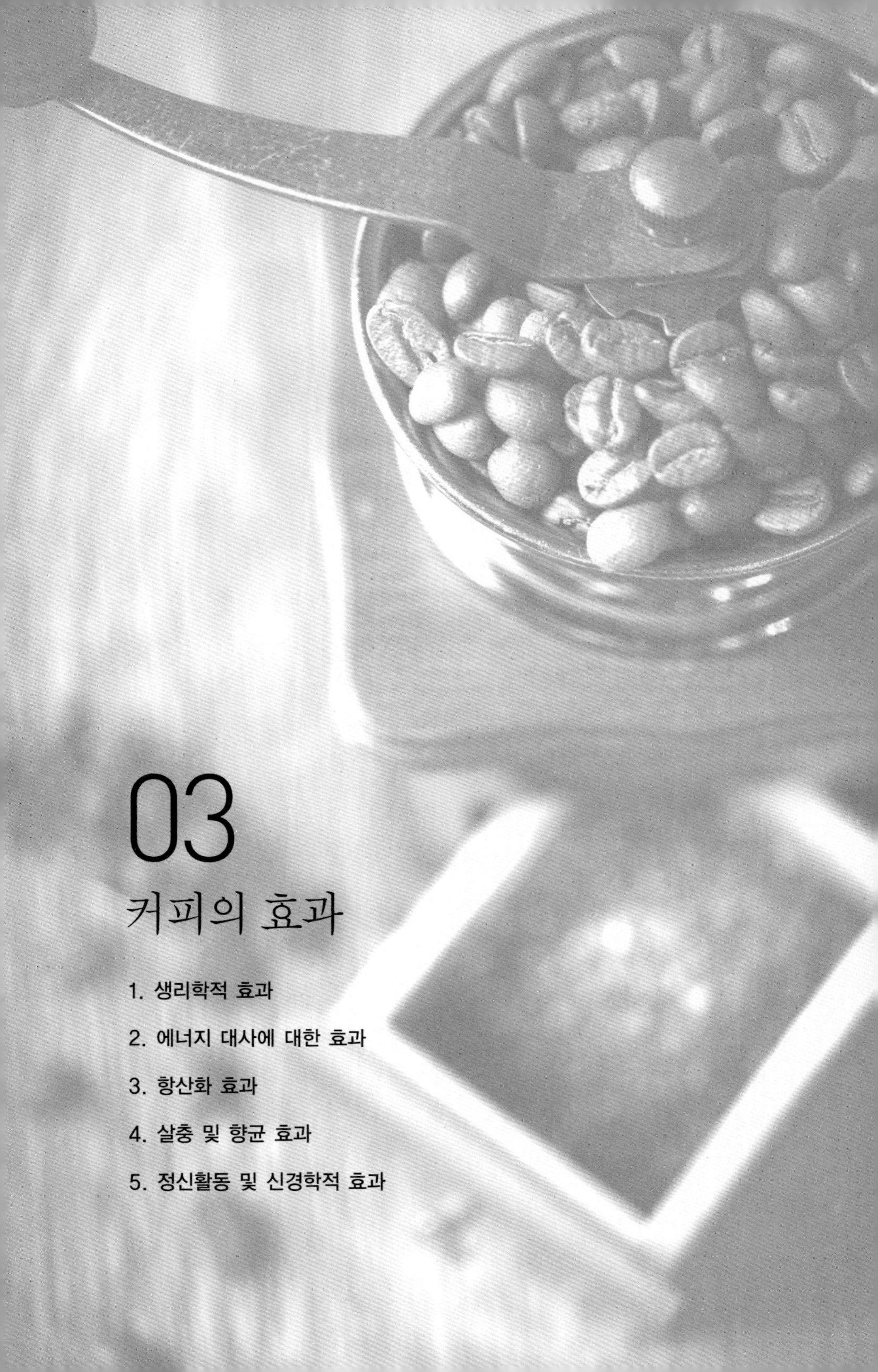

03 커피의 효과

1. 생리학적 효과
2. 에너지 대사에 대한 효과
3. 항산화 효과
4. 살충 및 항균 효과
5. 정신활동 및 신경학적 효과

커피의 효과

기능성 식품(functional food)에 대한 정의는 다양하지만, 통상적인 양을 섭취하는 정도에서 삶의 질 혹은 육체적, 정신적 실행을 향상시킬 수 있는 능력이 있는 음식을 말한다. 현재 커피는 사회 활동, 레저 생활의 일환으로 마시고 있으며, 적어도 업무 수행을 촉진하며 웰빙 식품으로 여겨지는 점에서는 기능성 식품이라 말할 수 있다. 일상적인 커피의 음용은 역학적인 조사 연구와 다양한 실험적 결과들을 종합해서 보면 정신활성 측면(각성도, 기분 전환), 신경학적 측면(유아 행동 과잉, 알츠하이머병, 파킨슨병), 대사성 질환(당뇨병, 담석증, 간경화증) 그리고 성기능 및 간기능에 대해 긍정적인 효과가 있는 것이 알려졌다(Dorea와 da Costa, 2005).

여기 언급하는 커피는 우유, 크림 혹은 설탕을 첨가하지 않은 커피를 지칭하는 것을 기억할 필요가 있다. 커피의 주성분인 카페인은 음식으로 공급되는 여러 물질들 중에서 가장 많은 편에 속하는 물질이다. 그만큼 카페인은 오랜 기간에 걸쳐서 역사적으로 안전하게 사용되고 있으며, 과학적인 증거를 훨씬 더 뛰어넘어 적정한 정도로 카페인을 섭취하는 것은 신체에 어떤 부작용을 일으키지 않을 것이라고 인식하고 있다. 커피가 정상적인 인체에 어떤 영향을 주는지를 살펴보면 아래와 같다.

1. 생리학적 효과

작용 기전

커피, 차 그리고 청량음료에 포함되어 있는 카페인의 가장 중요한 작용 기전은 뇌를 비롯해서 우리 몸의 곳곳에 있는 아데노신 수용체(adenosine receptor)를 선택적으로 길항작용*을 함으로써 생물학적 효과를 나타내는데, 아데노신은 대체로 억제적인 작용을 하는 신경조절물질*이다. 아데노신은 생리학적인 스트레스 상황에서 분비되어 세포의 기능을 조절함으로써 여러 가지 기능을 담당하는 신호전달물질이다. 따라서 카페인은 이런 아데노신에 대해 길항작용을 하여 결국 중추신경계에 흥분적인 효과를 나타내게 된다(Pettenuzzo, 2008).

아데노신은 세포들이 활동이 많아 에너지를 사용할수록 더 많이 생기는 부산물이다. 여기서 말하는 에너지란 흔히 ATP라 부르는 아데노신-3-인산(adenosine triphosphate)으로 체내에 비축되어 있는 화학에너지를 말한다.

---

* 길항작용(拮抗作用, antagonism) : 상반되는 2가지 요인이 동시에 작용하여 그 효과를 서로 상쇄시키는 작용.
* 신경조절물질(neuromodulator) : 자발적인 신경의 발화 속도를 늦추어 다른 신경전달물질이 방출되는 것을 감소시키는 분자.

두뇌 활동을 많이 하면, 뉴런*이 ATP를 소모하는 과정에서 에너지를 방출하여 아데노신을 많이 만들고, 아데노신은 그 뉴런을 포함해서 주위에 있는 많은 세포들의 세포막에 수용체들과 결합하게 된다. 결합 후 즉시 세포막의 이온통로가 열리면 직접적으로 뉴런과 다른 세포들의 활성을 억제하거나 간접적으로 뉴런에서 시냅스*로 신경전달물질*이 방출되는 양을 줄여서 인접한 뉴런들의 활동을 둔화시킨다. 따라서 신경계는 아데노신을 통해 뉴런의 활동성을 안전한 범위 안에서 일정한 수준으로 유지시킬 수 있게 된다. 이런 아데노신의 자동 조절 체계는 하버드대학교 의과대학 연구진에 의해 소개되었다(Rainnie 등, 1994). 우리가 각성 상태에서 뇌를 많이 사용할수록 ATP를 소모하고 아데노신이 축적되어 뇌 전체에 활동을 점차 떨어뜨려 곧 졸음이 오고 강한 수면 충동을 느끼게 된다. 수면 중에는 뉴런 밖에 있던 아데노신이 재흡수가 되어 다음날 ATP를 생산하는데 재활용 된다. 반대로 뉴런의 활성이 너무 떨어지면 아데노신 수치도 낮아져서 뉴런의 활성이 다시 높아진다(Braun, 1996).

그림 10_ 아데노신 수용체의 종류와 그 연관 작용

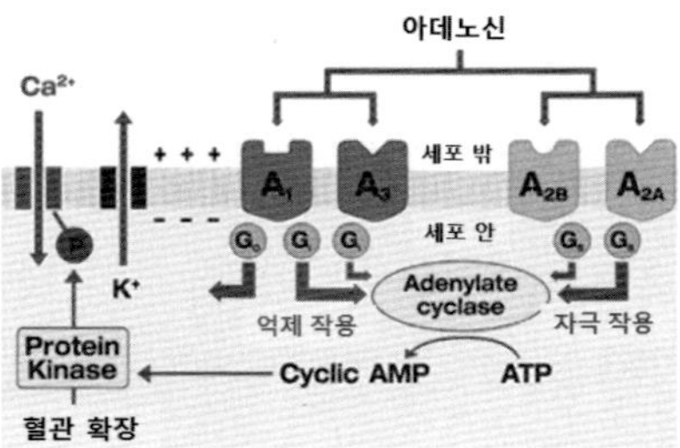

출처 : http://www.aderis.com/science/programs.htm

---

* 뉴런(neuron) : 신경계의 구조적 · 기능적 단위가 되는 신경세포.
* 시냅스(synapse) : 신경세포의 접합부.
* 신경전달물질(neurotransmitter) : 신경세포에서 분비되어 흥분성 혹은 억제성으로 신호를 전달하는 물질.

〈그림 10〉은 세포막에 있는 아데노신 수용체의 종류와 그 작용의 연관성을 모식도로 표시하였다. 아데노신이 각 수용체에 결합하면 이 수용체가 활성화되어 G-단백*을 생산하게 된다. G-단백들은 어떤 경우에는 아데닐산 고리화 효소(adenylate cyclase)를 자극하는 방향으로 작용(자극형 G-단백, Gs)을 하거나 또 다른 경우에는 억제하는 작용(억제형 G-단백, Gi)을 담당한다. 각각의 G-단백이 활성화되면 ATP로부터 두 개의 인산기를 떼어 내면서 다량의 에너지를 생산함과 동시에 굉장히 많은 고리형 아데노신1인산(cyclic AMP, cAMP)의 생산을 촉진하거나 혹은 생산을 억제한다. cAMP는 세포의 2차 신호전달물질로써, 단백질 인산화효소(protein kinase)를 활성화시켜 여러 작용을 하게 된다. 예를 들면, 심장혈관계에 대해 주로 심장으로 가는 혈관을 확장시켜 혈액 공급을 증가시키고 전체적으로 혈압을 낮추는 작용을 하며, 세포막의 이온통로에 대해 칼륨을 세포 밖으로 보냄과 동시에 칼슘을 세포 안으로 끌어들여서 심장 근육의 수축을 둔하게 만든다. 그리고 중추신경계에 대해서는 자극에 대한 신경의 전기적인 민감성을 둔화시켜 신경전달물질의 분비를 억제하는 작용을 하여 우리 뇌에서 졸음을 유발하는 신호를 전달한다.

아데노신 수용체는 네 종류가 있다. 이 수용체는 퓨린 수용체*인 동시에 위의 그림에서 언급한 바와 같이 G-단백 수용체*의 한 종류이기도 하다. 아데노신 수용체의 종류와 각 수용체의 주요 작용을 요약하면 〈표 8〉과 같다.

---

* G-단백(G-protein) : GTP나 GDP를 같이 끌고 다니면서 세포 안에서 신호를 전달하는 단백질.
* 퓨린 수용체(purine receptor) : 아데노신의 퓨린 염기와 결합하는 수용체.
* G-단백 수용체(G-protein receptor) : G-단백을 활성화시켜서 세포 내부로 자극 혹은 억제 신호를 전달하는 수용체.

표 8_ 아데노신 수용체의 종류와 주요 작용

<table>
<tr><th rowspan="2">종류</th><th colspan="4">아데노신 수용체의 작용</th></tr>
<tr><th>심장</th><th>중추신경계</th><th>신장</th><th>그 외 장기</th></tr>
<tr><td>A1</td><td>·심박수↓
·심방 수축력↓
·아드레날린 반응성↓</td><td>·신경 흥분성↓
·흥분성 신경전달물질 분비↓</td><td>항이뇨 작용</td><td>·지방 분해 억제
·인슐린 증가
·혈압 강하
·상처 치유
·모발 성장</td></tr>
<tr><td>A_{2A}</td><td>·관상동맥 확장</td><td>·항염증 작용
·대뇌 순환 혈류</td><td></td><td>상처 치유</td></tr>
<tr><td>A_{2B}</td><td></td><td></td><td></td><td>·알레르기 반응
·위장관 이완
·항염증 작용</td></tr>
<tr><td>A_{2A}</td><td>심장 보호 작용</td><td></td><td></td><td>알레르기 반응</td></tr>
</table>

* 출처 : http://www.aderis.com/science/programs.htm

카페인이 아데노신의 작용을 방해하여 효능을 발휘하는 이유는 그 두 분자의 구조를 비교해 보면 알 수 있다. 카페인은 〈그림 11〉과 같이 구조적으로 아데노신과 비슷한데, 두 분자 모두 동일한 탄소와 질소 원자들로 구성된 이중 고리로 형성되어 있고, 다만 아데노신은 하단부에 5각형 모양의 당(糖)이 하나 더 붙어 있는 차이만 있다. 카페인이 아데노신에 비해 효력이 약한 성질 때문에, 구조적으로 비슷한 아데노신 수용체 특히 A1과 A2A 수용체에 더 강력하게 결합하게 된다(Fisone 등, 2004).

그림 11_ 카페인과 아데노신의 화학적 구조

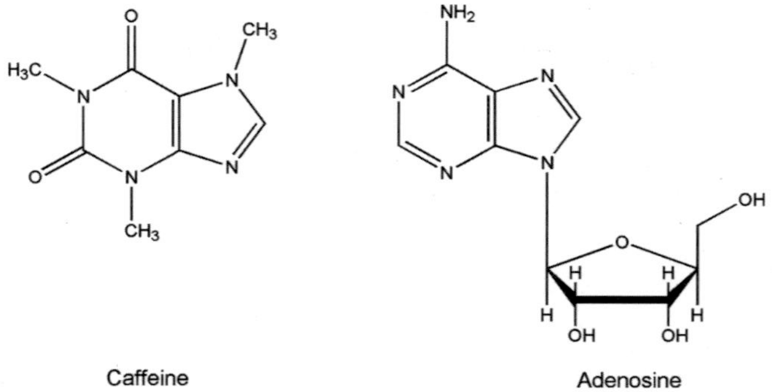

각 아데노신 수용체가 대뇌를 포함하여 중추신경계에 분포된 양상은 〈그림 12〉와 같으며, 각 수용체의 글자 크기는 밀집된 정도를 상대적으로 표시한 것이다. A1 수용체는 대뇌에 전체적으로 분포하며, 특히 해마, 대뇌피질, 소뇌피질 그리고 시상의 신경핵에 많이 분포되어 있다. 반면에 A2A 수용체는 대뇌의 도파민*이 풍부한 영역에 분포한다. 카페인이 신경계의 아데노신 수용체에 결합하면 아데노신이 갖고 있는 수면을 촉진하는 효과가 차단되어 신경의 정보처리 과정을 촉진하는 결과가 생기게 된다(Ferre, 2008). 하지만, 수면과 각성에 관여하는 신경전달물질은 아데노신만 있는 것은 아니며, 뇌의 다른 회로 체계들도 많이 관여한다는 것이 알려져 있다.

다시 말해서 카페인이 아데노신 수용체와 결합해서 뇌에 간접적으로 작용하기 때문에 카페인을 더 많이 섭취해도 흥분 효과가 반드시 더 커지지는 않는다. 왜냐하면 많은 카페인으로 뇌에 있는 아데노신 수용체를 모두 다 차

---

* 도파민(dopamine) : 신경전달물질의 하나로 노르에피네프린과 에피네프린 합성의 전구물질(前驅物質)이며, 뇌신경세포의 흥분 전달 역할을 함

그림 11_ 카페인과 아데노신의 화학적 구조

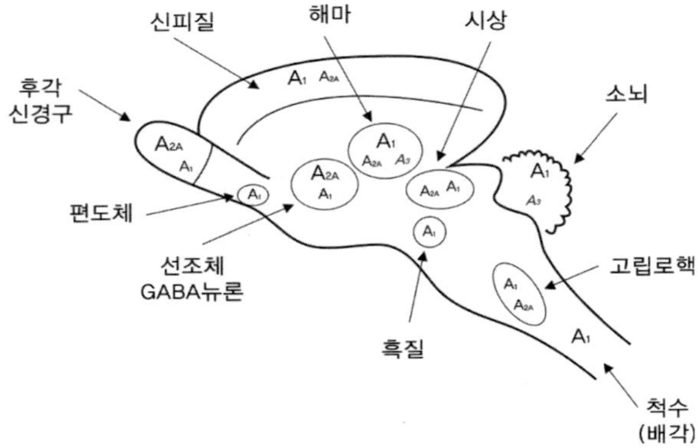

단하더라도, 우리 뇌에는 또 다른 신경전달물질들에 의해 뉴런의 활성을 촉진시키거나 억제시키는 많은 시스템을 갖고 있기 때문이다.

한 가지 지적할 필요가 있는 것은 카페인은 생체 내에서 농도에 따라 다른 성질을 갖는다는 것이다. 실험적으로 대략 하루에 3~4 잔의 커피에 해당하는 카페인을 동물에 투여하면 활동성이 증가하지만, 카페인 수치를 커피 10 잔에 해당하는 고용량으로 투여하면 체내에 전혀 카페인이 없는 상태와 같이 활동성이 오히려 낮아진다. 즉, 고용량에서는 카페인이 흥분 및 각성제가 아니라 진정제로 작용한다(Seale 등, 1988). 이런 카페인의 두 가지 성격은 카페인이 뇌 속에서 단지 아데노신 수용체에만 작용을 하는 것이 아니라는 것을 시사하며, 인산디에스테르 가수분해효소*를 방해하기 때문에 진정 효과를 나타내는 것으로 보고 있다(Braun, 1996). 한편 카페인의 효능은 추후에 논의하겠지만, 커피 섭취와 자살 충동 및 자살 발생률 사이의 상관성

* 인산디에스테르 가수분해효소(phosphodiesterase) : 인산에스테르결합을 가수분해하여 인산모노에스테르를 생성하는 효소의 총칭.

을 검토한 자료에서도 커피를 하루에 7 잔 이하로 섭취한 경우에는 자살 발생률이 낮았지만, 8잔 이상을 마시면 오히려 자살 발생률이 약 58% 이상 높아지는 'J' 자형 결과가 발생했던 연구 결과(Tanskanen 등, 2000)와 일맥상통한다. 따라서 카페인 섭취량과 정신적 자극의 비례 관계는 하루에 커피 1~4 잔 정도로 섭취할 경우에 한해서 해당되는 것에 유의해야 할 것이다.

심장혈관계 효과

커피에 있는 카페인을 섭취하게 되면 몇 가지의 생리학적 효과가 나타나는데, 카페인은 이뇨를 유발하는 것 외에도, 심장혈관계에 대해 순간적으로 혈압을 약간 상승시키고, 심박동수에 어느 정도 영향이 있다. 하지만 이런 현상은 커피를 마시지 않거나 불규칙적으로 섭취하는 경우에만 발생한다. 따라서 일상적인 정도로 커피를 규칙적으로 섭취하던 사람은 카페인에 대해 내성이 생겨서 특별하게 다른 영향이 없으며, 다만 갑자기 커피를 끊으면 카페인 금단 증상이 나타나는 정도이다. 하지만 보다 더 상세한 내용은 추후에 심장혈관계 질환에 대한 커피의 효과 그리고 카페인의 부작용 등에서 논의하기로 한다.

위장관 및 간담도계 효과

카페인이 갖고 있는 중요한 소화계통의 종합적인 효과는 위산 분비를 증가시키고, 담낭을 수축시켜 담즙 분비를 촉진하며, 장 연동운동을 촉진하는 것이다. 원두를 갈아서 추출한 커피나 인스턴트 커피 모두에서 카페인이 있는 커피가 디카페인 커피보다 위산을 더 많이 분비한다. 그리고 카페인의 함유 여부와 관계없이 커피를 섭취하면 식도괄약근의 압력이 감소되어 위산을 역류시키는 부정적인 효과가 있지만, 소화불량을 유발하지는 않는다

(Van Deventer 등, 1992; Boekema 등, 1999)

소화불량(dyspepsia)은 대부분에서 원인이 불분명한 기능성 소화불량이며, 일부 원인으로 위장과 십이지장에 궤양이 있는 경우에서 종종 발생한다. 십이지장 궤양 환자에게 통상적인 정도를 커피를 섭취시키는 경우에 대조군에 비해 소화불량이 더 많이 생기지 않았다. 이런 경향은 미국, 호주 그리고 영국 등에서 시행한 연구에서 모두 같은 결과를 얻었다. 따라서 커피는 소화불량이 있는 대부분의 사람들에게 어떤 영향도 주지 않는다.

위식도 역류(gastro-esophageal reflux)는 위장에 있는 위산이 식도로 역류하는 현상을 말한다. 이 역류질환 환자들은 위산이 많이 역류할 때, 흔히 속쓰림 혹은 가슴쓰림(heartburn)을 경험한다. 위식도 역류질환 환자들은 커피뿐만 아니라 오렌지 주스, 토마토 주스 등을 마실 때도 똑 같이 속쓰림을 경험하기 때문에 반드시 커피에 의한 특이적인 소견은 아니다. 커피에 의해 속쓰림이 생기는 경우일지라도 그 원인이 커피의 산성이나 삼투질 농도에 의해 발생되지도 않는다. 순수한 물을 마시는 것에 비해 커피를 마시면 역류 현상을 더 유발한다. 이런 현상은 디카페인 커피에 의해서 일부 줄어들지만, 완전히 없어지지 않는 것으로 봐서 커피의 다른 성분에 의해 유발되는 것으로 보는 것이 타당하다(Wendl 등, 1994). 물론 디카페인 커피를 먹으면 카페인 커피를 먹는 것에 비해 위식도 역류 증상이 완화되는 효과는 일부 있지만, 다른 연구(Boekema 등, 1999)에서는 "커피를 마실 때 카페인이 있고 없는 것이 역류 증상의 발생과 정도에 차이가 없다."는 결과도 있다. 여전히 의견이 정리되지 않은 상태가 계속되는 와중에 역류질환 환자에게 남녀의 성별에 따른 차이가 있는 지 혹은 이런 음료의 섭취를 권고해야 하는

지 아닌 지에 대해 아직 결론을 내리질 못하고 있다.

그리고 커피는 위장이 수축해서 내용물을 배출하는 기능을 포함해서 기타 위장의 생리학적 기능에 특별한 어떤 영향을 주지 않는다. 십이지장 궤양의 원인으로 커피가 거명되지만, 그 보다는 흡연과 헬리코박터균(Helicobacter pylori)에 의한 감염이 더 중요한 요인이라는 것은 비교적 잘 알려져 있다. 따라서 커피가 위궤양과 십이지장궤양 둘 다 혹은 십이지장궤양의 단독 발생에 대해 어떤 의미 있는 영향이 없는 것으로 생각하는 것이 타당하다(Rosenstock 등, 2003). 일부에서 커피가 설사를 더 촉진할 수 있는 의견도 있었지만, 여러 자료를 통해 볼 때 일관성이 있는 소견으로 보기 힘들다. 반면에 분명한 것은 카페인 커피든지 디카페인 커피든지 모두 다 담낭수축호르몬의 수치를 증가시키고, 담낭을 수축시킴으로써 "담석증 환자들이 커피를 먹고 나면 담도계통에 통증이 유발된다."고 말하는 그 이유를 일부 설명할 수 있다(Douglas 등, 1990).

또한 카페인은 가스트린*과 그 외 위장관 호르몬을 직·간접적으로 분비하여 소화기계통과 간·담도계에 영향을 미친다. 흥미로운 것은 카페인이 포함된 다른 음료들과는 다르게 커피 그 자체는 간기능을 개선하여 만성간 질환에 의해 생기는 기능적 장애에 대해 보호 작용을 하고, 알코올성 및 비알코올성 간경화증의 발병을 억제하는 유용한 작용이 있으며, 커피의 섭취와 간경화증 발생은 반비례 관계가 있는 것이 잘 알려졌다(Corrao 등, 2001). 또한 커피의 섭취는 알코올과 연관되어 발생하는 췌장염의 위험성도

* 가스트린(gastrin) : 위장의 유문부 점막에 존재하는 G세포에서 분비되어 위산 분비를 촉진하는 단백질 호르몬.

감소시킨다.

담낭은 담즙을 저장하며, 담즙은 우리가 섭취한 지방을 소화하는 데 중요한 작용을 한다. 담석증 중에서 약 90%는 콜레스테롤로 구성되어 있다. 담석을 갖고 있는 사람들 중에 80%는 증상이 없지만, 나머지는 심한 통증을 경험하게 된다. 담석증 발생의 가장 위험한 요인은 나이와 비만이다. 담석증 발생과 커피 섭취에 관한 연구들도 연구 방법에 따라 일정 부분 결과가 차이가 있다. 덴마크, 독일 그리고 미국 등에서 실시한 횡단면적 연구*에서 담석증 발생과 커피 섭취 사이에 아무런 상관관계가 없었다. 하지만 이탈리아에서 대규모로 환자-대조군 연구를 시행한 자료에 따르면 이들 사이에 반비례 관계를 찾았다(La Vecchia, 1991). 그리고 3번의 코호트 연구 중에서 두 번이 커피가 담석증 발생을 예방하는 효과가 있음을 보고하였으며, 그 중에 담석증 발생에 대한 커피 섭취의 효과를 40~75세 남성 46,008명을 대상으로 조사한 결과는 "하루에 2~3 잔의 레귤러 커피를 섭취하면 담석증 발생이 40% 감소하고, 4 잔 이상 섭취하면 45%까지 발병이 낮아진다." 고 보고하였다. 이런 긍정적인 효과에 대해 카페인의 함유 여부는 차이가 없었다. 그리고 콜레스테롤성 담석증을 일차적으로 예방하는 방법으로 적당한 정도로 커피를 섭취할 것을 권장하고 있다(Leitzmann 등, 1999; Lammert와 Matern, 2004). 그리고 지금까지 잘 계획된 연구 결과를 바탕으로 보면 커피를 섭취하면 남성과 여성 모두에서 담석증 발생 위험성으로부터 보호받을 수 있으며, 특히 여성에 비해 남성에서 더 효과적임을 알 수 있다.

---

* 횡단면적 연구(cross sectional study) : 동일한 시점에서 서로 다른 집단들의 특성을 비교하는 연구 방법으로 지역비교 연구(geographical comparison study)라고도 함.

커피에 있는 클로로겐산은 장에서 포도당의 흡수를 상당하게 제한하며, 위장관 호르몬 분비 양상도 변화시킨다. 커피 섭취를 하면 췌장에서 인슐린 분비를 증가시키는 위장관 호르몬인 GIP*와 GLP*-1을 증가시키는 조절을 하여 인슐린 저항성과 제2형 당뇨병에 대해 유익한 효과를 나타낸다(Pimentel 등, 2009). 자세한 내용은 제2형 당뇨병 발생의 위험성을 감소시키는 커피의 작용에서 언급하기로 한다.

대장에 아데노신 수용체가 많이 분포하고 있다. 여기서는 아데노신이 결장 평활근의 이완과 수축 사이의 균형을 유지하는 신호분자 역할을 하는데, 카페인이 아데노신 수용체를 봉쇄하면 이완 메시지가 차단됨으로써 결장에서는 수축을 일으킨다. 그러면 장의 근육들은 연동운동이라는 특유의 리듬으로 좀 더 쉽게 수축하게 되고 배설물을 내보낼 준비가 되었던 지에 상관없이 연동운동을 촉발할 수 있다. 이때 사람에 따라서 변의를 느끼게 된다.

성기능 효과

중년 이후 여성에서 하루에 적어도 한 잔 이상의 커피를 섭취하면 성 활동의 빈도가 의미 있게 증가하였으며, 남성에서도 남성호르몬의 총량이 커피 섭취량과 직접적인 비례 관계로 증가하여 훨씬 더 성생활의 능력이 향상되었다(Diokno 등, 1990; Svartberg 등, 2003). 비록 커피를 통해 섭취한 카페인이 혈액-고환장벽을 통과할 수 있지만, 카페인 섭취가 남성의 생식 능력

---

* GIP(gastric inhibitory peptide, glucose-dependent insulinotropic peptide) : 3대 영양소에 의해 십이지장과 공장 근위부에서 분비되어 위산 분비를 감소시키고, 구강으로 섭취한 포도당에 의해 인슐린 분비를 강력하게 촉진시키는 위장관 호르몬.
* GLP(glucagon-like peptide)-1 : 지방과 포도당에 의해 회장과 대장에서 분비되어 인슐린 분비를 자극하고 위장의 분비와 위 배출을 억제하는 위장관 호르몬.

을 변조하는 요소가 되지 못했던 연구들이 광범위하게 진행되어 왔다 (Nawrot 등, 2003).

남편의 정액에 카페인을 처리해 본 결과, 아무런 처치를 하지 않았을 때에 비해 인공 수정을 받은 여성들의 임신 성공률이 2배로 높은 결과를 보여 커피를 섭취하면 남성의 정자 기능에 이상이 생길 것이라는 우려를 잠재웠다. 그리고 실험적으로 정자에 카페인을 처리한 후 전자현미경을 통해 정자의 모양을 관찰해 보아도 아무런 변화가 없었다(Dlugosz와 Bracken, 1992). 커피를 하루에 1~2 잔 마시는 남성이 전혀 마시지 않는 남성에 비해 정자의 운동성과 밀집 정도가 증가하였지만, 하루에 4 잔 이상의 커피와 함께 20 개비 이상의 담배를 피우면 정자의 운동성이 감소하고 죽은 정자의 수가 증가하는 결과(Marshburn 등, 1989)도 있어 주의를 요한다. 그 이후의 연구에서 카페인을 하루에 700 mg까지 섭취해도 정액 상태에 어떤 변화가 발생되지 않았던 결과(Jensen 등, 1998)도 있었다.

그렇다고 하더라도 흡연을 하지 않은 상태에서 하루 카페인 섭취량을 400 mg 이하로 제한하는 것이 정액의 상태를 잘 유지할 수 있는 방법이라 생각된다.

호흡 및 기관지에 대한 효과

기관지는 교감신경의 흥분으로 평활근이 이완되면 기도(氣道, airway)가 확장되어 호흡하기가 쉬워진다. 기도가 교감신경성으로 확장될 때 교감신경섬유의 자체의 흥분에 의한 것보다는 부신수질에서 분비되는 아드레날린과 노르아드레날린의 작용이 주로 작용한다. 특히, 아드레날린에 의한 배타

2-수용체의 반응이 중요하다. 반대로 폐조직에 분포하는 부교감신경이 흥분하면 기도는 수축되며, 특히 천식과 같은 기도폐쇄의 원인이 중첩되었을 때는 그 정도가 심하다.

레귤러 커피를 섭취하면 기관지 확장을 통해 천식 발생 확률을 줄이며, 천식의 임상적 증상이 발생하는 것을 방지한다. 또한 커피는 흡연자들의 급성 및 만성 기도 협착의 치료를 위해 보조적인 목적으로도 활용된다(Schwartz와 Weiss, 1992). 카페인은 테오필린보다는 덜 강력하지만 기관지를 확장하는 효능을 발휘한다. 한 가지 일화를 소개하면 미국의 루스벨트 대통령이 소년 시절에 늘 천식 발작에 시달렸다. 오랜 동안 관찰해 오던 담당 의사가 천식 발작을 진정시키기 위해 커피를 조금씩 마실 것을 권했는데, 이후로 루스벨트는 이 습관에 길들여져 나중에 전설적인 커피광이 되었다(Siegel, 1989). 자세한 내용은 커피 혹은 카페인 섭취와 천식 발생의 위험도 사이의 상관성에서 논하기로 한다.

뼈와 칼슘 균형에 대한 효과

뼈는 부갑성선 호르몬의 도움으로 골세포의 칼슘에 대한 막 투과도를 증가시켜 그 주위의 체액으로부터 칼슘이 흡수되어 뼈를 형성하게 된다. 이때 골세포로 흡수된 칼슘 중에서 남는 부분은 혈액으로 이동하여 혈액의 칼슘 농도를 높이게 되며, 반대로 혈액의 칼슘 농도가 낮아지면 뼈로부터 칼슘을 흡수하여 다시 원상태를 유지하는 칼슘 균형을 이루게 된다.

현재 "하루 권장량의 칼슘을 적절하게 섭취하고 있는 사람들이라면, 커피 속의 카페인이 뼈와 칼슘의 균형에 대해서 해로운 효과를 전혀 나타내지 않는다."는 것이 지배적인 것은 의견이다. 대신에 뼈를 형성하는 필수 요소인 칼슘의 공급이 적어지면 골밀도가 감소되고 그로 인해 골절의 위험성은 커지게 된다. 그럼에도 불구하고 커피, 카페인 혹은 차를 섭취하는 것과 칼슘 균형에 대해 연구들은 여전히 많이 진행되고 있으며, 그들 사이의 인과관계를 발견하였음에도 불구하고, 뼈 건강에 대해 커피가 미치는 영향의 크기가 어느 정도인지를 명확하게 확립한 상태는 아니다.

건강한 폐경 전 중년 여성 170 명을 대상으로 커피 혹은 차를 마시는 것과 칼슘 균형과의 연관성을 조사해 보니, 한 잔 마실 때 비록 적은 양이지만 6 mg의 칼슘이 소실되는 현상을 발견하였다(Heaney와 Recker, 1982). 그 이유로 카페인이 소변과 대변을 통해 칼슘이 배설되는 것을 증가시켰기 때문이라고 하였다. 그리고 10시간을 공복 상태로 유지한 사람에게 150~300 mg의 카페인을 섭취시키면 약 2~3시간이 지나서 소변으로 칼슘 배설이 증가되는 것을 여러 연구들에서 관찰하였다. 하지만 이 연구 결과는 너무 짧은 기간만 관찰하였다. 즉 워싱턴 주립대학교에서 실시한 다른 연구에서 비교적 오래 관찰해보니 카페인을 섭취하고 처음 6시간 동안에는 소변으로 칼슘 배설이 증가하였지만, 그 이후 9시간 동안은 영향이 없었고, 그 다음 3시간에 걸쳐서 오히려 칼슘의 배설이 감소하는 것을 확인하였다(Kynast-Gales와 Massey, 1994). 또한 건강한 폐경 전 여성 16명을 대상으로 하루에 400 mg의 카페인을 섭취시키면서 19일 동안 관찰한 미국 크레이턴대학 병원 내과 연구진들은 "카페인을 섭취하더라도 칼슘의 흡수, 소변 및 대변으로 칼슘이 배설되는데 대해 어떤 영향도 미치지 않는다."고 보고하였다(Barger-Lux등, 1990). 이 연구가 의미가 있고 중요한 것은 다른 연구들과 다르게 19일에 걸쳐서 장시간 면밀하게 관찰한 후 내린 결론이라는 점에서 주목 받아 마땅하다. 하지만 긴 시간이더라도 이미 골다공증으로 고생하고 있는 폐경기 여성 85명을 대상으로 7일 동안 커피 섭취와 칼슘 균형의 상관성을 조사하였더니, 하루에 1,000 ml(760 mg 카페인) 이상의 커피를 마시는 사람들에서 하루에 6 mg의 칼슘 소실을 발견하였다(Hasling 등, 1992). 그러나 하루에 1~2 잔의 커피(112~224 mg 카페인)를 마시는 사람에서는 어떤 변화도 관찰하지 못해, 골다공증 환자에서 하루에 섭취하는 커피의 양에 따라 결과에 차이가 생길 수 있는 것을 알 수 있었다.

신장의 칼슘 배설에 대한 카페인의 단기적인 작용은 커피를 습관적으로 계속 마시더라도 개선되질 않는다. 카페인에 의한 칼슘 배출 효과는 나이, 성별 혹은 여성에서 여성호르몬인 에스트로겐 상태와 관계없이 일어난다. 그리고 카페인은 장에서 칼슘 흡수를 방해하여 단기적인 관점에서 체내 칼슘 균형에 부정적으로 작용하는 것은 사실로 받아들여야 할 것이다(Nawrot 등, 2003).

하지만 어떤 연구 결과들에 앞서 종합적으로 볼 때, 하루에 약 600 mg 이상의 칼슘을 섭취하는 사람에게서는 칼슘 균형에 분명한 이상이 생기지 않는다.

생식기능과 신생아 발육에 대한 효과

많은 여성들은 임신을 하면 자연스럽게 카페인 섭취를 줄이는 경향이 있다. 그 이유는 임신 초기에 생기는 메스꺼움에 의해 미각이 일시적으로 떨어졌기 때문이다. 그럼에도 불구하고 가임기 여성의 카페인 섭취는 여전히 높아, 약 98%의 가임기 여성들은 카페인 음료나 약물 등을 통해 주기적으로 카페인을 섭취하고 있으며, 그들 중에 72%는 임신을 해도 계속 섭취하고 있는데 평균 섭취 농도는 하루에 100~300 mg 정도가 된다(James, 1990).

지난 25년 동안에 걸쳐서 카페인 섭취가 생식기능과 신생아의 발육에 미치는 영향에 대해 많은 관심을 갖고 연구가 되었다. 그 결과들이 항상 같은 결론을 내리지는 않았지만, "하루 300 mg 이상의 카페인을 섭취하는 것은 도움이 되지 않는다."는 데는 일치된 의견을 제시하였다. 흡연을 하지도 않고, 음주도 하지 않는 임신 전 여성과 임신한 여성을 대상으로 알맞은 정도(하루에 체중 1 kg당 5~6 mg 이하)로 카페인 섭취를 하게 했을 때 생식 계통에 어떤 문제점도 없는 것을 확인하였다(Christian과 Brent, 2001).

2. 에너지 대사에 대한 효과

체내에서는 섭취한 음식물과 저장물질을 이용하여 새로운 물질을 합성(同化作用)하기도 하고 파괴(異化作用)하기도 하는 대사 과정이 끊임없이 진행되고 있다. 이때 ATP가 탄수화물, 지방 및 단백질로부터 계속 만들어지고 또한 이용되고 있다. 대사(代謝, metabolism)란, 세포에서 일어나는 모든 화학반응을 의미하며, 대사율(代謝率, metabolic rate)은 화학반응 도중에 생기는 열 방출률을 의미한다. 영양소에서 ATP를 만들 때 영양소가 갖고 있는 에너지의 50%는 열로 발산되고, ATP를 이용하여 일을 할 때 다시 50%는 열로 발산된다. 즉, 흡수된 영양소가 일을 하는 데는 20~25%의 에너지만 이용된다. 열량의 단위는 cal을 쓰는데 1 cal은 14.5 ℃ 물 1 g을 15.5 ℃로 높이는 데 쓰이는 열량을 의미하며, 1 Cal(1 kcal)은 1,000 cal이다.

일찍이 "커피 섭취를 많이 할수록 중요 영양소의 하나인 탄수화물의 혈액 내 농도를 표시하는 혈당치를 떨어뜨리는 효과가 있다."는 연구 결과(Naismith 등, 1970)가 발표된 이후로, 일본에서 대규모 집단을 대상으로 실시한 연구에서도 커피를 섭취하면 혈당이 올라가는 것을 차단하는 반대 작용이 있는 것이 보고되었다(Isogawa 등, 2003). 흥미로운 사실은 "커피처럼 카페인이 있는 홍차나 우롱차는 이런 효과가 없다."는 것이다. 또한 장기간 커피를 섭취하면 제2형 당뇨병의 발생을 통계적으로 매우 의미 있게 떨어뜨리는 것은 무척 잘 알려져 있다(Salzar-Martinez 등, 2004).

커피의 카페인은 아드레날린 수치를 높여서 기초대사율*을 증가시키고, 체내 지방을 방출하여 지방산으로 분해하는 효과가 있다. 그래서 과거에 시판되었던 대부분의 다이어트 보조 식품에는 카페인이 주요 활성 성분이었다. 하지만, 1991년 미국 FDA는 카페인이 식욕을 억제하지도 않으며, 직접적으로 체중을 감소시키지도 않는 것으로 판정하고 모든 다이어트 제품에 카페인을 포함시키는 것을 금지시켰다. 하지만 체내 지방에 대한 카페인의 효과는 운동선수들에게 필요할 수 있다. 왜냐하면 선수들은 보통 사람들에 비해 늘 운동을 과도하게 많이 하므로 카페인에 의해 지방조직에서 유리된 지방산을 근육이 잘 산화시킬 수 있기 때문이다. 그런 반면에 평소 잘 움직이지 않는 사람들은 커피 섭취로 지방산이 유리되어도 카페인 수치가 낮아지면 금방 쉽게 지방으로 다시 돌아갈 가능성이 있다(Braun, 1996).

---

* 기초대사율(基礎代謝率, basal metabolic rate, BMR) : 절식 후 수면상태가 아닌 완전한 휴식 상태에서 세포 활동, 호흡 및 순환만을 유지하기에 충분한 에너지를 소모할 때 생산되는 열을 뜻하며, 실측한 기초대사량과 연령, 성별, 신장, 체중에 따른 표준치와의 비율을 백분율로 나타낸 것.

커피에 카페인만 있는 것은 아니지만 위에 언급한 내용을 참고로 해서 다음의 연구 결과를 살펴보면 이해할 수 있다. 커피 섭취와 기초대사율 변화 사이의 상관관계를 비만한 사람들과 대조군 사람들을 비교한 연구에서 두 그룹 모두에서 기초대사율은 증가하였다. 하지만, 지방을 산화시키고 분해하는 정도는 비만한 사람들보다는 대조군이나 오히려 야윈 사람들에게서 더 뚜렷한 결과가 나와 이론이 증명되었다(Acheson 등, 1980; Bracco 등, 1995). 이런 경향은 여러 다른 연구들에서도 같은 소견을 보였다. 또한 "체내 지방의 분해 효과도 운동만 한 경우보다는 운동과 커피 섭취를 함께 병행한 경우가 더 크다."는 연구 결과(Mougios 등, 2003)도 있어 참고할 만하다. 보다 자세한 내용은 비만 발생의 예방에 대한 커피의 작용 부분에서 기술하고자 한다.

3. 항산화 효과

항산화제(antioxidant)는 활성산소*로 인해 우리 몸이 노화되고 손상되는 것을 막아주는 물질을 말한다. 항산화제는 우리 몸에 자연적으로 존재하는 것과 외부에서 투여된 것으로 나눌 수 있다. 이들 항산화제들은 활성산소의 독작용을 제거하여 생체를 보호하고 있으며 항산화 물질이 활성산소를 적절히 제거하지 못할 경우에 활성산소의 축적에 의해 여러 가지 질병이나 노화가 초래된다. 그럼 "커피에 과연 항산화제가 들어 있을까?"라는 의문에

* 활성산소(活性酸素, reactive oxygen species) : 호기성 생물이 이용하는 산소분자가 산화 과정에 이용되면서 여러 대사 과정에서 생성되어, 조직을 공격하고 세포를 손상시키는 산화력이 강한 산소로, 자유 유리기(free radical) 혹은 유해 산소라고도 함.

대해 미국 스크랜턴대학교 화학과 Vinson 교수의 견해에 따르면 그 답은 "있다." 이며, 더욱이 "그 양이 매우 풍부하다." 는 것이다.

커피는 식물에서 유래되었기 때문에 과일과 채소들에서 발견되는 다른 항산화제들처럼 유익한 성분을 많이 함유하고 있다(Bonita 등, 2007). 우리가 먹는 커피를 포함한 초콜릿 그리고 차에 포함된 항산화 성분은 마시는 음료의 종류에 따라 농도가 다양하게 함유되어 있다. 식물에는 계피산(cinnamic acid), 벤조산(benzoic acid), 플라보노이드(flavonoid), 프로안토시아니딘(proanthocyanidin), 스틸벤(stilbene), 쿠마린(coumarin), 리그난(lignan) 그리고 리그닌(lignin) 등의 많고도 다양한 페놀 성분이 들어 있다. 이런 식물의 페놀 성분은 매우 강력한 항산화 효능을 갖고 있다는 것은 잘 알려져 있는 사실이다. 이 성분들은 생체 내에서 활성산소에 의해 DNA, 지방질, 단백질 등이 손상되는 것을 방지한다. 활성산소에 의해 우리 몸이 산화적 스트레스를 많이 받으면 당뇨병, 신경퇴행성 질환, 간 질환, 심장혈관계 질환과 암 등 여러 가지의 만성적인 질병이 발생하게 된다. 따라서 식물의 이런 유효 성분들을 섭취하면 산화적 스트레스를 덜 받아 질병 발생을 억제하게 된다. 노르웨이 오슬로대학교 기초의학연구소의 연구자들(Andersen 등, 2006)이 55~69세 사이의 폐경기 여성 4만 명 이상을 대상으로 15년 동안 추적 조사한 결과, 하루에 1~3 잔의 커피를 마시면 심장혈관계 질환과 그 외의 염증성 질환의 발생을 24% 감소시키는 효능이 있음을 입증하였다.

우리가 자주 섭취하는 음료에서 항산화 성분의 함량이 많은 것부터 순서를 나열하면 홍차 〉 커피 〉 적포도주 〉 당근 주스 〉 살구 넥타 〉 백포도주 등이 된다(Karakaya 등, 2001). 이처럼 커피가 항산화제를 가장 많이 함유하고 있는 자연물질은 아니지만, 우리가 그 중에서 평균적으로 커피를 가장 많이 마시고 있으므로 절대적인 양에서 단연 최고의 항산화제 공급원이 될 수 있다. 커피 원두를 로스팅하게 되면 커피에 함유되어 있는 항산화제 성분들이 극적으로 증가하게 된다. 원두를 10분 정도 로스팅하여 중간 약간 이상인 정도가 될 때 항산화 능력이 최고에 도달한다(Nicoli 등, 1997). 그리고 이런 효과에 있어 로부스타종 커피 보다는 아라비카종 커피가 더 유리한 점이 많으며, 앞서 언급한 것과 같이 여러 가지 방법으로 항산화제 능력을 측정해 봐도 커피는 콜라나 과일 주스보다 더 우수하다.

사실상 커피는 산업화된 국가들에서 식이를 통해 섭취할 수 있는 항산화제의 주된 원천이다(Tunnicliffe와 Shearer, 2008). 항산화제를 과일과 채소로부터 아무리 열심히 섭취해도 질병과 싸우는데 필요한 항산화제의 13% 정도만 섭취하게 되는 정도에 불과하다. 아래의 〈표 9〉에서 보는 바와 같이 남유럽의 스페인과 북유럽의 노르웨이 사람들이 음식물 혹은 음료 등의 평균적인 식이에서 섭취하는 전체 항산화제 중에서 약 60% 이상을 커피 섭취로부터 획득하고 있는 것을 인식할 필요가 있다(Pulido 등, 2003; Svilaas 등, 2004). 따라서 이 비율에서 보듯이 커피가 항산화제 섭취 비율 중에서 60% 이상을 차지할 정도로 절대적인 공헌을 하는 것은 놀라울 정도이며, 커피는 그 자체로 항산화 작용을 하여 질병 발생을 예방할 수 있음을 강력하게 시사한다(Natella 등, 2002).

섭취한 커피는 두 가지 방식으로 항산화 기능을 갖고 있는데, 하나는 커피 그 자체가 항산화 특성을 나타내며, 또 하나는 우리 몸에 있는 글루타치온*과 같은 내인성 항산화 시스템의 활성 유도를 촉발시키는 화학물질을 함유하고 있어서 항산화 능력을 증대시키는 것이 가능하게 된다(Somoza 등, 2003).

표 9_ 음식을 통한 항산화제 섭취 비율

음식의 성분	노르웨이 사람들의 항산화제 섭취 비율 (전체 음식물 중 %)	스페인 사람들의 항산화제 섭취 비율 (음료 중 %)
커피	64	61
과일 열매	11	측정 않음
차	8	5
와인	5	22
곡물류	5	측정 않음
과일 주스	2	5
야채	2	측정 않음
근 거	Svilaas 등(2004)	Pulido 등(2003)

최근에 커피에 있는 카페인이 항산화 능력에 미치는 영향을 관찰한 연구에서 카페인 커피를 섭취하면 디카페인 커피보다 약간 더 항산화 능력이 증가하는 결과(Buscemi 등, 2010)가 알려졌는데, 이는 커피가 갖는 항산화 능력 중에서 카페인이 차지하는 비율이 그리 크지 않음을 의미한다. 즉, 디카페인 커피에도 항산화제 성분은 거의 같은 정도로 함유되어 있는 것으로 보고 있다.

* 글루타치온(glutathione-GSH) : 우리 몸의 가장 상위에 있는 면역 체계로, 간에서 만들어지는 아미노산의 일종으로 매우 강력한 항산화물질.

또한 커피를 만드는 방식에 따라 차이는 있지만, 커피에는 약 100여 가지의 생리활성물질이 발견된다. 커피콩에는 페놀 성분과 항산화 성분을 둘 다 가지고 있는데, 로스팅을 하게 되면 항산화 성분이 차츰 많아지게 된다. 예를 들면, 로스팅을 하면 마이야르 반응*물질(Maillard reaction product, MRP)이 새로 생기면서 항산화의 특성이 한층 증가하게 된다. 이 항산화 성분의 활성은 중간 정도로 로스팅한 경우에 가장 높게 나타난 것에 유의를 해야 한다(Nicoli 등, 1997). 그 중에서 커피콩을 로스팅할 때 최종 단계에서 생기는 멜라노이딘(melanoidin)은 체내 지방질 산화를 의미 있게 억제시키는 강력한 항산화제이다(Borrelli 등, 2002). 또한 멜라노이딘은 화학예방제* 역할과 항균 작용도 하며, 식이 섬유로 장에서 유산균(비피더스균)의 성장을 촉진하는 좋은 작용도 한다(Morales 등, 2010).

항산화 작용을 하는 폴리페놀은 페놀산(phenolic acid)과 플라보노이드로 나누며, 페놀산에 속하는 히드록시시나믹산(hydroxycinnamic acid)의 대표 산물이 클로로겐산이다. 커피종에 따라 차이는 있지만 200 ml 한 잔에 클로로겐산이 70~350 mg이 포함되어 있는데, 커피를 통해 섭취한 클로로겐산은 장에서 약 33%가 흡수되고 세균에 의해 커피산(caffeic acid)으로 가수분해 된다. 그리고 가수분해되어 생긴 커피산은 약 95%가 체내로 흡수된다. 이 두 가지 클로로겐산과 커피산은 활성산소를 제거하는데 모두 강력한 항산화제 역할을 한다. 특히 커피산은 장에서 산소 부족 후에 혈류가 다시 흐

---

* 마이야르 반응(Maillard reaction) : 포도당과 글리신을 가열했을 때 갈색 색소인 멜라노이딘을 생성하는 반응.
* 화학예방제(chemopreventive agents) : 질병 발생을 예방하는 보호 효과가 있는 화학적인 물질.

를 때 발생되는 활성산소에 대해서 항산화 작용을 할 때 더 큰 역할을 한다(Sato 등, 2011).

그 외에도 몇 가지 카페인의 대사 물질들은 DNA 보호 효과가 매우 강력한 것으로 알려졌다. 리가닌과 피토에스트로겐(phytoestrogen) 등이 커피에 있어 추가적으로 항산화 활동을 한다(Bhathena와 Velasqez, 2002; Azam 등, 2003).

4. 살충 및 항균 효과

음식물에 있는 어떤 성분들은 장에서 미생물의 성장을 돕는 작용을 하는데, 장내 유용한 세균의 성장을 촉진시키면 오랜 기간에 걸쳐 소화와 면역반응에 도움이 되며 심지어 비만을 방지하는 것이 잘 알려져 있다(Cani와 Delzenne, 2007). 앞서 커피에 있는 멜라노이딘이 장내 유산균 성장에 많은 도움을 준다. 별도로 카페인, 클로로겐산, 커피산, 트리고넬린 등의 여러 성분들도 병원성 세균과 충치를 일으키는 세균에 대해 항균 작용을 하는 특성이 있다. 이런 항균 효과는 장내 해로운 세균 9 종류에 대해 검증되었으며, 이런 특성을 활용해서 커피를 음식물에 첨가하여 세균 성장을 억제하는 자연 방부제로 사용할 필요성이 제안(Almeida 등, 2006)되기도 하였다.

1980년대 중반 하버드 의과대학의 Nathanson 교수(1984)는 찻잎이나 커피콩으로 만든 먹이를 담배 박가시나방의 유충에게 주면 이 곤충들이 먹이를 잘 먹으려 하지 않고, 먹고 나면 유충의 활동성과 발육에 장애가 생기는 것을 발견했다. 그리고 용량을 차츰 높이면 유충들이 죽었고, 다른 종류의 유충에서도 똑같이 현저한 효과를 관찰하여 카페인을 생태계에 해로운 영향을 주는 일반 살충제를 대체할 생약 성분이라 제시하기도 했다. 하지만 커피나무 속에 카페인이 풍부한 수액이 있음에도 불구하고 곤충들이 많이 달려들고 있어 커피 재배자들은 살충제에 크게 의존하지 않을 수 없는 실정이라 한편으로 그 연구 결과에 대해 의아한 생각이 든다(Braun, 1996).

앞서 언급한 로스팅 과정에서 생기는 멜라노이딘은 위궤양과 위암 발생에 관여하는 헬리코박터균의 집단 형성을 억제하는 작용을 하여 이 질병에 대해 도움을 준다(Hiramoto 등, 2004). 그리고 멜라노이딘은 충치 발생의 가장 주된 원인균인 연쇄구균(Streptococcus mutans)의 성장을 억제하고, 세균이 치아 표면에 달라붙어 충치 플라크 형성하는 것을 조절하는 데 관여하며, 아울러 커피 추출물이 제2형 당뇨병에서 인슐린 저항성을 조절하여 치주 질환의 발생을 줄이는 효과도 있어 구강 위생적 측면에서 유익한 점이 많이 있다(Mealey와 Oates, 2006).

5. 정신활동 및 신경학적 효과

대부분의 사람들은 어떤 경로를 통해 알게 되었는지는 모르지만, 매일 아침에 마시는 커피 한 잔이 사람들의 두뇌 활동을 향상시키는 부드럽고 자연적인 신경 자극제라는 것을 알고 있다. 그리고 일을 집중한 후에 커피 브레이크를 갖고 또 한 잔의 커피를 마시면서 남은 일에 대해 재충전하게 된다. 하인리히 E. 야곱은 "사람이 커피를 마시게 됨으로써 노동의 시간이 12

시간 이상으로 점점 늘어났다." 고 하였는데, 상당히 수긍이 가는 부분이다.

커피의 정신 활동과 행동기능에 대한 영향을 관찰한 연구들을 보면, 먼저 커피가 피로와 졸음을 날려버리면서 각성 상태를 유지하는 기능 이외에도 기분을 좋게 하는 효과가 뚜렷하다. 미국 여성 간호사 86,626명을 대상으로 실시한 조사에서 하루에 2~4 잔의 커피를 섭취하면 기분이 좋아지고 우울에서 벗어나며, 심지어 자살 충동의 위험성을 34~42%까지 강력하게 낮추는 결과(Kawachi 등, 1996)가 있다.

커피에 들어있는 카페인이 생각의 흐름을 촉진하고 분명하게 만들어 집중을 강화시키고, 지적 노력을 장시간 유지시킬 수 있게 만들며, 감각적인 자극에 대해 반응을 빨리하면서도 실수를 줄이는데 도움이 된다. 최근에 오스트리아 인스부르크대학교 의과대학 영상의학 교수인 Koppelstaetter 등(2010)은 기능적 자기공명영상*을 이용해서 카페인이 주의력과 단기 기억에 관계가 많은 뇌 부위의 활성을 촉진시키는 것을 분명히 확인하였다. 하지만 정신적 상호 작용에 대한 카페인의 효과에 대해서는 더 많은 연구가 필요함을 함께 제시하였다.

매일 수많은 사람들을 괴롭히는 두통은 약 90%에서 머리와 목의 근육이 과도하게 긴장되어 생기는 긴장성 두통(tension headache)이며, 약 8%는 뇌혈관의 과대 확장으로 인해 발생되는 혈관성 두통(vascular headache)이다.

---

* 기능적 자기공명영상(functional magnetic resonance imaging, fMRI) : 대뇌 피질의 기능을 평가하기 위해 외부에서 자극을 준 다음 활성화되는 뇌의 기능적 위치를 영상으로 표현할 수 있는 기법.

편두통(migraine)은 특히 강한 혈관성 두통의 한 유형이다. 그 외에도 두통은 숙취 등에 의해서도 생길 수 있다. 뇌혈관의 직경은 혈관 평활근에 의해 조절되는데, 이때 아데노신이 관여한다. 앞에서 설명한 것과 같이 아데노신이 수용체에 결합하면 혈관 확장시키는데, 아데노신의 수치가 높으면 뇌혈관이 확장되어 두통이 생길 수 있다. 커피의 카페인이 아데노신을 대신하여 이 아데노신 수용체를 차단하면, 뇌혈관이 수축되어 미세한 차이이지만 뇌의 혈류량이 줄게 되어 혈관성 두통 환자에게 많은 도움이 된다. 이런 이유로 인해서 잘 알려진 편두통약인 카페르고트(Cafergot(R)) 한 알에는 많은 양은 아니지만 100 mg의 카페인이 들어있다. 하지만 카페인을 두통의 치료약으로 사용할 때는 주의를 요한다. 왜냐하면 카페인 섭취를 갑자기 중단하면 그 동안 수축되었던 뇌혈관들이 정상보다 훨씬 더 많이 확장되면서 반동성 두통(rebound headache)이 생기기 때문이다(Braun, 1996). 향후에 카페인의 금단 증상에서 언급하겠지만, 사실 두통은 가장 일반적인 카페인의 금단 증상이다. 따라서 이런 작용이 있어 편두통 환자에게 상시적으로 커피 혹은 카페인을 섭취하는 것을 자재시키는 이유가 되기도 한다. 또한 커피는 진통제의 효과를 40% 정도 높여 준다. 이것은 카페인이 몸 전체의 아데노신 수용체들을 차단하여 통증이나 염증을 일으키는 화학물질의 생산이나 분비를 억제하기 때문으로 보고 있다(Laska 등, 1984).

몇 잔의 커피만으로도 각성 효과가 뚜렷하며 중추신경계의 정보처리능력이 강화되는데, 그 효과는 우리 몸의 아드레날린과 노르아드레날린을 증가시키기 때문으로 생각한다. 과거에는 전적으로 카페인에 의해 일어나는 현상이라 보았지만, 이 작용이 카페인의 함유 여부와 상관없는 것을 보고한 자료도 있다(Smith 등, 2003). 커피를 마시는 것은 중추신경계에 대해 각성과 기분 전환 그 이상으로 효과를 발휘한다. 이를 종합해 보면 수면 발작*을 억제하는 요법에 커피를 추가하는 결과, 과잉행동 어린이에게 도움이 되는 결과, 아시아계 미국인, 중국과 이탈리아에서 노인들에게서 파킨슨병의 발생을 감소시키는 결과 그리고 알츠하이머병 발생의 위험성을 감소시키는 결과 등으로 다양한 신경정신계 질환에 유용한 효과가 있다(Dorea와 da Costa, 2005).

커피의 메틸크산틴이 세포의 분자생물학적인 수준에서 기억에 관여하는 뉴런들의 장기 강화*를 향상시킨다. 적당량의 카페인을 뉴런에 노출시키면 자극에 대해 뉴런들이 더 왕성하게 반응하며, 다른 뉴런들과의 결합 관계도 보다 더 지속적으로 변화를 증강시켜 기억력 향상에 도움을 준다(Tanaka 등, 1990). 커피의 카페인이 뇌의 전반적인 각성 수준을 높이고 주의력을 강화하는 데는 의심할 사람은 아무도 없다. 하지만, 이런 효과들이 명쾌한 사고와 더 높은 창의력으로 발전할 지에 대한 효과를 검정하는 데는 아직 근거가 부족해 보인다. 그리고 커피의 카페인은 잠시 뇌를 각성시키는 효과가 있는 것은 분명하지만, 새로운 정보를 받아들이는 속도를 느리게 하는 의견도 있어 무시할 수는 없어 보인다.

권위 있는 미국 정신의학 교과서에 "카페인이 '의존성* 물질' 로 분류된 물질들의 범주에는 속하지 않는다." 고 명시되어 있다. 오히려 커피에 포함

---

* 수면 발작(narcolepsy) : 발작적으로 수면상태에 빠지는 병.
* 장기 강화(long-term potentiation) : 기억 형성의 중요한 요인으로 생각되는 지속적인 시냅스 변화.
* 의존성(drug dependence) : 어떤 약물 혹은 물질을 한번 사용하기 시작하면 계속 사용하고 싶은 충동을 느끼는 것.

된 카페인은 약물과 행동의 중독에 관여하는 도파민 관련 신경계를 건강하게 유지하는 효과를 보여 중독에 대해 오히려 보호하는 작용이 있는 것으로 알려졌으며, 그 외에도 커피에 있는 이소페룰로일퀴닌산(isoferuloylquinic acid)과 락톤(lactone) 등의 성분이 아편계에 대해 길항제로 작용하는 효과가 있어 일찍이 17세기 유럽에서 이용된 것처럼 알코올 중독이나 약물 중독을 치료하는데 커피 사용을 고려할 것을 제안(Santos 등, 1991)하였다. 그리고 세계반도핑기구(World Anti-doping Agency)는 카페인을 금지 약물이 아니라 국제올림픽위원회(International Olympic Committee, IOC)에서 허락한 물질로 정하고 있다. 다만, 혈액 1 ml에 12 mg의 카페인이 공인 제한 농도로 정해져 있다. 이 농도는 30분 안에 커피를 약 여섯 잔 마셔야 도달하는 수준이다.

카페인이 포함된 커피는 정신분열병 치료제인 클로자핀(clozapine)의 대사를 억제하여 이 약물의 혈액 내 농도를 증가시킴으로써 치료 약물의 효과를 증진시킨다(Raaska 등, 2004). 또한 폴란드에서는 카푸치노 커피와 커피의 원두를 삼환계 항우울제*를 복용하는 환자들에게 부작용으로 생기는 구강건조증의 치료로도 활용하고 있다. 다만, 불안신경증이 있는 환자에게 커피 혹은 카페인을 너무 많이 섭취하면, 불안 증상을 악화시킬 수 있는 점은 반드시 유의해야 한다(Nawrot 등, 2003).

카페인을 섭취하여 "잠을 잘 못 잤다."는 경우가 많은데, 이 경우 잠자리

---

* 삼환계 항우울제(tricyclic antidepressant) : 세로토닌과 노르에피네프린이 신경의 말단으로 재흡수되는 과정을 억제하여 이 물질의 농도를 오래 동안 유지시켜서 우울증을 치료하는 약물.

에 들 시간에 커피 혹은 카페인 음료를 마시면 수면에 지장을 초래한다. 이미 앞에서 언급한 것처럼 뇌세포가 활동을 하면 아데노신이 증가되는데, 증가된 이 물질이 아데노신 수용체에 반응하면 피로감을 느끼고 졸음이 오고 쉬고 싶은 생각이 들게 된다. 이 때 카페인을 섭취하면 아데노신 수용체에 카페인의 알칼로이드 성분이 반응해서 졸리지 않게 된다. 하지만 뇌에는 아데노신 수용체 외에도 졸리게 하는 작용을 하는 체계가 여럿이 있기 때문에 사람에 따라서 커피를 마셔도 잠 잘 자는 사람도 있고 잠을 잘못 자는 사람도 있다. 이처럼 불면증에 대한 카페인의 작용은 개인에 따라 차이가 많다. 대체적으로 커피를 마시면 어느 정도 각성 효과가 있지만 많이 마심으로 해서 그 각성 효과가 증대되는 것은 아니다(Smith 등, 1997). 참고로 일본 동경에 사무실이 많은 빌딩가에서 유행하고 있는 '낮잠 산업' 에서 커피가 활용되고 있다. 능률적인 오후 업무를 위해 직장인들이 점심시간을 활용하여 30분 정도의 낮잠을 만끽할 수 있게 쾌적한 시설을 갖춘 커피숍이 많이 있다. 그 이유는 비록 짧은 시간이지만 단잠을 자고나서 기분 좋게 정신을 깨우기 위해 자기 전에 커피 한 잔을 즐기면, 카페인이 약 15분 동안 흡수되고 섭취 후 20~30분부터 최고의 혈중 농도에 이르는데 그 때 잠에서 상큼하게 깰 수 있기 때문에 많은 직장인들이 이용하고 있다(Oka, 2007).

따라서 카페인 혹은 커피를 섭취하는 시간을 조절하거나, 섭취량을 조절하면 커피 섭취로 인해 생길 수 있는 수면과 관련된 문제를 해결할 수 있을 것이라 보인다. 예민한 사람이라면 하루에 150 mg 정도로 카페인 섭취를 제한하여 생활의 에너지, 활력 그리고 각성을 향상시키고 피로를 줄이는 효과를 갖는 것은 도움이 된다. 하지만, 하루에 450 mg 이상을 섭취하면 오히려 불안을 증가시킬 수 있어 주의를 요한다.

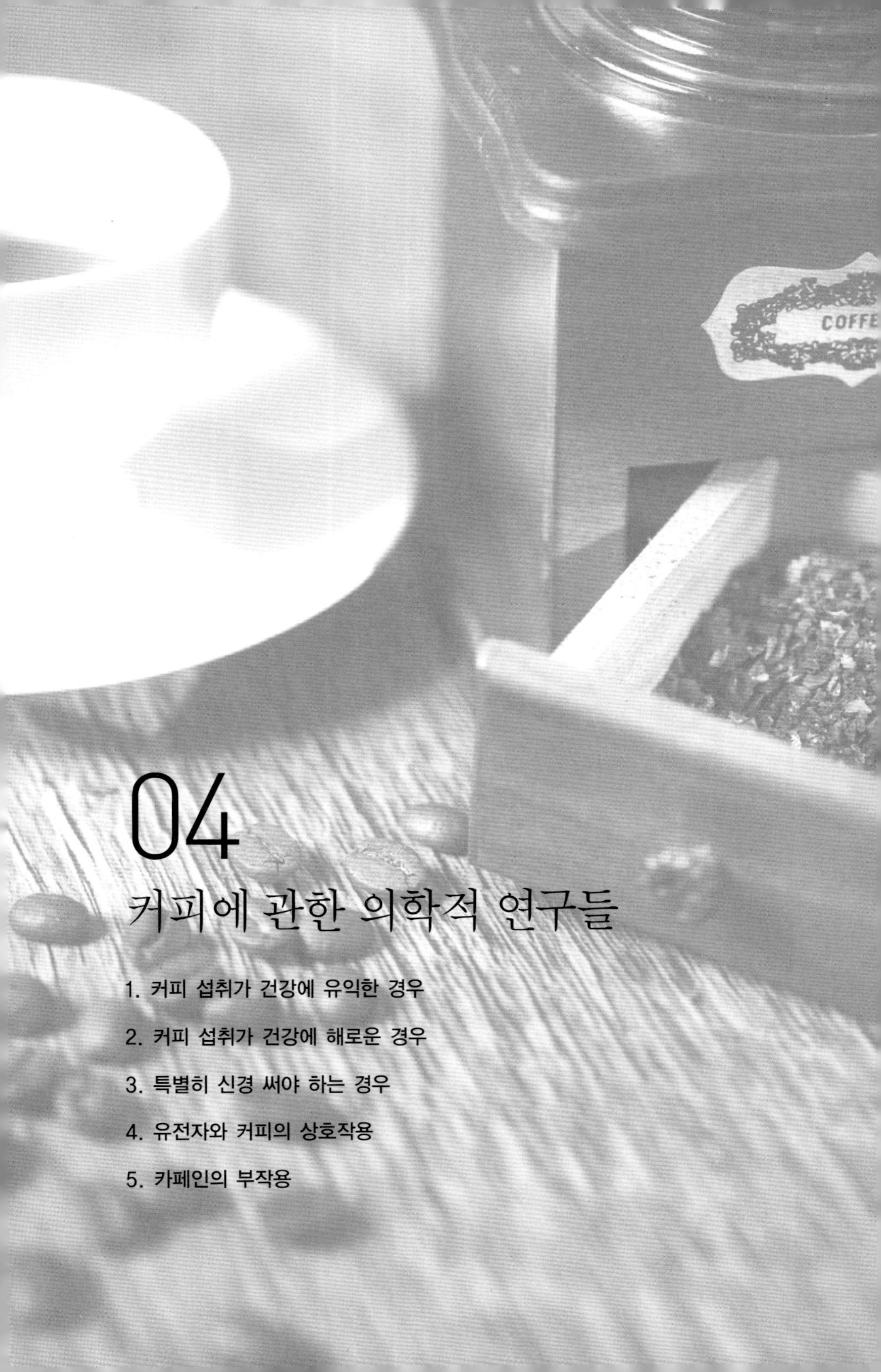

04
커피에 관한 의학적 연구들

1. 커피 섭취가 건강에 유익한 경우
2. 커피 섭취가 건강에 해로운 경우
3. 특별히 신경 써야 하는 경우
4. 유전자와 커피의 상호작용
5. 카페인의 부작용

커피에 관한 의학적 연구들

지금까지 커피와 건강에 관련되어 발표된 의학적인 연구 논문과 자료는 19,000여 건이 넘게 광범위하게 진행되었다. 그런데도 그 결과가 일관성이 부족하고 심지어 혼돈을 초래하는 데는 몇 가지의 이유가 있었다. 그 이유에 대해 유필문 교수는 다음과 같이 설명하였는데 매우 공감이 가는 의견이라 생각한다. 먼저 연구할 때 커피 자체의 효능에 간섭을 줄 수 있는 흡연과 음주 등과 같은 혼란 변수에 대해 고려가 부족했을 수 있다. 다음으로 커피에는 카페인 이외에도 많은 화학 성분이 있는데 사람들은 카페인에 대한 연구 결과를 커피와 동일시하는 경우가 많이 있어 결과에 일관성이 없을 수 있었다. 그리고 동물 실험의 결과를 직접적으로 임상에 확대 해석하여 바로 적용하는 경우도 있었다. 그 외에도 커피 관련 연구가 커피 산업과 어느 정도 관계하고 있을 수도 있어 순수 연구를 목적으로 하기보다 다른 여러 가지 이유로 인해서 확실한 검증을 거치지 않은 연구 결과라도 먼저 기사 거리로 제공한 후에 다시 수정된 결과를 발표하는 경우도 있어 혼란을 가중시킬 수 있었던 것으로 생각한다(http://blog.aladin.co.kr/trackback/naiad326/1125481).

커피가 사람의 건강에 미치는 영향을 조사한 연구들은 주로 역학적인 방법을 통해 많은 자료가 모아지고 있다. 이런 연구를 하기 위해 정보를 수집할 때는 커피를 섭취하는 사람이 하루 혹은 일주일에 몇 잔을 마시는 지, 한 번 마실 때 어떤 크기의 컵을 사용하는지, 어떤 방식으로 만든 커피를 마시는 지 등에 관한 면밀한 관찰과 분석이 필요하다. 또한, 흡연이 커피 속에 있는 카페인 대사에 관여하는데, 〈그림 6〉의 카페인 대사 과정의 CYP1A2를 자극하여 카페인의 제거율을 증가시켜서 흡연자의 혈액 내 카페인 농도가 같은 정도로 커피를 섭취하는 비흡연자보다 낮게 유지시킨다는 것도 염두에 두어야 한다. 골초들이 대체로 커피를 많이 마시는 경향이 있으므로, 이런 경우에 단순히 커피를 많이 마시는 것이 건강에 어떤 영향을 줄 것이라는 식으로 단정 짓는 것은 주의를 해야 하는 사항이다. 이런 관점은 특히 임신한 여성에 대한 연구에서도 마찬가지로 적용된다. 카페인 유무에 따른 연구를 할 때에도 디카페인 커피를 섭취하는 사람들이 대체로 그 전에 다른 질병이 있어 커피의 종류를 바꾼 경우가 많으므로 미리 이런 기저 질환에 대한 고려를 한 상태에서 카페인의 효과를 비교하는 것이 타당할 것이다(Higdon과 Frei, 2006).

I. 커피 섭취가 건강에 유익한 경우

1. 제2형 당뇨병

제2형 당뇨병은 주로 40세 이후에 발생하며, 인슐린 분비가 완전히 상실되지는 않기 때문에 성인형 당뇨병 또는 인슐린 비의존형 당뇨병이라고도 한다. 제2형 당뇨병의 병태생리학적 기전은 인슐린에 의존적인 말초조직(골격근, 간, 지방조직)의 인슐린 저항성(insulin resistance)과 인슐린의 분비 부전 그리고 간에서 포도당이 새로 많이 생성되는 것 등이 있다. 인슐린의 작용은 췌장의 베타세포에서 분비된 후 혈류를 따라 이동하여 말초조직의 수용체와 결합하고 세포 내로 신호전달이 이루어지며 세포 안쪽의 효과기가 반응을 하면 나타난다. 이 과정 중에서 어느 한 곳이라도 결함이 발생하면 인슐린의 효과가 감소하게 되며, 이러한 상태를 '인슐린 저항성' 이 있는 것이라 말한다. 따라서 이 질환은 생산된 인슐린을 이용하는 능력이 없는 것이 특징이고, 인슐린에 대한 저항성이 주된 임상 양상이며, 결국 체내 포도당의 처분 능력이 감소하게 된다. 인슐린 저항성은 초기에 췌장에서 인슐린 분비를 증가시킴으로써 어느 정도까지 보상하지만, 일단 이 보상 작용이 실패하게 되면 혈당치가 올라가기 시작하게 된다. 또한 고혈당 자체가 인슐린 저항성이나 인슐린 분비 부전을 유발하는 요인으로 알려져 있어서, 이러한 과정의 연결고리를 끊는 것이 당뇨병의 치료에 중요하다. 즉, 혈당의 조절이 당뇨병 치료의 가장 중요한 목표이다.

정상에서 당뇨병으로 진행하면서 인슐린 저항성과 함께 비만, 지질 대사

이상, 혈압 상승 등이 동반되게 된다. 이런 종합적인 위험 요소들을 총칭하여 대사증후군(metabolic syndrome)이라 부르며, 이것이 제2형 당뇨병과 심장혈관계 질환에 걸기기 쉽게 만든다. 따라서 제2형 당뇨병 환자의 치료는 혈관 위험 요인을 개선하고 식이 조절, 운동, 약물 등을 활용하여 인슐린 저항성을 낮추어 혈당을 떨어뜨리고 몸 내부로부터 인슐린 분비를 자극하는 방향으로 가닥을 잡게 된다(Biessels, 2010).

커피를 섭취하면 그 속에 있는 많은 성분들의 작용으로 체중 감소에 대한 잠재적 가능성이 상당하게 있는데, 이 체중의 적절한 조절은 요즘 많은 관심이 집중되고 있는 대사증후군의 발생 위험성에 전반적으로 긍정적인 작용을 한다(Fujioka와 Shibamoto, 2006). 대사증후군은 미국 전체 인구의 약 25%에서 건강을 위협하는 중요한 걱정꺼리가 되고 있다(Zimmet와 Alberti, 2008). 최근에 세계보건기구(WHO)에서는 대사증후군이라고 진단할 수 있는 기준을 발표하였는데, 그 속에 제2형 당뇨병, 공복 혈당치의 변화, 당내성 장애, 인슐린 저항성, 비만, 중성지방 증가, 고밀도지단백(HDL) 콜레스테롤 저하, 고혈압, 미세단백뇨 등이 포함되어 있다. 커피 섭취는 대사증후군의 발생에 관여하는 이런 요인의 위험성을 감소시키는 유익한 역할을 하는 것으로 알려져 있다.

제2형 당뇨병은 전체 당뇨병의 약 80~90%를 차지하며, 일란성 쌍생아에서 100% 일치되어 나타난다. 이처럼 제2형 당뇨병 발생에 유전적 원인도 많이 작용하지만, 현재는 식이 조절과 같이 우리가 수정할 수 있는 요인들도 제2형 당뇨병 발생에 밀접한 관계가 있는 것으로 생각하고 있다. 흥미롭게 음식에 포함된 여러 요인들 중에서 커피는 서구사회에서 섭취하고 있는 비알코올성 음료 중에 가장 널리 소비되고 있으며, 제2형 당뇨병과 그 합병증을 포함한 여러 만성 질환의 발병 위험성을 줄이는 강력한 식이 성분으로 관심을 받게 되었다(Pimetel 등, 2009). 특히 커피 섭취와 제2형 당뇨병 발생에 대해서는 일관된 연구 결과가 있어 많은 사실을 전할 수 있지만, 먼저 결론을 얘기하면 "커피를 마시면 제2형 당뇨병 발생의 위험도를 의미 있게 낮추며, 당뇨병의 진행을 저지하는 매우 분명한 효과가 있다."는 것이다. 좀 더 나아가면, 만약에 가족들 중에 당뇨병이 있는 경우나 라이프스타일상 제2형 당뇨병 발생의 위험성이 크게 느껴질 때 "커피를 마시는 것이 통계적으로 의미 있게 그 위험성을 줄일 수 있다."는 의미이다.

역학적 연구

제2형 당뇨병은 전 세계적으로 건강을 위협하는 질병으로, 2000년에 세계 인구의 2.2%가 갖고 있으며, 매년 그 수가 늘어나서 2030년이 되면 4.4%까지 증가할 것으로 전망되고, 우리나라도 예외일 수는 없을 것이다. 제2형 당뇨병은 너무 흔하며 심각한 합병증 발생과 관계가 깊어 이 질환과 관련된 요인들을 이해하는 것은 매우 중요하다.

커피 섭취와 제2형 당뇨병 발생 사이의 연관성을 조사한 열두 번의 대규모 전향적 코호트 연구 가운데 아홉 번에서 통계적으로 매우 의미가 있는 결과가 보고되었다. 그 결과는 "카페인 포함에 관계없이 커피를 마시면 제2형 당뇨병의 발생 위험도*가 떨어지는 반비례 관계가 있다."는 것이다. 이런 결과는 인종, 나이, 성별 혹은 미국, 유럽, 일본 등 지리학적 상황에 무관하게 매우 일관성 있는 경향이며, 중요 사항을 요약하면 〈표 10〉과 같다.

---

* 위험도 혹은 위험성(risk) : 질병이 발생할 확률.

표 10_ 커피 섭취와 제2형 당뇨병 발생 위험도에 역학적 조사 연구 결과 요약

연구자 (연도)	대상자 수 성별	국가	환자 수	연구기간	당뇨병 발생 연관성	하루커피 섭취량
Hu 등 (2006)	21,385명 남녀	핀란드	964명	13년	커피 : 반비례	2~7잔
Pereira 등 (2006)	28,812명 폐경기 여성	미국	1,418명	11년	디카페인 커피 : 반비례	6잔
van Dam 등 (2006)	88,259명 간호사 여성	미국	1,263명	10년	카페인 커피 : 반비례 디카페인 커피 : 반비례 카페인 : 반비례	4잔
Salazar-Martinez 등 (2004)	41,934명 남자	미국	1,333명	12년	카페인 커피 : 반비례 디카페인 커피 : 반비례 홍차 : 유의성 없음	6잔 4잔
Salazar-Martinez 등 (2004)	84,276명 여자	미국	4,085명	8년	카페인 커피 : 반비례 디카페인 커피 : 반비례 홍차 : 유의성 없음	6잔 4잔
Rosengren 등(2004)	1361명 여자	스웨덴	74명	18년	커피 : 반비례	6잔
Tuomilehto 등(2004)	14,629명 남녀	핀란드	381명	12년	커피 : 반비례	10잔
Carlsson 등(2004)	10,652명 남녀	핀란드	408명	20년	커피 : 반비례	7잔
van Dam 등(2004)	1,312명 남녀	네덜란드	128명	6년	커피 : 유의성 없음	7잔
Reunanen 등(2003)	19,518명 남녀	핀란드	855명	14년	커피 : 유의성 없음	7잔
Saremi 등 (2003)	2,680명 남녀	미국 Pima 인디언	824명	11년	커피 : 유의성 없음	3잔
van Dam과 Feskens (2002)	17,111 남녀	네덜란드	306명	10년	커피 : 반비례 홍차 : 유의성 없음	7잔

* Higdon과 Frei(2006) 그리고 Heckman등(2010)의 자료를 활용하여 수정하였음.

커피를 섭취한 17,111명을 대상으로 실시한 네덜란드의 연구에서 장기적으로 하루에 일곱 잔의 커피를 마시면 두 잔 이하로 마시는 경우에 비해 2형 당뇨병 발생이 절반으로 낮아지는 것을 보고하였다(van Dam과 Feskens, 2002). 하버드대학교 공중보건대학의 연구진들은 그 당시에 어떤 병도 없었던 125,000명 이상을 대상으로 1980년부터 8~12년 동안 추적 조사하였는데, 남자는 41,000여 명 중에서 1,333명 그리고 여자는 84,000여 명 중에서 4,085명에서 제2형 당뇨병이 발생되었다. 그들 중에서 남자인 경우에는 하루에 6잔 이상의 커피를 마신 경우에 전혀 마시지 않은 사람들 보다 제2형 당뇨병의 발생이 50% 이상 감소되었고, 여자에서는 거의 30% 정도 발생의 위험성이 감소하였다. 이런 경향은 디카페인 커피에서 약간 효과가 작았지만, 커피에 카페인이 포함된 여부는 결과에 큰 영향을 주지 못했고, 모두 당뇨병 발생에 대해 반비례 관계가 있었다(Salazar-Martinez 등, 2004). 그리고 1,361명의 여성을 18년 동안 추적 조사한 연구에서 하루에 적어도 2 잔 이상의 커피를 마시면 당뇨병 발생을 보호하는 매우 유익한 효과가 있는 결과를 보고한 스웨덴의 연구(Rosengren 등, 2004)는 흥미롭기까지 하다.

카페인 커피, 디카페인 커피 그리고 종이 필터를 한 커피를 비교해 본 결과, 당뇨병 발생에 대해 차이가 없이 모두 13~19%에서 보호 효과가 있었다(van Dam 등, 2006). 또한 하버드대학교 영양학과 연구진들이 11년 동안 2,000명 이상의 폐경기 여성을 대상으로 관찰한 연구에서도 카페인 커피와 디카페인 커피 모두에서 통계학적으로 의미 있게 제2형 당뇨병의 위험성을 감소시켰으며, 두 가지의 커피 사이에 차이를 발견할 수 없었다. 레귤러 커피와 디카페인 커피를 하루에 4잔 이상 섭취하면 혈장 C-단백*의 수치를 각각 13%와 14% 낮추는 것으로 봐서는 두 종류의 커피 사이에 차이가 없었으며, 카페인 이외의 다른 성분이 인슐린 저항성을 개선하고 인슐린 감수성에 유익한 효과를 갖는 것으로 판단된다(Wu 등, 2005). 최근에 폐경기 여성 당뇨병 환자와 정상인 각각 359명을 대상으로 10년 동안 조사한 환자-대조군 연구에서 카페인 커피를 섭취하면 여성호르몬 결합단백의 농도가 증가하였으며, 이것이 제2형 당뇨병 발생 감소와 통계적으로 연관이 있었다. 반면에 디카페인 커피를 섭취한 경우에는 그 연관성을 찾지 못해서 카페인에 대한 효과는 아직도 추가 검토가 필요하다(Goro 등, 2010). 하지만, 커피와 대조적 비교로 홍차를 섭취한 후 조사한 미국과 네덜란드의 연구에서는 어떤 연관성을 찾아내지 못했다(Greenberg 등, 2005; Pereira 등, 2006).

핀란드에서 시행한 관련 연구들 중에서 커피가 제2형 당뇨병의 발생을 낮추는 유용한 작용을 하는 결과가 있는 반면에, 또 다른 연구는 당뇨병 발생에 통계적인 차이가 없음을 발표하였다. 이처럼 서로 다른 결과가 보인 이유는 마시는 커피의 종류가 달랐기 때문이다(Tuomilehto 등, 2004). 즉, 스칸디나비아 방식으로 원두를 갈아서 끓인 커피를 마시면 종이로 필터를 한 커피를 마시는 것보다 당뇨병 발생이 3배 이상으로 증가하였기 때문에 나타난 결과로 보인다. 커피에 포함된 지방 성분인 디테르펜은 종이로 필터를 한 커피에서는 거의 대부분이 제거가 된다. 따라서 제2형 당뇨병 발생을 줄이는 측면에서 원두를 갈아서 끓인 커피보다 종이 필터를 통해 추출한 커피를 섭취하면 훨씬 더 유리한 점이 있어 보인다. 그 이유는 이 커피의 지방 성분들이 간접적으로나마 제2형 당뇨병 발생을 증가시키는 요인으로 작용한 것으로 판단된다.

---

* C-단백(C-protein) : 면역글로불린에 공통적인 반복 배열을 하는 단백질로 인슐린 분비 정도를 알 수 있는 표지물질.

지금까지 연구 중에서 가장 많은 사람인 19만 명 이상을 대상으로 네덜란드 암스테르담 자유대학의 영양보건학과에서 체계적으로 조사한 보고(van Dam과 Hu, 2005)에 따르면 "커피를 하루에 두 잔 이하로 마시는 사람에 비해서 하루에 적어도 여섯 잔 이상을 마시면 제2형 당뇨병 발생이 35% 낮아지고, 4~6 잔을 마시면 28% 낮아진다."는 결과도 관심 있게 볼 만하다. 또한 미국 캘리포니아 UCSD 병원 가정의학과의 Smith 등(2006)은 "섭취한 커피의 양에 의존하여 제2형 당뇨병 발생이 낮아져서 최대 62~64%까지도 감소하는 매우 긍정적인 효과도 있었다. 하루에 통상적으로 섭취하는 커피로써 당뇨병 발생을 예방할 것이라고 말하기에는 아직 연구가 더 필요한 실정이지만, 적어도 제2형 당뇨병 발생의 위험성을 낮추는 것에 대해서는 분명하게 연관이 있다."고 말했다. 아울러 하루에 레귤러 커피를 두 잔 섭취하면 오랜 투병 중인 제1형 당뇨병 환자에서 심혈관계 질환 발생의 위험성도 떨어뜨리는 연구 결과(Richardson 등, 2004)도 있어 참고할 만하다.

전체적으로 볼 때 커피를 조금 섭취한 경우를 대상으로 연구한 결과는 일관성에서 차이를 보이는 반면에, 하루에 4 잔 이상의 커피를 섭취하면 제2형 당뇨병의 위험성이 낮아지는 것은 일관되게 일치하는 소견이라 볼 수 있다.

당내성과 인슐린 감수성

인체의 세포가 음식을 섭취한 후 포도당을 흡수하는 능력을 당내성(glucose tolerance)이라 한다. 그리고 일정량의 인슐린을 투여했을 때 혈당이 저하되는 정도를 통해 알 수 있는 생체의 반응 민감도를 인슐린 감수성(insulin sensitivity)이라고 말한다. 이 감수성은 당뇨병 치료 방침을 결정하는 데 있어서 중요한 요인이 된다. 인슐린 감수성에 영향을 주는 인자로 인슐린 항체의 존재, 인슐린 수용체의 이상, 알코올, 약제(특히 이뇨제, 스테로이드 호르몬제, 갑상선 호르몬제) 등을 들 수 있다.

카페인을 투여하면 급성 효과로 일시적인 당내성에 장애가 생기고 인슐린 감수성이 떨어지는 효과는 분명히 있다. 이런 단기적인 효과는 아데노신 수용체의 길항작용과 함께 카페인이 혈액에 순환 중인 아드레날린의 농도를 증가시키고, 증가된 아드레날린이 베타-아드레날린성 수용체를 활성화시켜 우리 몸 전체에서 포도당 대사에 대한 인슐린의 자극을 감소시켜 생기는 것으로 판단하고 있다(Keijzers 등, 2002; Greenberg 등, 2006). 따라서 단기적인 관점에서 적어도 포도당 대사에 관해서는 카페인 커피보다는 디카페인 커피가 유익한 점이 많은 것으로 보인다(van Dam, 2008).

하지만, 오랜 기간에 걸쳐 습관적으로 커피를 마시면 분명하게 당내성을 정상적으로 유지시키고 인슐린 감수성을 증가시키며 당뇨병 발생 위험성을 낮추는데 확실히 도움이 된다. 이런 효과는 당뇨병 환자에서만 생기는 것이 아니며, 최근에 954명의 당뇨병이 없는 성인을 대상으로 실시한 연구에서도 카페인 커피를 섭취하면 인슐린 감수성이 의미 있게 증가하였고, 디카페인 커피를 섭취해도 췌장의 베타세포 기능에 상당히 유용한 효과가 있는 연구결과(Loopstra-Masters 등, 2011)도 있었다. 마찬가지로 1989~1990년에 걸쳐서 미국 간호사 건강 연구에서 적어도 하루에 4 잔의 커피(카페인 포함 여부에 관계없이)를 장기간 섭취하면 인슐린 분비의 표시자인 C-단백의 농도가 16% 감소하는 결과를 얻었다. 커피 섭취가 C-단백의 농도를 감소시키며, 인슐린 분비를 감소시킨 것은 결국 인슐린에 대한 우리 몸의 감수성을 증가시키는 사실을 증명한 것이다(Wu 등, 2005). 이런 일련의 연구 결과들은 "커피가 제2형 당뇨병을 보호하는데 카페인 함유 여부보다 커피 그 자체가 갖고 있는 효과이다."라고 생각하는 것이 설득력 있어 보인다.

그 외에도 일본, 스페인 그리고 스웨덴의 여러 연구 결과들에서도 커피를 섭취하면 당내성 장애의 발생 빈도를 감소시키는 것을 보고하여 커피의 유익한 점을 일관되게 발표하고 있다. 아울러 이런 효능에 더해서 커피를 마시는 것이 식사 전 공복 혈당치에는 영향이 없으며, 식사 후의 포도당 대사에만 특이하게 관계하는 것(Greeberg 등, 2006)이 알려졌기 때문에 그 작용이 더욱 고무적이다.

하지만 흥미롭게도 카페인 그 자체는 당대사에 부정적일 수 있는 의견을 듀크대학교 메디컬센터의 한 연구자가 새로 편찬된 카페인 연구논문집에 발표하였다(Lane, 2011). 그 연구자는 건강하고 당뇨병이 없는 사람들에게 카페인을 투여하거나 카페인이 들어있는 각종 음료를 마시게 하면 일시적으로 인슐린 저항성이 증가하고 당내성에 장애가 생길 수 있음을 소개하였다. 그 이론의 근거로 1968년부터 2010년까지 카페인과 당대사에 관한 17번의 연구 결과를 분석한 자료를 제시하였지만, 각 관련 연구의 규모가 매우 작았음은 연구자도 스스로 인정하였다. 이런 결과는 지금까지 너무도 많이 시행되었던 일련의 역학적 연구 결과와 배치되는 소견이다. 현재에도 여러 역학적 연구는 과거 연구들과 마찬가지로 커피 섭취가 제2형 당뇨병의 발생, 예방 그리고 경과에 대해 항상 일관성 있게 긍정적인 것으로 소개되었다. 〈표 10〉에서 보는 바와 같이 커피에 카페인이 포함된 여부에 대해 여러 역학적인 연구들은 효과 면에서 약간 차이가 있는 정도이지만 결과의 방향을 바꿀 수는 없으며, 두 경우 모두 제2형 당뇨병에 대해서는 유익한 것을 지속적으로 알려왔다. 카페인이 당대사에 미치는 영향을 분석하여 보고한 이번 자료(Lane, 2011)는 제2형 당뇨병에 대해 커피는 유익하지만, 카페인은 일부 부정적일 수 있는 것에 대해 고려해 볼만한 상황임을 제시한 정도로 받아들여진다. 하지만 커피에 카페인 이외에도 많은 유용한 성분들이 들어있는 것에 대해 간과할 수 없는 것 또한 사실이다. 이 연구가도 지적한 바와 같이 지금은 제2형 당뇨병 환자들에게 카페인이 들어있는 음료를 일체 먹지 못하게 하거나 커피를 먹을 때 반드시 디카페인 커피를 마실 것을 추천하는 것은 아직 미성숙 단계인 것이 분명하다. 앞으로 커피에 카페인 함유 여부가 제2형 당뇨병 환자의 관리와 경과 호전에 대한 영향을 정밀하게 연구하는 임상 시험의 결과가 나올 때까지 결론을 내릴 수 있는 상황은 아닌 것으로 판단된다. 따라서 지금까지 발표된 제2형 당뇨병에 대한 커피의 긍정적인 효능에 대해 훨씬 무게를 두는 것이 타당할 것이라 생각되지만, 이점이 만에 하나라도 염려가 된다면 제2형 당뇨병에 대한 커피의 장점을 살리면서 카페인의 부정적일 수 있는 영향을 배제할 수 있는 디카페인 커피 섭취를 고려해 보는 것도 신중하게 권고한다.

제2형 당뇨병 발생 감소에 대한 커피의 작용 기전

커피 섭취로 인해서 제2형 당뇨병의 발생이 강력하게 예방되는 효과를 발휘하는 것에 대해 먼저 방금 언급한 카페인을 생각할 수 있다. 그 예방 효과의 본질은 항염증 작용이고, 여러 종류의 환경 요인에 의해 공격을 받는 췌장의 인슐린 분비세포를 보호해 주는 작용을 할 가능성이 높다고 보기 때문이다(Oka, 2007). 하지만, 커피 섭취로 인해 제2형 당뇨병 발생이 감소했던 연구 결과 중에 이미 언급한 바와 같이 디카페인 커피를 섭취해도 같은 양상을 보인 것으로 봐서 카페인 자체 보다는 커피에 있는 다른 유효 성분들에 의한 효과로 보는 것에 비중을 둘 필요가 있다(Pereira 등, 2006). 커피에는 지방, 단백질, 탄수화물, 비타민 그리고 각종 미네랄 등 수천 가지의 성분이 들어있다. 이들이 단독 혹은 카페인과 공동 작용으로 효과를 나타내며, 체중 감소, 열 생성, 항산화 효과, 소화기 계통과 간에 대한 작용, 포만중추에 대한 변조 등의 다양한 과정을 통해 작용하는 것으로 해석하고 있다(Tunnicliffe와 Shearer, 2008).

커피와 당뇨병 발생과의 상관성에 관한 여러 연구들 중에서 커피의 보호 작용에 대한 결과는 대체로 포도당-6-인산가수분해효소에 모여진다. 이 효소는 간세포에서 혈당의 항상성*을 유지하는 기능을 하는데, 커피는 이 효소의 기능을 억제하여 혈당을 낮게 유지하는 작용을 한다. 이런 중요 작용은 클로로겐산에 의해 특이적으로 이루어지며, 커피가 갖고 있는 예기치 못할 정도의 유용한 결과이다. 또한 클로로겐산은 직접적으로 장에서 포도당의 흡수를 지연시키는 효과와 포도당의 운반을 억제하며 인슐린의 감수성을 증가시켜 결국 혈당 수치를 낮추는 작용을 한다. 그리고 유리지방산이 췌장 베타세포에 작용하여 인슐린 저항성이 발생하는 과정에 관여하는데, 클로로겐산은 유리지방산의 이런 유해한 효과를 중화시키는 작용도 한다(Pimentel 등, 2009).

* 항상성(恒常性, homeostasis) : 생체의 모든 기능이 유기적으로 작용하여 내부 환경(internal environment)을 항상 일정하게 유지되는 것을 말하며, 결국 생체의 기능을 늘 일정한 상태를 유지하는 것.

그림 13_ 흰쥐에서 클로로겐산 섭취 유무에 따른 식사 후 혈당 수치의 변화

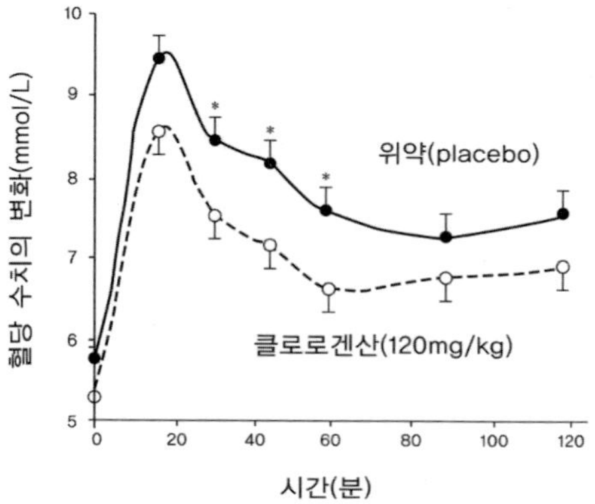

Tuniciffe와 Shearer(2008)의 자료를 일부 수정하였음

〈그림 11〉은 클로로겐산을 투여한 후 시간 경과에 따른 혈당 수치 변화를 관찰하여 위약(placebo)과 비교한 결과이다. 그림에서 보는 바와 같이 클로로겐산을 투여한 경우에 위약에 비해 식사 후 초기에 혈당 수치가 상당히 덜 올라가게 하며, 계속 통계적으로 의미 있게 혈당이 낮게 유지되는 것을 보여 주고 있다. 이렇게 클로로겐산에 의해 포도당 흡수가 지연됨으로써 그만큼 식후에 혈당 수치가 증가하지 않는 것이다. 이런 비슷한 작용을 하는 당뇨병 약으로 바이엘사의 글루코바이(아카보즈, acarbose)와 타게다약품의 베이슨(보글리보스, voglibose)이 인기 있는 치료약으로 사용되고 있다. 이것을 응용해서 클로로겐산을 첨가한 캔 커피가 일본 UCC사에서 발매되기도 하였다(Oka, 2007).

당뇨병은 심장혈관계 질환과 밀접한 관계가 있으며, 그 원인은 혈관의 동맥경화 과정에서 시작된다. 이 과정은 먼저 콜레스테롤이 많이 포함된

LDL 지단백이 혈관의 내피세포 밑에 축적된다. 일단 축적이 되면 LDL 콜레스테롤은 효소와 산화에 의해 변성이 되어 국소적으로 염증을 일으키는 활성물질(산화형 LDL 콜레스테롤)로 바뀌게 된다. 염증이 생기면 여러 종류의 염증세포가 동원되어 모이게 되고 탐식작용을 하는 대식세포*가 혈관내피세포 밑에 지방 성분을 많이 적재하는 상태까지 도달하게 만들면서 병소 부위가 차츰 진행하게 된다. 혈당이 높은 상태가 오래 지속되면 이런 염증 과정이 가속화되며 대식세포의 지방 축적은 점점 더 촉진되게 된다(Glass와 Witztum, 2001). 따라서 제2형 당뇨병에 관련된 지단백질 중에서 특히 산화형 LDL 콜레스테롤이 가장 중요한데, 커피를 섭취하면 그 속에 포함된 항산화제들이 활성산소의 생성을 떨어뜨려서 산화형 LDL 콜레스테롤의 생성을 저하시키는 아주 유용한 작용을 한다(Scholz 등, 2004).

커피가 제2형 당뇨병 발생을 억제하는 다양한 작용 기전을 모식도로 나타내면 〈그림 14〉와 같다. 그림에 도식화된 대부분의 기전에 대해 앞서 설명하였으며, 열거한 작용들 이외에도 커피는 인슐린 분비를 증가시키는 GLP-1과 GIP 등 위장관 호르몬을 증가시키며, 소장에서 포도당 흡수를 감소시킨다. 또한 중추신경계에서 식욕을 억제하는 단백질(POMC/CART)을 활성화시키는 반면에, 식욕을 촉진하는 단백질(AgRP/NPY)에 대해서 억제하는 작용을 통해 빠른 시간 안에 포만감이 많이 들게 하여 과식하려는 의욕을 감소시킨다. 커피를 통해 섭취한 클로로겐산은 GLP-1의 생성을 촉진하며, 카페인과 그 대사산물인 테오필린은 췌장 베타세포를 직접 자극하여 각각 인슐린 분비를 증가시킨다(Tuomilehto 등, 1990; McCarty, 2005).

---

* 대식세포(大食細胞, macrophage) : 동물체 내에서 거의 모든 조직에 분포하고 이물(異物)이나 노폐세포 등을 포식하여 소화하는 기능을 갖는 대형의 아메바상 세포.

그림 14_ 제2형 당뇨병 발생 감소에 대한 커피의 작용 기전 모식도

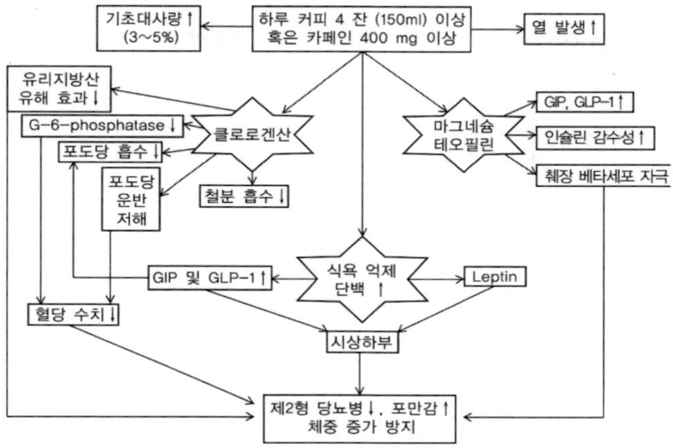

Pimentel 등(2009) 자료를 이용하여 수정하였음

또한 커피에 있는 클로로겐산과 같은 폴리페놀 성분은 철분의 흡수를 저해하는데, 체내 철분의 저장량이 지나치게 많으면 제2형 당뇨병 발생도 높아지는 경향이 있기 때문에 커피가 철분 흡수를 억제하는 것이 적어도 제2형 당뇨병 발생을 억제하는 점에 있어서는 유익하다. 이와 같은 선상에서 당내성에 장애가 있는 환자에게 철분 섭취를 감소시키면 인슐린 감수성이 증가하는 연구 결과도 있다(Facchini와 Saylor, 2002). 그 외에 최근 들어 제2형 당뇨병 발생의 예방에 많은 효과를 발휘하는 커피에 있는 화합물로 비타민 B3의 역할도 소개되었다(Oka, 2007).

보통 한 잔의 커피를 통해 섭취하는 마그네슘 양에 의해서도 당뇨병 발생이 낮아지는 연구 결과가 있다. 왜냐하면 체내 마그네슘의 양이 적으면 인슐린 저항성의 발생이 증가하기 때문이다. 이 이론을 뒷받침하는 근거를

참고적으로 소개하면, 북아메리카 인디언 중에서 제2형 당뇨병 이환율이 특히 높은 Pima 인디언들은 혈액 내 마그네슘의 수치가 낮았고, 이들은 결국 인슐린 저항성이 높은 것으로 밝혀졌으며 또한 커피의 영향을 검증한 연구에서도 유용한 효과가 그들에게는 발휘되지 못했다(Paolisso와 Ravussin, 1995; Saremi 등, 2003). 그 외에도 카페인은 지방을 산화시키고 분해하여 체내 지방 함량을 줄이며, 근육에 글리코겐을 축적하는 효과도 있어 제2형 당뇨병의 발병을 억제하는 긍정적인 효과가 있다(Astrup 등, 1990).

따라서 이상의 작용 기전으로 커피 섭취하면 인슐린 감수성이 커지고 인슐린 저항성은 낮아지며, 포도당의 흡수를 지연시키면서 포만감이 증가되어 체중이 감소되면 결국 제2형 당뇨병 발생을 예방하고 질병의 진행적 측면에서 긍정적으로 작용하게 된다.

당뇨병과 관련된 인지 장애와 치매

당뇨병이 있는 환자는 다른 합병증과 함께 인지 장애가 생길 위험성이 증가된다. 당뇨병과 관련되어 인지 능력이 떨어지는 데는 환자의 나이와 당뇨병의 종류에 따라 다양하게 증상이 나타난다. 이미 언급한 바와 같이 제2형 당뇨병이 커피 섭취와 많이 연관이 있으며, 인지기능의 장애는 치매와 주로 관련되어 발생한다. 나이가 들면 대뇌에 미세혈관성 질환, 대뇌 포도당 대사 이상, 산화적 스트레스 그리고 인슐린 신호전달의 변형과 같은 병리학적 요인들이 생기는데, 제2형 당뇨병이 결국 이런 과정을 악화시킨다(Biessels, 2010).

제2형 당뇨병은 인지 장애가 발생하는 여러 기전들 가운데 주로 혈관 장애, 포도당 독성, 저혈당 증상 발현, 대뇌 인슐린 신호전달의 교란 등이 포함된다. 그 중에서 포도당 독성은 장기간에 걸쳐 망막, 신장 그리고 신경에 심한 병증이 생기게 되는데, 소위 말하는 당뇨병성 3대 미세혈관 장애를 유발한다(Brownlee, 2001). 당뇨병이 오래되면서 고혈당증은 뇌 조직에 포도당을 증가시키고 대뇌 미세혈관의 변화를 초래하여 뇌의 기능적이고 구조적인 이상을 천천히 그리고 지속적으로 유발시킨다. 또한 인지 장애, 치매 발생의 관계는 주로 아데노신 수용체를 통해 작용하는 것으로 보인다. 즉, 당뇨병이 진행되면서 아데노신 수용체의 분포 밀도를 변형시켜 기억 형성에 중요한 작용을 하는 시냅스의 가소성*에 이상을 초래하는데, 카페인이 이 수용체의 길항제이므로 가소성의 과정을 수정하게 된다(Duarte 등, 2006).

현재의 시점에서 제2형 당뇨병 환자나 전당뇨* 상태에게 커피 섭취를 추천하는 것이 완전히 확인된 것은 아니지만, 커피의 성분이 제2형 당뇨병의 위험성을 줄이는 동시에 대뇌 인지 기능 저하와 치매 발생의 위험성을 줄이며, 결국 이런 위험성에 노출될 가능성이 있는 사람에게 커피를 마시는 것이 도움을 줄 수 있는 하나의 방법이 될 것이다.

요약

예외적으로 스칸디나비아 방식 커피를 섭취한 경우와 제2형 당뇨병의 이환율이 높은 Pima 인디언을 대상으로 한 연구를 제외하고는 커피를 섭취

---

* 시냅스 가소성(~ 可塑性, synaptic plasticity) : 외력에 의해 형태가 변한 신경접합이 외력이 없어져도 원래의 형태로 돌아오지 않는 물질의 성질.

* 전당뇨(前糖尿, pre-diabetic) : 혈당 수치가 정상보다 높지만 아직 제2형 당뇨병으로 진단하기에는 낮은 당내성 장애 상태로 공복에 혈당이 100~125 mg/dL 사이.

하면 전혀 섭취하지 않은 경우에 비해 통계학적으로 의미 있게 제2형 당뇨병 발생의 위험성을 예방하고 제2형 당뇨병의 진행을 제한하는 것이 여러 역학적 조사 연구를 통해 증명된 사실이다. 하지만 현재의 시점에서 커피를 마시면 당뇨병 발생을 예방하는 효과가 있다고 말하기에는 아직까지 완전하지 않은 단계인 것도 사실이다.

비록 커피에 있는 카페인이 제2형 당뇨병 발생의 위험성을 낮게 하는 작용을 하지만 전적으로 카페인만의 작용이라고 볼 수는 없다. 왜냐하면 디카페인 커피에서도 어느 정도 이런 관계를 발견할 수 있었기 때문이며, 또 하나는 카페인을 함유한 다른 음료를 마시는 경우에 이런 관계를 발견할 수 없는 경우도 많기 때문이기도 하다. 커피에 있는 칼륨, 니아신, 클로로겐산, 마그네슘 등 카페인 이외의 다른 성분들이 일정 부분 상호 작용으로 관여하여 효과를 내는 것으로 생각해 볼 수 있다.

따라서 카페인에 대해 예민하거나 대사증후군, 당내성 장애 그리고 제2형 당뇨병의 위험성이 있는 사람들은 카페인에 대한 부담을 줄일 수 있는 디카페인 커피를 마시는 것도 고려해 봄직하다. 그보다는 카페인 함유 여부를 넘어서 커피의 효과를 이해함으로써, 커피라는 단일 음료만으로도 제2형 당뇨병의 위험성에 대한 생각을 바꿀 수 있는 인식을 갖게 되면, 이 질환에 대한 치료와 관리의 새로운 목표를 세울 수 있을 것이라는 것에 더 비중을 두고 생각해 보기를 권한다.

역학적 연구 방법론

환자-대조군 연구(Case-control study)

환자-대조군 연구는 연구하고자 하는 질병에 이환된 집단을 환자군으로, 그리고 해당 질병이 없는 군을 대조군으로 선정한다.

환자군은 확실한 진단 기준으로 선택되어야 하며, 환자군으로 영입하는 기간의 명시가 필요하다. 환자군의 대상으로서는 선택한 인구 집단 중에서 한 시점에 해당 질병을 갖고 있거나 또는 일정 기간에 발생한 모든 환자를 이용할 수도 있고, 표본추출에 의할 수도 있다.

대조군은 연구하는 질병이 없음은 물론이며, 이상적으로는 연령, 성별, 인종 및 사회경제 수준 등 여러 면에서 특성이 비슷해야 한다. 하지만, 이런 조건에 맞는 대조군은 실제로 구하기 어려우므로 비교성이 있다고 생각되는 대조군을 먼저 구한 다음, 분석 단계에서 차이점을 통제하는 것이 보통이다.

대조군과 환자군 간에 질병의 원인 또는 위험 요인이라고 의심되는 요인이 과거에 노출된 분율을 구하여 비교함으로써 질병 유무와 연구하고자 하는 요인의 상관관계를 교차비(odds ratio)로 제시하는 설계를 갖는다.

교차비(대응위험도)는 환자-대조군 연구에서 계산하는 통계량으로 비교위험도*를 추정하기 위해 개발된 방법이다. 환자-대조군 연구 설계에서 환자군의 위험 요인 노출률이 모집단의 그것을 대표하며, 대조군의 위험 요인 노출률이 모집단의 그것을 대표한다는 가정에서 환자-대조군 연구에서 얻은 교차비는 모집단 혹은 잘 수행된 코호트 연구에서 얻는 교차비와 같은 값이 된다.

$$\text{교차비} = \frac{\text{(위험 요인이 있고 질병에 걸린 군의 수)} \times \text{(위험 요인이 없고 질병에 걸리지 않은 군의 수)}}{\text{(위험 요인이 있으나 질병에 걸리지 않은 군의 수)} \times \text{(위험 요인이 없으나 질병에 걸린 군의 수)}}$$

코호트 연구(Cohort study)

코호트 연구는 특정 인구 집단(이를 코호트라 함)을 선정하고, 그 연구 대상으로부터 특정 질병의 발생에 관여하리라 의심되는 어떤 특성 혹은 질병의 원인이라 생각되는 인자에 노출된 정보를 먼저 수집한다. 정보를 수집한 다음에 특정 질병의 발생을 시간 경과에 따라 추적 · 관찰함으로써 특정 요인에 노출되지 않은 집단에 비해 노출된 집단에서의 질병 발생률을 비교하는 역학적 연구 방법이다.

코호트의 연구 대상은 지역 주민과 같은 일반 인구 집단이 될 수도 있고, 보다 작은 규모이지만 대상의 확인과 추적 조사가 가능한

---

* 비교위험도 : 질병 빈도를 유병률 또는 발생률로 파악하였을 때, 위험 요인 폭로군의 질병 빈도를 비폭로군의 질병 빈도로 나눈 값으로 위험 요인과 질병의 관련성 강도를 나타낸다. 예를 들어 비교위험도가 2라면 "기준 노출 상태, 즉 위험 요인에 비폭로 혹은 저폭로된 집단에 비하여 해당 폭로 상태에 있는 집단의 질병 빈도가 2배 높다."로 해석할 수 있다.

특정 인구 집단(예: 의료보험 가입자, 의사, 간호사 등)을 대상으로 할 수도 있으며, 특정 원인에 노출된 인구 집단(예: 원자폭탄 피해지역 주민 등)을 대상으로 정하기도 한다.

〈코호트 연구의 구조〉

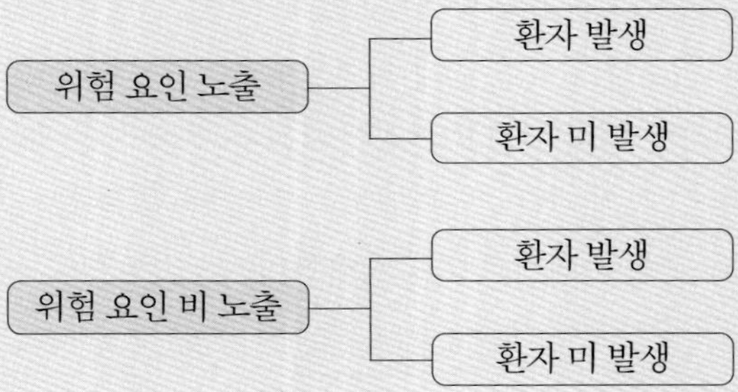

코호트 연구에서 노출에 대한 정보를 수집하는 시점이 "현재인가?" 혹은 "과거인가?" 에 따라 크게 두 종류로 나눠진다.

전향적(prospective) 코호트 연구는 현재 시점, 즉 코호트가 정의된 시점에서 노출에 대한 자료를 수집하며, 이 연구는 노출에 대해 가장 최신의 자료를 얻는 것이 가능한 장점이 있지만 노출 시점부터 질병이 발생하는 시점까지 기간이 너무 긴 경우는 제한점이 된다.

후향적(retrospective) 코호트 연구는 잠복 기간이 긴 경우에 특히 유용한데, 연구가 계획되기 훨씬 이전에 이미 노출 여부를 측정한 자료(예: 의무 기록, 고용 기록, 개인적인 기록 등)를 이용하게 된다. 이미 기록된 자료를 이용함으로써 노출이 질병의 위험에 어떤 효과를 낼 때까지 기다려야 하는 시간이 상당히 줄어들 수 있는 장점이 있다. 하지만 과거 기록에서 인용하는 노출 자료들은 전향적 연구에서 수집되는 자료보다 덜 정확하고 덜 상세한 것은 제한점이 된다.

만약 코호트 구성원들이 모두 동일한 기간 동안 관찰되어 추적된 경우에는 노출군과 비노출군의 발생률(incidence)을 질병 위험도(risk)로 표시하여 위험도 비(risk ratio)와 위험도 차이(risk difference)를 산출함으로써 각각 상대적 그리고 절대적 효과를 평가하게 된다. 한편, 연구 대상자들이 각기 다른 기간에 추적·관찰된 경우에는 서로 다른 관찰 기간을 분석 단계에서 고려해야 한다.

비만

세계보건기구(WHO)에 의하면 전 세계적으로 10억 명 이상의 성인이 과체중*이며, 3억 명 이상이 비만*이다. 또한 선진국에서는 건강을 해치는 위험 요인 중에서 과체중이 상위 5위 안에 속한다. 오랜 기간에 걸쳐 에너지 소비량에 비해 영양소를 과다 섭취할 경우 에너지 불균형에 의해 비만이 유발되며, 혈장으로부터 지방세포로 유입된 지방산과 포도당이 에스테르화하

---

* 과체중(over-weight) : 보통 표준체중의 110~120% 정도 이상을 말하며. 표준체중은 [신장(cm)-100] x 0.9로 산출함.
* 비만(obesity) : 신체비만지수[체질량지수(body mass index) = 체중(kg)을 신장(m)의 제곱으로 나눈 값]가 25 이상인 경우.

여 주로 중성지방의 형태로 축적된 결과이다(대한비만학회 2010).

비만이라는 측면에서 보면 커피는 어떤 음료에 비해 유리하다. 커피 자체에는 탄수화물이 전혀 들어있지 않으며, 칼로리도 한 잔에 겨우 9~10 Kcal만 들어 있다. 이 정도라면 커피 한 잔을 마시고 한 블록 정도의 거리를 걸으면 다 소비되는 칼로리 양이 된다. 하지만 커피에 크림, 우유 혹은 설탕을 첨가하여 커피를 마신다면 그 탄수화물과 칼로리 양은 달라질 것이다. 보통 크기의 커피 잔을 기준으로 대략적인 칼로리 양을 계산해 보면, 블랙 커피(10 Kcal) 〈 크림과 설탕을 첨가한 커피(110 Kcal) 〈 카푸치노(120 Kcal) 〈 카페 라떼(200 Kcal) 〈 크림을 곁들인 모카 커피(310 Kcal) 〈 스타벅스 프라푸치노(370 Kcal)의 순서가 된다. 커피 원두로부터 신선하게 추출한 커피에는 콜레스테롤과 포화 지방이 들어 있지 않으며, 나트륨도 매우 소량만 있고 설탕도 없다. 대신에 건강에 유익한 마그네슘, 칼륨, 비타민 그리고 다량의 항산화제가 들어있다. 그리고 과거부터 지금까지 오랜 기간에 걸쳐 커피의 중요한 성분인 카페인은 체중 감소에 효과가 있으며, 체중 관리의 효율적인 한 수단으로 고려되고 있다(Turk 등, 2009).

역학적 연구

지금까지 커피 섭취와 비만 사이의 상관관계를 조사한 연구들을 전체적인 관점에서 보면 그 결과는 "커피를 섭취하면 에너지 소비가 증가하며, 지방 분해와 지방 산화가 증가함으로써 비만의 발생 위험이 낮아진다."고 요약할 수 있다. 커피 혹은 카페인 섭취와 비만 발생의 위험도를 조사한 연구 결과를 정리하면 〈표 11〉과 같다.

표 10_ 커피 섭취와 제2형 당뇨병 발생 위험도에 역학적 조사 연구 결과 요약

연구자 (연도)	대상자 수	성별 연령	연구기간	주요 연구 결과	커피/ 카페인섭취량
Berkey 등 (2008)	5,000명 이상	여성 14~21세	1년	커피 섭취와 체중 증가 : 상관성 없음	1잔 이하
Hino 등 (2007)	1,920명	여성 40세 이상	1일	커피 섭취와 대사증후군 발생 : 반비례 녹차 섭취와 대사증후군 발생 : 상관성 없음	커피 : 142 ml 녹차 : 650 ml
Rudelle 등 (2007)	32명	남녀 18~35세	3일	300 mg 카페인 섭취로 에너지 소비 79 Kcal 증가	3 잔
Acheson 등 (2004)	8명	남성 20~26세	240분	체중 1 kg당 10 mg 카페인 섭취로 에너지 소비 13%, 지방질 산화 44% 증가	10 mg/kg
Bracco 등 (1995)	20명	여성 20~35세	24시간	체중 1 kg당 4 mg 카페인 섭취(5회)로 에너지 소비 5~8%, 지방질 산화 10~29% 증가	20 mg/kg

* Heckman 등(2010)의 자료를 발췌하여 수정하였음.

자료에서 보는 바와 같이 커피를 섭취하면 비만 발생의 위험도가 낮아지는 연구 결과들이 많이 있지만, 하루에 1 잔 이하로 커피를 섭취할 경우에는 그 효과가 없었다(Berkey 등, 2008). 특히 일본 쿠루메대학병원 심장내과 Imaizumi 교수는 1,902명의 일본 성인을 대상으로 커피 혹은 녹차 섭취와 대사증후군 발생의 상관성에 대해 40년 동안 추적 연구한 결과에서 커피를 마실수록 HDL 콜레스테롤을 제외한 모든 대사증후군 결정 요소들이 적게 발생하였으며, 커피를 마시는 것이 비만 예방을 포함해서 폭넓은 범위에 걸쳐 매우 긍정적인 효과가 있었다. 하지만 커피의 효능과는 다르게 녹차를 마신

경우에는 대사증후군 발생 여부에 어떤 상관관계를 찾지 못했다(Hino 등, 2007). 그 외에 여러 연구 결과들도 카페인을 섭취하면 체내 에너지 소모가 증가하여 체중 조절에 효과가 있는 것을 보고하였다.

이상의 연구 결과 이외에도 최근에는 카페인 함량이 비교적 적은 커피 생두 추출물을 체중 조절을 위한 보조제로써 효과가 있는 지를 확인하기 위해 근래에 실시한 3번의 관련 연구를 메타 분석*한 결과, 위약(placebo)에 비해 평균 2.47 kg의 체중 감량 효과가 있는 것을 확인하여 비만에 대한 커피의 긍정적인 효과가 단순히 카페인 단독에 의한 것이 아님을 발표하였다(Onakpoya 등, 2011).

비만 발생 예방에 대한 커피의 작용기전

체내 에너지 균형이 체중 조절의 가장 중요한 결정 인자가 된다. 앞서 커피 혹은 카페인이 에너지 대사에 미치는 효과에서도 언급한 바와 같이, 이 분야의 연구에서 카페인은 기초대사율, 에너지 소비, 지방 산화, 지방 분해 그리고 열 발생 활동 등을 증가시키며, 이런 모든 작용은 체중 관리적인 측면에서 유용하게 작용하여 체중 감소로 이어지게 된다(Dallas 등, 2008). 특히 앞서 언급했듯이 카페인에 의한 체중 감량 효과가 비만한 사람과 비만하지 않은 사람들 사이에 특별한 차이 없이 비슷한 정도로 체중 감소 효과가 있는 것을 발표한 일부 결과도 있었지만, 그런 결과보다 비만하지 않은 사람들에서 보다 분명한 효과가 있는 것이 훨씬 더 많이 발표되고 있다(Greenberg 등, 2006).

---

* 메타 분석(meta analysis) : 특정한 연구 주제에 대해 행해진 여러 독립적인 연구의 결과를 합리적이고 체계적으로 종합하는 통계적 분석 방법

물론 커피는 육체적인 활동보다는 정신적 활동에 더 큰 도움을 주는 것은 사실이지만, 커피 혹은 카페인은 신체 활동을 증가시켜서 체중을 감량하는 효과도 있다. 카페인은 20세기 초 미국의 저명한 생리학자 호레이쇼 우드의 연구에서와 같이 오래 전부터 운동선수들의 지구력을 증대하기 위해 사용되었다. 카페인이 선수의 운동 수행 능력에 미치는 효과를 관찰한 연구에서 달리기 선수의 기록이 현저하게 향상되었으며, 카페인을 섭취했을 때 전력 질주 속도가 더 빨랐음에도 젖산(lactic acid)과 같은 피로 유발물질은 오히려 더 적게 만들어졌다. 근래에 미국 조지아대학교 신체운동학 연구진들(Maridakis 등, 2007)이 평소에 커피를 마시지 않는 여성들을 대상으로 운동을 시작하기 전에 커피 2 잔을 마시게 하면 운동 후에 생기는 근육통을 경감시키는 효과가 있는 것을 확인하였다. 사람들은 근육통에 대해 보통 아스피린과 같은 해열진통제를 복용하고 있지만, 적어도 커피를 적게 마시는 사람들은 통증 완화 효과 측면에서 카페인이 훨씬 더 유용한 효과를 발휘하였다. 하지만 커피를 습관적으로 마시지 않던지 혹은 커피에 대해 민감한 사람들이 하루에 2 잔 이상의 커피를 마시는 것은 오히려 심계항진과 같은 부작용을 초래하므로 주의해야함을 함께 당부하였다.

카페인은 근육 수축력을 증대시키고, 혈액에 아드레날린 수치를 증가시키며, 지방 속에 저장되어 있던 연료를 더 많이 소모시켜서 운동 능력에 유익한 효과를 내는 것으로 생각하고 있다. 참고적으로 카페인이 모든 운동선수에게 도움이 되는 것은 아니며, 사람에 따라서 오히려 해가 되기도 한다. 어떤 선수는 카페인으로부터 도움을 받기도 하지만, 어떤 선수는 위산 과다, 신경과민, 탈수 등에 시달려 사용을 기피하기도 한다. 하지만, 카페인은 앞으로도 계속 운동 경기에 가장 널리 사용되는 흥분성 약물의 하나가 될 가능성이 높아 보인다(Braun, 1996).

커피 3 잔에 해당하는 카페인 300 mg을 섭취하면 24시간 열 발생 활동이 증가되는데, 이를 열량으로 계산하면 하루 79 Kcal 소모에 해당하여 별로 큰 효과가 없는 듯이 보인다. 하지만, 이 정도도 체중 관리적인 면에서는 충분하게 의미가 있다. 왜냐하면, 미국 사람들을 예로 볼 때 한 해 평균 1 kg 정도로 체중이 증가하는 것이 보고되었는데, 이것을 환산하면 하루에 약 15 Kcal에 해당하기 때문이다. 이 사람들 중에서 약 90%는 하루에 소모하는 에너지보다 50 Kcal를 더 섭취하고 있으므로, 하루 50 Kcal를 감소시키면 체중 증가분을 상쇄할 수 있게 된다. 따라서 하루에 커피 3잔 혹은 그에 상응하는 카페인 섭취를 통해 79 Kcal를 더 소모한다는 것은 체중을 적절하게 유지하는데 긍정적인 공헌을 한다고 볼 수 있다(Rudelle 등, 2007).

열 발생 측면을 좀 더 상세하게 살펴보면, 카페인은 고리형 아데노신1인산(cAMP)을 가수분해하는 인산디에스테르 가수분해효소를 억제하고 아데노신 수용체에 길항작용하는 기전을 갖고 있다. 카페인을 섭취하면 이 효소를 억제하여 cAMP가 증가하게 되고, 동시에 아데노신 수용체를 차단하여 결과적으로 카테콜아민*의 분비가 증가한다. 아데노신 수용체는 원래 우리 몸에서 아드레날린이 증가하는 것에 대해 반대적으로 작용하는 역할을 한다. 카페인에 의해 증가된 카테콜아민, 특히 아드레날린은 아드레날린성 수용체를 지속적으로 자극하여 열 발생 활동이 증가하게 된다(Dulloo 등, 2000). 또한 세포내 칼슘을 유리하는 칼슘 통로를 자극하여 세포내 칼슘 농

* 카테콜아민(catecholamines) : 아드레날린, 노르아드레날린, 도파민 등 방향족 아미노산에서 생성하는 아민류의 총칭으로 일반적으로 교감신경 흥분 작용을 나타냄.

도를 증가시켜 열 발생 효과를 나타내기도 한다(Greenberg 등, 2006).

지방 대사에 대해 장기간 커피를 섭취하면 체내 지방층의 두께와 지방세포의 수를 감소시킨다. 이런 결과는 지방 산화가 증가되어 생기며, 이 작용을 통해 커피 혹은 카페인 섭취를 통해 체중 조절이 가능하게 된다(Cheung 등, 1988). 커피의 지방 분해 효과를 측정하기 위해 커피 섭취 후에 혈청에서 유리지방산과 글리세롤의 농도 변화를 관찰하면, 카페인과 카페인이 포함된 원두 커피 그리고 인스턴트 커피 모두에서 지방 분해가 증가되었다. 하지만, 디카페인 원두 커피 혹은 디카페인 인스턴트 커피에서는 이런 효과를 관찰할 수 없어서, 1991년의 FDA의 결정과는 다르게 커피를 섭취할 때 적어도 지방 산화가 촉진되는 효과는 카페인의 작용에 의한 것으로 판단할 수 있다(Greenberg 등, 2006).

카페인은 지방을 지방산으로 분해해서 운동할 때 지구력을 높여주기도 한다. 이를 주목해서 다이어트 효과를 얘기하기도 하는데, 분해된 지방산은 운동으로 소모하지 않으면 다시 지방으로 환원되어 축적되기 때문에 운동을 병행하지 않으면 아무 효과가 없는 점에 대해 여러 번 강조한 바가 있다. 다만 가장 큰 단점으로 여겨지는 카페인의 금단 증상도 보통 염려하는 것에 비해 그리 심하지 않으며, 일주일이면 회복이 가능하므로 카페인을 중독성 물질로 분류하지 않고 있으며, 습관성 물질로 분류할 정도로 안전하게 보고 있다.

최근에 카페인 이외에도 커피에 들어있는 폴리페놀 성분들이 에너지 대사를 증강시키고, 특수 단백질(SREBP-1)의 유전적 발현을 하향 조절하여 지방 생성을 감소시키는 작용을 통해서 체내 지방 축적을 억제하는 효과도 있는 것이 알려졌다(Murase 등, 2011). 여러 연구 결과들로부터 생각해 볼 수 있는 사실 중에는 "커피에 포함된 카페인과 다른 화합물들이 포만감이 들게 한다."는 것이다. 따라서 커피 혹은 카페인을 장기간 섭취하면 체중을 줄이는데 도움이 되는 작용을 한다. 네덜란드 마스트리흐트대학 생리학 교수인 Kovacs 등(2004)은 "습관적인 정도로 카페인 음료를 마시는 사람들에서 포만감은 증가하였고, 체지방을 일정하게 유지하기 위해 지방조직에서 분비하는 호르몬인 렙틴(leptin)의 농도는 낮다."는 것을 보고하였다. 이 결과는 커피를 섭취하면 중추신경계에서 식욕 억제 단백질은 활성화시키는 반면에 식욕을 촉진하는 단백질을 억제시키는 연구 결과와 일치하는 소견이다(McCarty, 2005). 아직 카페인이 포만감을 높이는 기전은 확실하지 않지만, 그 작용은 사실로 보인다.

그리고 또 다른 기전의 설명으로 지방세포에서 분비되는 특수 단백인 아디포넥틴(adiponectin)이 있다. 이 단백질은 인슐린 저항성, 제2형 당뇨병 그리고 동맥경화증의 발생과 관련되어 있으며, 인슐린 감수성을 높이고, 항염증 작용뿐만 아니라 항암 작용과 심장 보호 등 매우 유익한 자체적인 작용도 있다(Brochu-Gaudreau 등, 2010). 하지만, 건강한 사람에 비해서 제2형 당뇨병 환자와 비만한 사람의 혈액에는 그 농도가 낮게 존재한다. 최근에 일본 남성을 대상으로 커피 혹은 녹차 섭취와 아디포넥틴의 농도 사이의 관계를 관찰한 연구에서, 커피를 섭취하면 혈액에서 아디포넥틴의 농도가 증가하였으며, 커피 섭취하는 양이 많을수록 더 많이 증가하였다. 하지만, 녹차는 섭취한 양과 무관하게 아디포넥틴의 농도를 증가시키지 않아서 카페인이 아닌 커피의 다른 유효 성분이 이 작용을 할 것(Imatoh 등, 2010)이라는 홍미로운 결과를 발표하였는데, 향후 관련 연구가 많이 진행될 것이라 생각된다.

비만(肥滿, obesity)

비만은 체내 지방 축적이 많은 것을 뜻하며, 체중 당 지방 비율이 남자인 경우는 20% 이상, 여자는 25% 이상을 말한다. 비만은 지방세포의 수가 많아지는 증식성 비만과 지방세포의 크기가 큰 비후성 비만의 2가지 유형으로 구분된다.

증식성 비만은 비만의 정도가 아주 심하고 어린이에서 시작되는 비만 형태다. 정상적인 어린이는 출생에서 2세가 될 때까지 지방세포의 숫자가 3~4배로 증식되며 그 후 사춘기까지 더 이상 증식되지 않지만, 증식성 비만 어린이는 2세에서 사춘기까지도 계속적으로 지방세포가 증식된다. 따라서 이런 유형의 비만이 생기면, 그 후에 에너지 발산을 많이 하고 음식 섭취를 억제하여 체중을 감소시킨다 하더라도 증식된 지방세포의 숫자는 쉽게 감소되지 않기 때문에 치료가 비교적 어렵다.

우리가 일반적으로 말하는 비만의 대부분이 비후성 비만이며, 어른에서 발생하고 비만의 정도도 중등도에 해당되는 과체중 정도의 비만이 여기에 속한다. 이런 성인형 비만은 20~40대에서 주로 발생하며, 젊은 시절에 활동적이던 사람이 나이가 들면서 활동도는 떨어지고 칼로리의 섭취는 줄지 않은 결과, 여분의 칼로리가 지방의 형태로 체내에 축적되기 때문에 지방세포의 크기가 커져서 비만이 된다. 이때 지방세포 내에 축적된 지방이 과포화되면 새로운 지방세포가 형성되면서 지방세포의 숫자도 많아지게 된다.

비만의 원인은 일부에서 시상하부 종양이 과식을 유발하는 것과 같은 특별한 원인이 있는 경우도 있지만, 대부분은 유전적인 인자(양친 모두 혹은 한 쪽이 비만일 때), 환경 인자(비만 가정에서 자란 친자가 아닌 사람), 정신적인 요인(심한 스트레스) 등이 복합적으로 작용하는 경우가 많다. 정신적인 요인으로는 부모로부터 많이 먹도록 강요당한 어린이에서도 볼 수 있으며, 또 스트레스를 풀기 위한 방법으로 많이 먹는 경우를 쉽게 볼 수 있다. 최근에는 렙틴 단백질 및 유전자에 관한 연구가 많이 이루어지고 있다. 지방조직에서 만들어진 렙틴은 시상하부에서 다양한 작용으로 지방량을 조절한다. 한편, 비만한 사람에서 지방은 배 둘레, 허리, 엉덩이 등 상체에 많이 축적되며 당뇨병, 심장혈관계 질환 그리고 뇌졸중과 같은 성인 질환과도 깊은 관계가 있다.

비만의 대부분이 체내 지방 축적 현상이므로, 체중 조절이란 결국 체지방 조절이라 할 수 있다. 즉, 비만의 주원인은 과식이며 과식은 에너지 소비보다 에너지의 과잉 섭취를 의미한다. 만약 9.3 kcal 에너지가 남으면 1 g의 지방이 몸에 축적되게 된다. 음식물의 섭취와 식용에 대한 조절은 주로 시상하부에 의해서 이루어진다. 다량의 음식물을 섭취하면 위장이 확장되어 신경계의 작용과 함께 위장관이나 췌장에서 분비되는 몇 가지 호르몬인 somatostatin, cholecystokinin, 글루카곤, 인슐린 등에 의해서 식욕이 감퇴된다. 또한 혈중 지방산, 당 및 아미노산이 감소하면 식욕이 증가하고 반대로 이들의 농도가 높아지면 식욕은 감소한다. 섭취한 영양물은 일상

생활에서 기초대사율, 근육 활동 등을 통해서 에너지가 소비된다. 보통 사람은 전체 에너지의 1/3을 근육 활동(노동자는 2/3~3/4)에 이용되므로, 결국 비만증은 활동에 비해 너무 많은 음식을 섭취하기 때문이다.

따라서 비만 치료의 원리는 에너지 섭취와 에너지 소비의 균형이 어느 쪽으로 기울어지게 하느냐는 것이다. 치료는 에너지 섭취를 감소시키는 것이 주된 것이며, 운동을 장려하고 약물을 투여하여 배고픔을 못 느끼게 하는 것 등을 활용하고 있다. 음식물 중 영양소는 낮게 하면서 부피는 큰 음식을 섭취하도록 하여 배고픔을 억제하도록 하는 것이 도움이 될 것이다.

-『인체생리학』고문사(2008)-

3. 기억력 장애

커피의 주성분인 카페인은 집중력을 증강시키고 기분을 안정시키는 정신 활성물질로 광범위하게 섭취되고 있으며, 인지 수행 능력을 향상시킨다. 특별히 카페인은 기억력 향상에 아주 건강하고도 유익한 효과를 나타내는데, 사람이나 동물 모델 모두에서 특히 스트레스나 유해한 자극으로 기억력이 교란 받을 때 효과가 있다. 예를 들면 사람이 나이가 들어서 생기거나 동물 실험에서 수면 박탈에 의해 생기는 기억력 장애에서 기억력을 회복시킨다(Cunha, 2008).

카페인은 장기 기억 형성의 중요한 요인으로 생각되는 지속적인 시냅스 가소성을 향상시킨다. 따라서 적당한 양의 카페인에 뉴런들이 노출되면 자극에 더 왕성하게 반응하며, 다른 뉴런들과의 결합 관계에서도 한층 지속적으로 가소성을 형성하므로 암기력을 높여주기도 한다. 그러므로 커피를 지속적으로 먹는다고 머리가 나빠지거나 하는 것은 없다.

마찬가지로 알츠하이머 동물 실험에서 카페인은 기억력 장애를 경감시켰는데, 이 사실은 사람에서 카페인 섭취와 알츠하이머병 발생 위험성 사이에 반비례 관계가 있었던 여러 차례의 코호트 연구 결과와도 일치한다. 또한 카페인은 기억력의 장애가 발생할 수 있는 여러 상황들인 파킨슨병, 만성 스트레스, 제2형 당뇨병, 주의력 결핍증, 과잉행동 장애, 조기 발작증, 알코올성 기억 상실증 등에서도 유용한 효과를 보였다. 최근에 발표된 포르투갈 코임브라대학 뇌연구소의 Cunha와 Agostinho(2010)는 카페인이 인지 능력을 향상시키는 역할뿐만 아니라 손상된 인지 능력을 정상으로 회복시키는 효과까지 있는 것으로 판단하고 있다.

흥미롭게도 스트레스로 인한 기억력 장애에 대해 카페인은 아데노신 A2A 수용체에 길항작용을 함으로써 유익한 작용 효과를 나타난다. 이 수용체에 대해서 카페인은 아주 뚜렷한 작용을 하는데, 대뇌 변연계*에 있는 시냅스의 위치를 재조정함으로써 작용이 이루어진다. 그 외에도 NMDA* 수용

* 변연계(limbic system) : 시상하부를 중심으로 사람의 대뇌에서 감정의 생성과 감정의 표현을 담당하는 부위.

체의 가소성을 통해 글루탐산의 신경 전달을 조절하고, 신경세포의 세포자살*와 대사 과정 그리고 염증 과정을 조절하여 작용을 한다(Cunha와 Agostinho, 2010).

카페인이 중추신경계에서 아데노신을 조절하는 과정을 자세히 살펴보면, 첫째 카페인의 섭취는 기억을 수행하는 능력을 향상하기 보다는 정상적인 기억 과정에서 벋어난 것을 정상으로 회복시키고(Lieberman 등, 2002), 둘째 아데노신 A2A 수용체가 지나치게 흥분하는 것에 대해 경쟁적으로 길항작용을 하여 시냅스의 전달에 영향을 줌으로써 시냅스의 가소성을 정상화시키며(Costenla 등, 2010), 셋째 기억 수행을 정상화시키는 과정에서 대뇌에 많이 존재하는 아데노신 A2A 수용체와 A1 수용체 중에서 A1보다 A2A 수용체를 차단함으로써 그 역할이 성취되는 것을 확인하였다(Kopf 등, 1999). 기억력에 대한 일련의 연구 결과는 카페인을 꾸준히 오랜 기간 섭취하면 특별히 스트레스에 의해 생긴 기억력 장애를 방지할 수 있으며, 그 기전으로 NMDA 수용체의 참여 여부를 미세하게 조절하는 아데노신 A2A 수용체를 차단하여 작용하는 것으로 종합할 수 있다(Cunha, 2008).

따라서 카페인을 섭취하는 것이 기억력 장애에 대해 예방적 전략으로 접근할 수 있는 가능성이 있으며, 추후 자세히 언급하겠지만 아데노신 수용체 길항제가 제2형 당뇨병과 알츠하이머병뿐만 아니라 파킨슨병 등 다른 만성

---

* NMDA(N-methyl-D-aspartic acid) : 기억력 및 세포사멸과 관련된 신호전달을 조절하는 신경전달물질
* 세포자살(apoptosis, programmed cell death) : 다세포 생물에서 세포가 유전자에 의해 제어되어 세포가 스스로 죽음을 맞는 현상

퇴행성 신경질환에서 발생할 수 있는 기억력 장애를 관리하는 측면에서 새로운 치료제적인 옵션이 될 수 있을 것이라 판단된다.

4. 알츠하이머병

알츠하이머병(Alzheimer's disease)은 치매를 일으키는 한 원인 질환으로, 서구사회에서 발생하는 치매 원인의 약 50%를 차지한다. 커피 혹은 카페인 섭취가 정상적인 젊은 사람뿐만 아니라 나이 든 사람들에게도 인지 수행 능력을 증강시키는 것은 여러 연구 결과에서 일치하는 소견이다. 앞서 언급한 바와 같이 카페인은 대뇌의 정보 처리 능력에서도 나이에 관계없이 크게 호전시킨다. 노인을 포함하여 10년 동안 추적하면서 실시한 전향적 연구에서 커피 섭취가 인지 능력이 감소되는 속도를 늦추었는데, 특히 하루에 3 잔(약 300 mg 카페인) 정도로 커피를 섭취하는 것이 가장 좋은 결과를 보였다(van Gelder 등, 2007). 이런 결과는 거의 커피를 마시지 않는 사람에 비해 4년 이상 커피를 많이 섭취한 여성의 비교 연구 결과에서도 인지 능력이 덜 떨어지는 것을 관찰한 결과와 일치한다(Ritchie 등, 2007).

카페인 섭취와 알츠하이머병의 발생 위험성에 관한 여러 초기 연구들 중에서 가장 설득력이 있는 포르투갈 리스본대학병원 치매클리닉의 Maia와 de Mendonca(2002)의 연구에서 "병이 없는 같은 나이의 사람들과 비교해 볼 때 알츠하이머병 환자들은 이 병을 진단받기 이전 20년 동안 카페인 섭취가 현저하게 낮았다."는 결과를 보고하였다. 그리고 캐나다 오타와 대학교 지역사회의학과에서 65세 이상 4,615명의 노인을 대상으로 5년 동안 실시한 전향적 코호트 연구는 "194명에서 알츠하이머병이 발생하였으며, 커피 섭취와 이 질병의 발생은 서로 반비례적 관계가 있고, 커피 섭취와 더불어 규칙적인 육체적 활동을 한 것이 이런 긍정적인 결과를 낳게 했다."고 보고하였다(Lindsay 등, 2002). 또한 스페인 코르도바대학교 예방의학과(Barraco Quintana 등, 2007)에서 1990년에서 2002년까지 커피 섭취와 알츠하이머병 발생에 관한 2번의 환자-대조군 연구와 2번의 코호트 연구들을 모두 분석하였다. 그 분석 결과에서 연구 방법과는 무관하고 감소시키는 정도에서 약간 차이가 있을 지라도 "커피를 섭취하면 분명하게 알츠하이머병의 발생을 줄인다."고 말했다.

나아가 스웨덴과 핀란드 연구진에 의해 중년에 커피를 마시면 알츠하이머병이 발생할 위험성을 65%까지 감소시킨 연구 결과(Eskelinen 등, 2009)를 통해 커피에 매우 고무적인 효과가 있는 것이 밝혀졌다. 이 연구진들은 1,409명의 중년을 대상으로 21년 동안 추적 조사한 결과, 61명에서 알츠하이머병을 포함한 치매가 발생하였고, 커피를 전혀 마시지 않거나 거의 조금 마셨던 사람들에 비해 커피를 규칙적으로 마신 경우에 그 발생의 위험도가 크게 감소하였다. 특히 하루에 커피를 3~5잔을 마신 경우 그 발생 위험도가 가장 낮았다. 하지만 커피 대신에 차를 마신 경우에는 이 질병의 발생 위험도에 어떤 영향을 주지 못했다. 이 사실은 카페인의 작용 이외에도 커피에 들어있는 다른 성분이 효과를 줄 수 있는 것을 의미한다. 이처럼 커피 혹은 카페인이 알츠하이머병에 대해 효율적인 치료제가 될 수 있는 관심이 증가하면서 관련 연구들이 점차 많아지고 있다.

먼저 카페인의 효과를 잘 보여 주는 대표적인 연구 결과를 살펴보면, 최근에 플로리다 알츠하이머병 연구센터에서 알츠하이머병 동물 모델로 형질전환* 마우스를 이용하여 연구하였는데, 이렇게 실험한 결과는 사람에서 관찰하기 힘든 귀한 자료를 제공하였다(Arendash와 Cao, 2010). 그 결과를 요약하면, 〈그림 15〉와 같다. 첫째 카페인은 알츠하이머병이 진행되면서 직접적으로 영향을 받는 기억력 소실로부터 마우스를 보호하였고, 둘째 카페인은 나이가 많은 알츠하이머병 모델의 마우스에서 나타나는 기억력 소실과 알츠하이머병의 병리학적 뇌 소견을 반전시켰으며, 셋째 카페인과 카페인 함유 커피는 동물 모델에서 알츠하이머병의 진행 단계에서 핵심적인 역할을 하는 비정상 단백질인 베타-아밀로이드*를 혈액과 대뇌에서 빠르게 감소시켰으며, 그 결과에 더해서 실제 알츠하이머병 환자에서도 혈액의 베타-아밀로이드 수치를 빠르게 감소시켰다.

그림 15_ 뇌 베타-아밀로이드 축적과 인지 기능 장애에 대한 카페인의 작용 효과

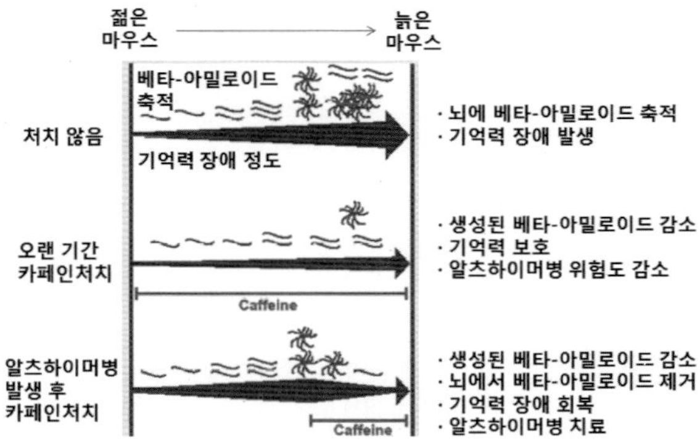

Arendash와 Cao(2010)의 자료를 활용해서 수정하였음

---

* 형질전환 동물(transgenic animal) : 유전공학 기술을 통한 유전자 이식으로, 새로운 형질을 갖도록 만든 동물.
* 베타-아밀로이드(amyloid-β) : 노화나 알츠하이머병에 의해 뇌에 축적하는 노인 반점이나 혈관 아밀로이드의 주요 구성 단백질.

그리고 아래의 〈그림 16〉에서 보는 바와 같이 동물 실험에서 커피를 처지한 후에 혈액 내 베타-아밀로이드 농도의 상대적 변화를 관찰하였다. 카페인이 함유된 커피를 처치한 경우 바로 다음 날부터 베타-아밀로이드의 수치가 떨어져 처치 4일에서도 계속 그 값이 유지되었다. 하지만 디카페인 커피를 처치한 경우에는 생리식염수를 처치한 것과 같이 의미 있는 변화가 전혀 없는 결과를 보여, 적어도 알츠하이머병과 관련된 베타-아밀로이드 수치 변화에는 카페인의 작용이 분명히 있는 것을 알 수 있었다(Arendash와 Cao, 2010).

그림 16_ 카페인 커피가 혈장 베타-아밀로이드 농도에 대한 동물 실험 효과

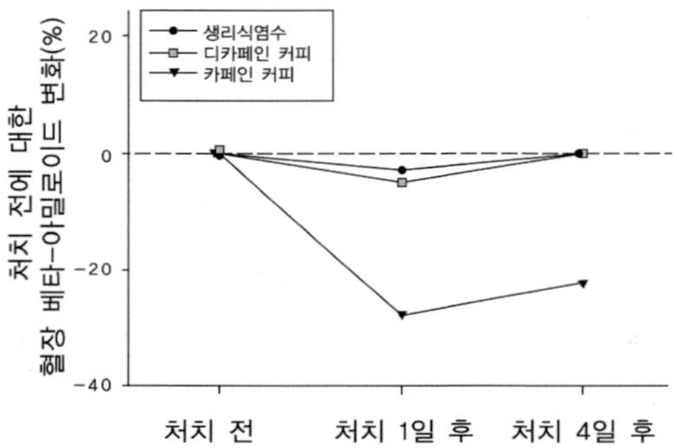

Arendash와 Cao(2010)의 자료를 활용해서 수정하였음

동물 실험 중에서 〈그림 15〉의 결과를 추가적으로 설명하면, 흥미롭게도 어릴 때부터 카페인을 섭취시키면 대뇌에서 베타-아밀로이드의 형성이 덜 되고, 기억력이 보호되었으며, 알츠하이머병 발생의 위험성도 줄어들었다. 또한 알츠하이머병이 걸린 상태에서 마우스에게 카페인을 섭취시키면 그 이후 대뇌에 베타-아밀로이드 형성이 줄어들었고, 이미 형성된 베타-아밀로이드가 제거되었으며, 기억력의 장애가 회복되면서 알츠하이머병이 치

료되는 놀라운 결과를 관찰하였다. 결론적으로 동물 실험의 사용한 카페인의 양을 사람에게 동등하게 환산해서 적용해 볼 때, 하루에 커피 5 잔, 즉 500 mg의 카페인에 해당한다. 이에 대응되는 카페인을 섭취하면 마우스 모델에서 알츠하이머병을 보호하였으며 치료까지 하는 효능을 발견하여, 이런 결과를 토대로 사람의 알츠하이머병 치료제로써의 가능성이 있음을 제시하였다. 사실 이런 결과는 커피가 인지기능을 향상시킨다는 것이 일찍부터 알려져 왔기 때문에 그리 크게 놀랄 일은 아니지만, 이 병의 치료를 위해 얼마나 많은 약값이 드는지를 생각해 본다면 그 경제성과 편의성에 대해서는 놀라지 않을 수 없게 된다.

또한 최근에 알츠하이머 동물 실험에서 카페인이외에도 커피에 있는 클로로겐산이 기억력에 관여하는 대뇌의 해마와 전두엽에서 아세틸콜린 가수분해효소를 억제하는 작용이 있는 것이 알려졌다. 이 효능을 통해 대뇌 신경세포에 아세틸콜린의 수치를 높게 유지시킬 수 있어 알츠하이머병의 증상을 호전시킬 수 있었고, 활성산소에 의한 산화적 손상의 지표물질인 말론디알데히드(malondialdehyde)의 농도를 낮추는 항산화제 역할을 함으로써 기억 상실증 발생에 대해 신경보호 작용을 하는 결과도 도출하였다(Kwon 등, 2010).

따라서 하루에 적절한 정도인 커피 3~5 잔을 섭취하면 카페인과 클로로겐산 등의 도움으로 다른 건강상의 문제를 떠나 적어도 알츠하이머병의 발생 위험성을 낮추며, 이 병의 진행을 지연시킬 수 있는 근거는 확보한 상태이다. 따라서 "정말 커피가 알츠하이머병을 예방할 수 있을까?" 라는 문제에 대한 답을 찾기 위해서 향후 관련 임상 연구와 역학적인 연구 결과를 바탕으로 확실한 자료를 획득할 수 있기를 기대해 본다.

5. 파킨슨병

카페인이 기분 전환과 중추신경계의 정보처리 능력을 향상시키는 유용한 작용이외에도 추가적으로 운동수행 능력을 황폐시키고 수전증을 일으키는 "파킨슨병(Parkinson's disease)과 관련된 증상을 완화시킨다."는 연구 결과들이 특히 많이 보고되고 있다. 1817년 제임스 파킨슨(James Parkinson, 1755~1824년)이 「진전마비에 대한 소고」에서 처음으로 이 병을 소개할 때만 해도, 당시에 평균 수명은 45세를 넘지 못했다. 하지만, 지금은 평균 수명이 거의 80세에 이르면서 파킨슨병은 전체 인구의 약 0.3% 그리고 60세 이상의 인구 중에 약 1%에서 발병하는 두 번째로 흔한 만성 퇴행성 신경질환이 되었다. 이 질환은 50세 이상의 사람들에게서 약 100명 당 한 사람 꼴로 발병하는데, 미국에서는 흑인보다 백인에게서 그 비율이 더 높다.

또한 현재 파킨슨병의 치료제로 통상 도파민 계열 약물을 사용하지만, 이 약리학적 치료제는 계속 사용할 때 치료 효능 면에서 한계에 도달한다. 따라서 그 이유로 인해 도파민 계열이 아닌 다른 약물로 대체하여 기존 약물의 부작용을 최소화하면서 파킨슨병의 증상을 완화시킬 수 있는 새로운 약제 개발을 위해 많은 연구가 진행 중에 있다. 지난 10년 동안에 카페인에 대해 파킨슨병의 치료 가능성을 타진하고 있으며, 각종 동물 모델과 환자를 대상으로 카페인의 유용한 효과를 검증해 오고 있다(Prediger, 2010).

역학적 연구

전체적인 관점에서 보면 여러 연구 결과는 "커피를 섭취하면 파킨슨병의 발생 위험도가 낮아진다."고 오랜 동안 일관성을 가지고 분명하게 보고하고 있다〈표 12〉.

표 12_ 커피 섭취와 파킨슨병 발생 위험도에 관한 역학적 조사 결과 요약

<table>
<tr><th>연구자
(연도)</th><th>대상자 수
성별</th><th>국가</th><th>환자수</th><th>연구
기간</th><th>파킨슨병 발생 연관성</th><th>하루 커피
섭취량</th></tr>
<tr><td rowspan="2">Ascherio
등(2004)</td><td>301,164명
남자</td><td rowspan="2">미국</td><td>909명</td><td rowspan="2">10년</td><td>커피 : 반비례</td><td>6 잔</td></tr>
<tr><td>238,058명
여자</td><td>340명</td><td>커피
에스트로겐 사용(-) :
반비례
에스트로겐 사용(+) :
유의성 없음</td><td>4잔</td></tr>
<tr><td rowspan="2">Ascherio
등(2003)</td><td rowspan="2">77,713명
여자</td><td rowspan="2">미국</td><td rowspan="2">154명</td><td rowspan="2">18년</td><td>카페인
에스트로겐 사용(-) :
반비례
에스트로겐 사용(+) :
유의성 없음</td><td></td></tr>
<tr><td>커피
에스트로겐 사용(-) :
반비례
에스트로겐 사용(+) :
비례</td><td>1~3 잔
6 잔</td></tr>
<tr><td>Ascherio
등(2001)</td><td>47,351명
남자</td><td>미국</td><td>157명</td><td>10년</td><td>카페인 : 반비례
커피 : 반비례</td><td>1~3 잔</td></tr>
<tr><td>Ross 등
(2000)</td><td>8,004명
일본계
미국인</td><td>미국</td><td>102명</td><td>30년</td><td>카페인 : 반비례
커피 : 반비례</td><td>3~4 잔</td></tr>
</table>

* Higdon과 Frei(2006)의 결과를 발췌하여 수정하였음.

그 연구들 중에서 커피 섭취와 파킨슨병 발생 사이의 상관성을 다년간 조사해온 하버드 공중보건대학 영양학과 연구진들(Ascherio 등, 2004)이 일본계 미국인 8,000명을 대상으로 조사한 결과, "커피를 전혀 마시지 않는 사람들은 하루에 3~4 잔 정도의 커피를 마시는 사람들보다 파킨슨병의 발생이 3~4배 높다."고 보고하였다. 하지만 커피 이외에 다른 음료를 통해 카페인을 섭취한 남자의 경우에도 파킨슨병의 발생이 낮아졌지만, 여성에서는 이런 현상을 관찰하지 못했다(Ascherio 등, 2001과 2003). 나아가서 커피 섭취는 파킨슨병에 의한 사망률도 낮추었는데, 이런 유용한 효과도 여성보다 남성에서 더 현저하게 나타났다(Ascherio 등, 2004).

그리고 갱년기 여성이 에스트로겐 대체요법을 하고 있으면 커피가 주는 파킨슨병 발생 억제 효과가 없어진다. 마찬가지로 커피가 파킨슨병에 의한 사망률을 감소시키는 효과도 에스트로겐을 사용하지 않은 여성에서만 나타났다. 이 차이점에 대해 아직 정확한 기전을 설명할 수는 없지만, 여성호르몬인 에스트로겐이 파킨슨병에 대한 커피의 보호 효과를 변조하여 간에서 카페인이 대사될 때 관여하는 효소인 CYP1A2를 억제한 결과로 해석하고 있다(Pollock 등, 1999).

파킨슨병 발생 감소에 대한 커피의 작용 기전

파킨슨병은 대뇌 기저핵에 있는 흑질(substantia nigra)의 도파민 분비 뉴런이 점진적으로 소실되면서 대뇌 운동 피질의 자극이 감소되어 생기는 만성 퇴행성 신경 질환이다〈그림 17〉. 파킨슨병은 느린 운동, 안정 시 떨림(진전, tremor), 근육 강직, 질질 끌며 걷기, 굽은 자세와 같은 증상들을 특징으로 하는 질환이다. 파킨슨병의 예후는 병이 진행되면서 심각한 인식 장애가 생기고 미약하지만 언어 장애도 발생하며, 그 양상이 만성적이고 진행적인 것이 특징이다.

그림 17_ 정상인과 파킨슨병 환자에서 도파민 분비 차이

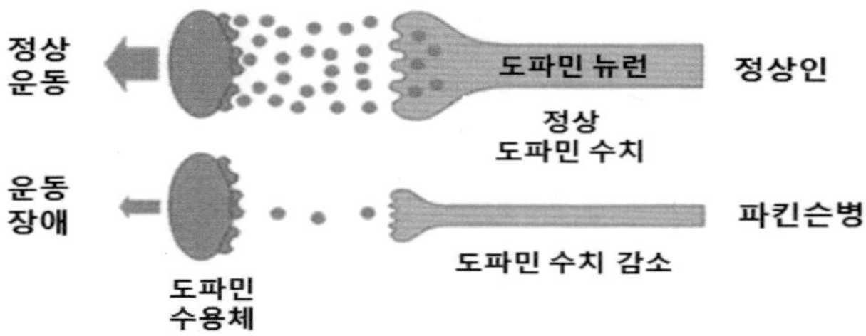

앞서 설명한 것과 같이 카페인은 A2A형 아데노신 수용체를 길항적으로 차단하는데, 이런 효과로 인해서 도파민성 신경계의 수행 과정을 촉진시키고 도파민 분비를 증가시키는 작용을 한다(Trevitt 등, 2009). 카페인이 파킨슨병에서 신경 보호를 하는 자세한 작용 기전은 아래의 〈그림 18〉과 같다.

그림 18_ 카페인의 아데노신 수용체 차단으로 인한 신경 보호 작용 기전

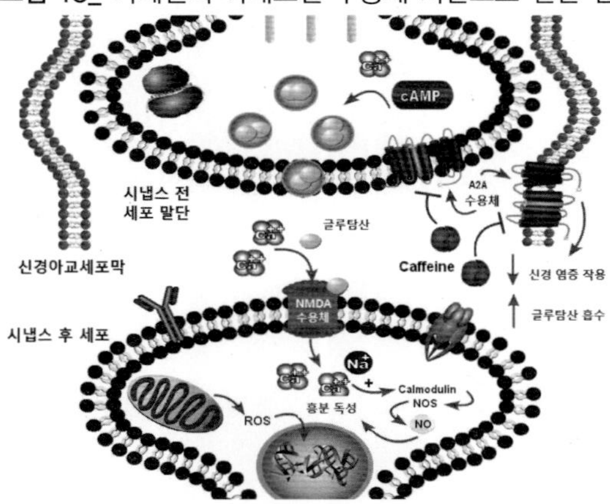

Prediger(2010)의 자료를 활용하여 수정하였음

아데노신의 A2A형 수용체는 시냅스 전 말단과 신경아교세포(glial cell)의 세포막에서 글루탐산*을 지나치게 많이 분비시키는 중요한 조절 작용을 하는데 관여한다. 그런 과정에서 카페인이 이 A2A형 아데노신 수용체를 차단하면 글루탐산이 많이 분비되는 것이 억제시켜 글루탐산에 의한 홍분성 신경 독성을 방지함으로써 신경 보호 작용을 하게 된다. 다시 말하면 그림에서와 같이 카페인이 A2A형 아데노신 수용체를 차단해서 생길 수 있는 신경 보호 작용은 결국 신경 염증 작용을 조절하여 가능해 진다. 그 이유는 A2A형 아데노신 수용체가 활성화되면 신경세포 주위에 존재하고 있는 신경교세포에서 염증 반응이 왕성하게 일어난다. 이때 카페인은 이런 세포들의 염증 반응의 산물인 산화질소(nitric oxide, NO)와 프로스타글란딘(prostaglandin)의 생성을 억제한다. 동시에 염증 과정을 증폭시키는데 관여하는 미세아교세포(microglia)의 활성을 차단할 수 있게 된다. 이런 작용으로 카페인이 파킨슨병의 발병에 대해 예방적인 역할을 하는 것으로 알려지게 되었다. 또한 파킨슨병의 동물 실험 모델에서도 사람이 보통 섭취하는 정도로 카페인을 투여해 보면 도파민 뉴런의 손상이 방지되며, 도파민 운반 시스템을 보호하는 작용이 있는 것도 직접 관찰하여 증명한 바 있다(Chen 등, 2001).

A2A형 아데노신 수용체를 차단하면 파킨슨병의 대표적인 운동장애인 경직, 운동 완만, 안정 시 떨림, 자세반사 이상 등이 개선된다. 이스트라디파

* 글루탐산(glutamic acid) : 대표적인 홍분성 신경전달물질로 과도한 경우에 신경독성이 생겨 신경퇴행성 질환을 유발함.
* 이스트라드파이린(istradefylline, KW-6002) : 일본 교와학코기린社가 개발한 아데노신A2A 수용체의 작용에 길항하는 새로운 작용 기전을 갖는 파킨슨병 치료제.

이린*과 같은 A2A형 아데노신 수용체의 길항제는 기존 약제들이 갖는 합병증의 하나인 '웨어링 오프' 현상*이 생긴 파킨슨병 환자들에서 운동 장애 증상을 크게 감소시키는 효과를 발휘하여 도파민을 대체할 수 있는 치료의 새로운 기준으로 소개되었다. 그리고 최근 연구에서 도파민으로 개선이 잘 되지 않는 파킨슨병의 운동 장애 이외의 비운동성 장애 증상인 우울증, 후각기능 이상과 기억력 장애의 관리적 측면에서도 카페인이 가능성이 있는 것이 소개되었다(Prediger, 2010).

커피에는 카페인 이외에도 파킨슨병에 좋은 화합물을 함유하고 있다. 그 중에 하나가 트리고넬린이다. 이 성분은 단시간 로스팅한 커피일수록 많은 양이 들어 있는데, 커피 한 잔으로 비교적 많은 양을 섭취할 수 있다. 트리고넬린을 신경세포에 첨가한 후 배양을 하면, 신경돌기의 수와 신경사이의 시냅스 수가 늘어나는 것을 확인하였다(Oka, 2007).

따라서 추후 더 많은 임상 결과가 필요하지만, 카페인은 파킨슨병의 운동 장애뿐만 아니라 비운동성 장애 증상을 호전시킨다는 점에서 현재 파킨슨병 치료의 핵심 약물인 도파민을 대신할 수 있는 신경보호 작용 후보물질로 간주할 수 있을 것이며, 커피의 다른 성분들도 파킨슨병으로 손상된 신경의 복구에 도움이 될 수 있을 것이라 생각된다.

---

* 웨어링 오프(wearing-off) 현상 : 감소된 도파민을 보충시키는 기존의 치료법으로 장기 치료할 경우 시간 경과에 따라 점점 약의 효능 시간과 효과가 떨어지는 현상.

6. 자살의 위험성

커피는 일상생활에서 에너지와 열심히 생활하는 행동을 증강시키는 약리학적 작용이 있는 방편으로 간주되고 있다. 한 잔의 커피는 기분을 편안하게 그리고 좋게 만든다. 그리고 우리와 늘 함께하고 있는 팽팽한 긴장감을 풀어주는 효과가 확실하게 있다. 이런 효과에 대해 "커피에 있는 니아신(비타민 B3)이 사람의 기분을 좋게 한다."는 이론도 있다(Oka, 2007).

커피 혹은 카페인의 이런 효능에 대한 연구들 중에 미국에서 10년 동안에 걸쳐 128,000명 이상을 대상으로 실시한 조사에서 "매일 커피를 한 잔씩 마실 때 마다 자살의 위험성이 13%씩 감소한다."는 보고(Klatsky 등, 2003)가 있었다. 또한 86,000명의 여성을 대상으로 실시한 연구에서도 "하루에 커피를 적어도 두 잔 마시면 전혀 마시지 않은 사람들보다 자살의 위험성이 절반 이상으로 줄어든다."는 결과도 있었다(Kawachi 등, 1996). 이런 과거부터 진행된 결과들과 같이 최근 연구에서도 "하루에 커피를 6 잔 미만으로 마시면 우울증의 증상을 경감시키고, 인지 능력의 소실을 낮추며, 자살의 위험성도 감소시킨다."는 매우 고무적인 결과가 소개되었다(Lara, 2010). 따라서 하루에 커피를 2~5 잔 마시면 기분이 좋아지고 우울한 정도를 크게 감소시키며 심지어 자살의 발생도 줄이는 것으로 봐야 할 것이다.

하지만 커피가 우울증 혹은 자살 방지에 무조건 긍정적인 것만은 아니었다. 이에 대한 타당한 근거로 43,000명의 핀란드 남성과 여성을 대상으로 14.6년 동안 추적 조사한 연구에서 "하루에 적어도 8 잔 이상의 커피를 마시는 경우는 7 잔 이하로 섭취하는 사람에 비해 자살의 위험도가 58% 높은 'J'

자 모양으로 오히려 증가하는 양상을 보였다."는 아주 특이하면서 주목해야 할 결과도 있다(Tanskanen 등, 2000). 그 이유에 대한 설명은 앞서 언급한 바와 같이 카페인이 생체 내에서 농도에 따라 다른 성질을 띠는 것을 들 수 있다. 즉, 동물 실험에서 얻은 결과처럼 대략 하루에 3~4 잔의 커피에 해당하는 카페인을 동물에게 투여하면 활동성이 증가하지만, 고용량에서는 카페인이 흥분 및 각성제가 아니라 그 반대의 진정제로 작용하는 것이 밝혀졌다(Seale 등, 1988). 이 카페인의 두 가지 성격은 카페인이 뇌 속에서 단지 아데노신 수용체에 대한 작용이외에도 인산디에스테르 가수분해효소를 방해하기 때문에 진정 효과를 나타내는 것으로 생각하고 있다. 그러므로 카페인 농도에 따른 서로 다른 작용 효과가 있는 것에 유의하면서 하루 커피 섭취량을 조절할 필요가 있다(Braun, 1996).

현재까지의 연구 결과를 종합해 보더라도 적당한 정도로 커피를 섭취하면 자살의 위험도가 낮아지는데 그 정확한 이유에 대해서는 아직 명쾌한 해석을 할 수 없는 상황이지만, 여러 연구들은 공통적으로 커피가 분명하게 그런 작용을 하고 있는 사실을 지속적으로 제시하고 있다.

7. 암 발생

서론

인간의 몸을 구성하고 있는 가장 작은 단위를 세포라고 부르며, 정상적으로 세포는 세포내 조절기능에 의해 분열하며 성장하고 죽어 없어지기도 하면서 세포수의 균형을 유지한다. 어떤 원인으로 세포가 손상을 받으면 치료를 통해 회복하여 정상적인 세포로 역할을 하게 되지만, 회복이 안 된 경우는 스스로 죽게 되는 것이 일반적인 과정이다. 그러나 여러 가지 이유로 인해 세포의 유전자에 변화가 일어나면 비정상적으로 세포가 변하여 불완전하게 성숙하고, 과다하게 증식하게 되는데 이를 암(cancer)이라 정의할 수 있다(국가암정보센터, 2010). 즉, 우리 몸을 구성하는 각 세포들이 각자의 위치에서 알맞은 세포의 수를 유지하면서 역할을 수행할 때, 우리가 건강하게 생활하게 된다. 하지만 이 세포들이 정상적인 역할을 하지 않거나 다른 세포의 기능을 방해한다면 건강에 이상이 오게 된다.

지금까지 신체 여러 부위의 암 발생과 커피 섭취와의 상관성을 조사한 역학적 연구 결과는 1,100여 편 이상 논문으로 발표되었다. 거의 30년 전에 하버드대학교의 연구진들은 커피를 마시는 것과 암 발생 사이에 어떤 연관성이 있음을 발표하였다(Whittemore, 1985). 하지만 몇 년이 채 지나기도 전에 그 연구진들은 이전에 연관성이 있음을 언급한 연구 결과를 철회하면서, 그들의 연구 결과에 오류가 있었음을 스스로 시인하였다. 그렇게 했음에도 불구하고 그 결과에 대해 언론의 광란적 보도가 이어졌으며, '커피가 건강에 해롭다.' 는 오명의 꼬리표가 상당한 기간 따라다니게 되었다. 그 이후 실행된 여러 연구들이 커피 혹은 카페인 섭취와 암 발생과의 상관성을 보다 정교한 계획에 따라 조사한 결과, 특히 흡연의 효과를 배제한 상태에서 전반적으로 커피와 암 발생 사이의 연관성은 거의 없는 것으로 의견이 모아지게 되었다. 심지어 하루에 체중 1 kg당 230~391 mg 이상의 카페인(체중 60 kg이면 하루 180 잔의 커피를 섭취하는 카페인 양)을 섭취하는 경우라도 암 발생과는 무관한 것으로까지 판단하고 있다(Nawrot 등, 2003). 몇 걸음만 물러나서 커피가 갖는 건강에 대한 이로운 점을 보게 되면, 금방 커피가 매우 놀라운 음료이며 우리가 보통 즐겨 마시는 어떤 음료들보다 건강에 유익한 장점이 많음을 알 수 있게 된다. 즉, 커피에는 칼로리와 지방이 없으며, 어떤 탄수화물도 거의 없는 정도인 반면에 다양한 항산화제가 무척 풍부한 것을 알게 된다.

커피 섭취와 암 발생에 대해 대규모로 연구한 과정을 역사적인 흐름에서 보면, 먼저 1991년에 세계보건기구 산하의 국제암연구기관에서 그 당시를 기준으로 지난 40년간의 자료를 조사하였다. 그 결과에서 "커피를 섭취하면 인체에서 방광암을 유발할 가능성이 커지며, 대신에 대장암이 생길 위험성은 줄어든다."고 보고하였다. 그 후 1997년에 세계암연구기금이 미국암연구소와 합동으로 조사한 결과에서 "커피에 대한 대부분의 증거를 바탕으로 판단해 볼 때, 커피 섭취와 암 발생 사이에 어떤 연관성도 없다."는 결론을 도출하였다. 하지만, 그 후 이탈리아 Mario Negri 약리학 연구소의 저명한 학자인 Tavani와 La Vecchia(2000)는 지난 30년의 관련 자료를 분석하면서 "커피 섭취와 방광암 발생 사이의 상관성은 아직도 논쟁의 여지가 있고, 췌장암 발생과는 특별한 관계가 없는 반면에 대장암의 발생을 줄이는 효과가 있다."고 보고하였다. 심지어 다른 연구 결과를 보면 커피를 섭취하는 것이 위에 언급된 암 외에 유방암, 위암, 신장암 그리고 전립선암의 발생과도 아무런 연관성이 없는 것을 지속적으로 보고하고 있다. 그리고 7년 후에 그 두 사람은 "방광암 및 췌장암의 발생과 커피 섭취 사이의 상관성은 염두에 두지 않는 것이 좋으며, 커피를 섭취하면 간암, 구강암 및 식도암 발생을 감소시키는 효과가 있다."고 결과를 종합하였다(La Vecchia와 Tavani, 2007).

2009년까지 커피 섭취와 암 발생의 위험도에 관해 발표된 연구 결과를 종합하여 분석한 자료에 따르면 "커피를 섭취하면 간암과 신장암의 발생 위험성을 의미 있게 낮추고, 약한 정도이지만 폐경 전 유방암 발생과 대장암 발생을 떨어뜨리는 효과가 있는 반면에, 전립선암, 췌장암 그리고 난소암의 발생과는 아무런 연관성이 없다."고 보고하였다(Nkondjock, 2009). 그리고 최근에 미국 UCLA대학교 의과대학 보건역학과 교수인 Arab(2010)는 "커피를 마시면 간세포성암과 자궁내막암 발생에 대해 강력하고 일관성이 있게 보호하는 작용을 하며, 대장암의 발생도 어느 정도 보호하는 효과가 있다."고 종합적인 의견을 제시하였다. 아울러 "커피 섭취와 유방암, 췌장암, 신장암, 난소암, 전립선암 그리고 위암 발생에 대해서는 특별한 상관성이 없다."고 하였다. 그 외에도 "커피를 너무 많이 마시는 경우만 아니라면 산모가 섭취한 커피와 아이의 백혈병 발생 사이의 상관성은 여전히 애매모호한 상황이다."는 의견도 최종적으로 함께 제시하였다.

하지만 지금까지의 연구 결과에서 커피 섭취와 암 발생에 대해서는 공통점도 있지만 일관성이 없는 결과도 있어서 그 효과와 영향력을 각 장기별로 나누어 자세히 살펴보고자 한다.

암 발생 억제 기전

보통의 정도로 커피를 마셔도 암 발생을 줄일 수 있는 유용한 효과는 어떤 특정 성분에 의해 생긴 것이라고 단정할 수 없으며, 커피에 포함되어 있는 여러 가지의 생물학적 활성 성분들 때문이라 봐야 할 것이다. 그 성분들은 커피에 많이 포함된 카페인과 디테르펜, 커피산, 폴리페놀 성분, 그 외에도 휘발성 아로마와 헤테로고리 화합물 등을 들 수 있다(Nkondjock, 2009).

암 발생의 빈도와 암 발생에 대한 개인의 유전적인 감수성을 결정하는데 있어 발암물질의 대사에 관여하는 효소의 유전자가 많이 관여하는 것이 알려져 있다. 이런 효소들 중에서 시토크롬 P450은 암 발생의 첫 단계인 phase I에 중요한 효소로 작용한다. 이 P450 효소는 신체의 외부 및 내부에서 유발된 발암물질을 활성 상태로 전환되게 만든다. 활성화된 발암물질은 핵에 있는 DNA와 결합하여 DNA 결합체 혹은 부가물(adduct)을 형성한다. 이 DNA 결합체는 DNA를 구성하고 있는 염기를 변형시켜 돌연변이를 유발시키고 결국 암이 생기게 만든다. 반면에 두 번째 단계인 phase II에서는 글루타치온-S-전이효소(glutathione S-transferase)가 중요한 역할을 하는 것으로 알려져 있는데, 이 전이효소는 발암물질의 독성을 없애는(해독작용) 유익한 작용을 한다. 따라서 phase I과 phase II 효소들의 상호작용을 통해 DNA 결합체의 생성 정도가 판가름 나는데, 이때 발생되는 DNA 결합체의 양에 의해 암 발생의 위험도가 결정된다(Clapper, 2000).

먼저 카페인은 암 발생을 억제할 수도 있지만, 경우에 따라 자극할 수도 있어 아직 그 효능에 대해 확실하게 결론을 짓기에는 어려움이 있다. 하지만, 커피에 포함된 두 가지의 디테르펜인 카페스톨과 카와웰은 비록 심혈관계 질환에 대해 부정적인 효과가 있지만, 발암물질 해독 과정에 관여하는 phase II 효소를 유도시키고, 발암물질이 활성화되는데 필요한 phase I 효소를 특이적으로 억제하며, 세포내 항산화 기전을 자극하여 항암 효과를 상당한 정도로 발휘한다(Cavin 등, 2008). 또한 커피는 피토에스트로겐과 플라보노이드와 같은 폴리페놀 성분의 주요 공급원인데, 이들도 실험실의 연구와 여러 역학적 연구에서 항암 작용을 하는 것으로 알려져 있다(Ramos, 2008).

커피의 클로로겐산 성분도 뛰어난 항산화 작용 이외에 항암 작용을 한다. 그 이유는 포도당 수치를 낮추고 인슐린 감수성을 증가시키는 작용을 통해서 이루어지는데, 어떤 특정 암에 대해 만성적으로 인슐린이 올라가 있거나 인슐린 저항성이 나타난 것을 암 발생의 높은 위험성을 나타내는 확실한 표식자로 받아들이는 경우가 있기 때문이다(Renehan 등, 2008). 그 외에도 암세포에서 DNA가 과메틸화*되는 현상은 흔히 볼 수 있는 특징인데, 클로로겐산이 가수분해되어 생성된 커피산은 암세포가 과메틸화되는 것을 억제한다(Vucic 등, 2008).

유방암

유방암은 선진국에서 암과 관련된 여성 사망률의 두 번째 흔한 원인이다. 서구 선진국의 유방암 발병률은 개발도상국의 약 5배 정도로 많다. 지금까지 연구 결과에서 커피와 관련된 유방암 발생률에 대한 결과에 서로 차이가 있다. 즉 일부 보고는 폐경 전 여성에서 커피 섭취와 유방암 발생 사이에 반비례적 관계가 있는 희망적인 결과도 있었지만, 대체로 볼 때 어떤 일관된 관계를 아직 발견하지 못한 것이 지배적인 의견이다(Nkondjock, 2009).

노르웨이에서 약 15,000명을 대상으로 실시한 코호트 연구에서 "하루에 커피를 5 잔 이상을 마시면 2 잔 이하로 마신 경우에 비해 약 50% 유방암 발생이 크게 감소했다."고 보고하였다(Vatten 등, 1990). 이런 경향은 핀란드의 연구에서도 볼 수 있었다(Mannisto등, 1999). 그리고 남성에서도 매우 드물지만 유방암이 발생한다. 캐나다 보건부 산하 만성질환예방통제센터의 연

---

* 과메틸화(hypermethylation) : 유전자의 앞부분에 '프로모터(promoter)'라 불리는 조절 부위에 비정상적으로 메틸기가 많이 결합하는 현상으로 종양 억제 유전자가 기능을 상실하게 되는 하나의 원인으로 암이 발생되는 기전.

구에 따르면 1994년~1998년 사이에 81명의 남성 유방암 환자와 1,905명의 대조군을 대상으로 커피 섭취와 남성 유방암 발생의 상관성을 조사해 본 결과, 비만과 가족력은 남성 유방암 발생의 위험성을 증가시키는 반면에 채소와 커피 섭취 그리고 신체적인 활동의 증가는 그 위험성을 감소시켰음을 발표하였다(Johnson, 2002).

하지만 미국, 스웨덴, 노르웨이 등 3번의 코호트 연구를 메타 분석을 한 결과, "커피를 섭취하면 통계학적으로 의미가 없는 정도로 유방암 발생을 약간 줄인다."는 것이 확인된 정도였다(Nkondjock, 2009). 최근에 아프리카계 미국 흑인 여성 52,062명을 대상으로 1995년부터 전향적으로 실시한 연구에서 12년 동안 1,268명의 유방암 환자가 발생되었다. 그 유방암 환자를 대상으로 차 혹은 커피 섭취 정도와의 상관성을 조사한 결과, 이 요인들에 의해 유방암 발생에 변화가 생기는 어떤 연관성을 찾지 못했다(Boggs 등, 2010).

종합적으로 볼 때, 커피를 추출하는 방법, 로스팅의 정도, 섭취한 커피 원두의 종류, 마시는 컵의 크기 등 다양한 요인들이 작용하겠지만, 하루에 4잔 정도의 커피를 마시는 경우는 대체적으로 특별한 영향이 없는 정도로 판단하는 것이 타당하며, 다만 폐경 전 여성에서는 유방암 발생을 약간 줄일 수 있음을 조심스럽게 말할 수 있다.

결장직장암

대장암인 결장직장암은 전 세계적으로 세 번째로 흔한 암이다. 이 암은 특히 서구화된 나라에서 현저히 많이 발생하며, 개발도상국보다 10배 높게 발생한다. 비록 비만, 흡연, 음주 그리고 육체적 활동의 정도 등이 대장암 발생에 중요한 결정 요인이 되지만, 영양학적인 요인들도 마찬가지로 중요한 역할을 한다.

먼저 커피에 있는 각 성분들의 작용을 살펴보면, 카페인은 장을 이완시키는 아데노신의 작용을 차단하여 결장을 수축시키고 연동운동을 통해서 장 내용물의 배출을 촉진하는 하제(下劑) 역할과 함께 대장암세포의 성장을 직접적으로 억제시켜서 대장암 발생을 줄인다. 그리고 대장 운동성을 촉진시키는데, 이런 작용은 암을 유발하는 물질들이 대장에 머무는 시간을 줄여서 유익한 효과를 줄 수는 있다. 또한 커피에 포함되어 있는 디테르펜 성분은 담즙산과 중성 지방의 배설을 감소시키며, 대장 점막에 항산화물질을 생산하는 효소를 활성화시키는 작용을 촉진함으로써 대장암의 발생을 예방하는데 좋은 방향으로 작용한다(Nkondjock, 2009).

대장암 발생과 커피 섭취의 상관성을 조사한 초기 연구에서 환자-대조군 연구와 코호트 연구 사이에 결과가 상이한 경우가 더러 있었다. 따라서 그 연구들 중에서 가급적 근래에 시행된 연구 결과를 중심으로 판단하는 것이 더 타당하다. 먼저 환자-대조군 연구 결과는 놀라울 정도로 일관되게 커피의 유용한 효과를 보여주는데, 열두 번의 연구에서 "커피를 많이 마시는 경우가 적게 마시는 경우에 비해서 대장암의 발생을 통계적으로 의미 있게 24% 정도까지 줄었다."고 보고하였다(Giovannucci, 1998). 그렇지만, 코호트 연구 결과는 항상 일정하지 못했는데, 커피의 그런 효과가 없던지 혹은 있어도 조금 있는 정도라는 보고가 많다. 즉 노르웨이, 스웨덴, 핀란드 그리고 미국 등 네 번의 코호트 연구에서 커피를 많이 섭취한 경우가 적게 섭취한 경우에 비해서 특별한 효과가 없던지 혹은 있더라도 발생 위험성이 4% 정도 감소하였고 여성에서 약간 더 보호 효과가 있는 정도라고 하였다(Je 등, 2009).

참고적으로 한 번의 코호트 연구와 세 번의 환자-대조군 연구에서 디카페인 커피는 대장암 발생에 특별한 영향을 주지 못하였으며(La Vechia와 Tavani, 2007), 단 한 번의 코호트 연구에서만 카페인이 없는 경우에 직장암 발생이 낮아진 연구 결과(Michels 등, 2005)도 있어 아직 대장암 발생에 대한 카페인의 효과를 단정 지을 수 있는 상황은 아닌 것으로 보인다. 그럼에도 불구하고 카페인의 효과를 떠나 커피 섭취로 인해 대장암의 발생 정도를 감소시키는 효과에 다소 차이가 있다 하더라도 "하루에 4 잔 이상의 커피를 마시는 경우에 전혀 마시지 않는 사람들보다 대장암의 발생이 24% 정도까지 더 낮아진다."는 종합적인 의견이 근래에 다시 한 번 더 제시되었다(Nkondjock, 2009).

최근에 1960년대부터 지금까지 커피 섭취와 대장암 발생과의 연관성을 조사한 24번의 환자-대조군 연구 결과를 메타 분석한 종합적인 자료에 따르면, 커피를 섭취하면 대장암, 특히 결장암의 발생을 감소시켰으며, 이런 암 발생 위험성의 감소는 연구 방법이나 아시아, 북부 유럽, 남부 유럽 그리고 북아메리카 등의 지형학적 위치 그리고 그 외에 다른 간섭 요인들과 상관없이 일정한 경향을 보였다. 따라서 오래 동안 관련 연구를 수행해 왔던 이탈리아의 연구진들은 이런 분석된 결과를 통해 "커피를 섭취하면 정말로 대장암의 발생이 보호되는 작용이 있다."고 결론지었다(Galeone 등, 2010).

전체적으로 볼 때 지금까지의 연구 자료는 대장암 발생을 감소시키는 정도에 있어서 연구 방법에 따라 차이가 있는 것은 사실이지만, 커피를 섭취하면 대장암 발생에 최소한 나쁜 점은 없는 것으로 생각되며, 오히려 상당히 유용한 정도로 암 발생을 줄이는 것으로 보는 것이 타당하다.

전립선암

전립선암이 관심을 끌게 된 것은 국내에서 발생하는 남성 암환자 증가율 중 가장 가파른 상승곡선을 보이고 있기 때문이다. 전립선암은 2002년 중앙암등록사업 결과에서도 1995년 대비 211%나 증가하여 전체 남성 암 발생 순위에서는 비록 6위였으나, 증가율에서는 단연 1위를 차지했다. 현재 전 세계적으로 남성 암에서 두 번째로 많이 발생되며, 전체 암에 의한 사망 원인 중에서 여섯 번째를 차지할 정도로 흔한 질환이다.

커피 섭취와 전립선암 발생에 관한 중요한 역학적 연구에서 여섯 번의 코호트 연구 결과를 누적하여 보면 커피 섭취와 전립선암의 발생 사이에 어떤 연관성도 발견하지 못했다. 또한 다섯 번의 환자-대조군 연구에서도 커피를 많이 마신 경우와 적게 마신 경우를 비교해 봐도 전립선암 발생에 어떤 연관성을 발견할 수 없었다(미국암연구기구, 2007). 커피 섭취와 전립선 암 발생에 대한 연구 결과를 분석하여 발표된 종설에서도 커피는 적어도 전립선암 발생과는 아무런 연관성이 없는 안전한 음료라고 정의를 내렸다(Lee 등, 2009). 하지만 최근에 1966년부터 2009년까지의 여러 나라의 연구 성과를 대상으로 우리나라에서 메타 분석한 결과를 보면 일곱 번의 환자-대조군 연구에서 커피 섭취와 전립선암 발생의 위험성 사이에 해로운 상관성이 있었지만, 네 번의 코호트 연구에서는 어떤 통계학적인 연관성이 없었다. 따라서 “커피를 섭취하면 전립선암 발생에 어떻게 영향을 줄 것이라는 어떤 확실한 증거도 아직까지 발견하지 못했다.” 고 결론을 내렸다(Park 등, 2010).

그러므로 여러 증거들을 기초로 보면, 전립선암 발생의 위험성과 커피 섭취 사이에 어떤 연관성이 있는 사실을 배제할 수 있을 것이다. 오히려 커피보다 담배와 기름진 음식 등이 염증과 스트레스로 유발되는 단백질 복합체를 활성화시켜 전립선암을 유발할 수 있는 것에 대해 더 유의를 해야 할 것으로 보인다.

난소암

난소암은 여성에서의 암 발생율과 암 사망의 원인 중에서 일곱 번째로 흔한 질환이 된다. 난소암과 커피 섭취의 상관성 연구는 다른 종류의 암에 비해 비교적 자료가 많지 않다. 일찍이 하버드대학교 의과대학의 Leviton(1990)은 1970년~1988년 사이에 실시된 두 번의 생태학적 연구, 여섯 번의 환자-대조군 연구 그리고 한 번의 코호트 연구를 정밀하게 분석하여 “커피와 차의 주성분인 메틸크산틴의 섭취가 난소암 발생을 증가시키지 않는다.” 고 결론을 내렸다. 이후 일곱 번의 환자-대조군 연구에서 커피 섭취와 어떤 관계가 없었지만(IARC, 1991), 근래의 연구에서는 발생 위험성이 오히려 낮아지는 것을 보고하였으며(Tworoger 등, 2008), 상품화되어 판매되는 커피도 인체 유래 난소암 세포에 대해 커피 단독 그리고 항암제와 병용 처치를 한 경우 모두에서 암세포의 증식을 억제하는 결과도 얻었다(Tai 등, 2010).

하지만 지금까지의 여러 연구 결과를 폐경 전?후로 나누어 살펴보면 커피 혹은 카페인 섭취가 폐경 전 여성의 난소암 발생에 대해서는 연관이 있지만, 폐경 후 여성과는 상관이 없었다. 그리고 관련 연구의 규모와 연구 방법의 제한적 문제 등을 고려하여 전체적으로 볼 때, 커피 섭취가 난소암 발생 위험성에 대해 유력한 영향이 있는지 혹은 없는지를 판가름하는 최종적인 결론을 내릴 수 있는 단계가 아직 아니라고 판단된다.

췌장암

췌장암은 전 세계적으로 암과 관련되어 사망하는 원인 중에서 가장 흔하고, 5년 생존율이 5% 미만이며, 진단 후 12개월 이내에 99%의 환자가 사망하는 매우 치명적인 질환이다(Nkondjock, 2009). 한때 커피는 췌장암의 원인으로 거명되기도 했으나 현재까지의 연구 결과로는 췌장암과 커피의 관계는 'U' 자형으로 커피를 적절한 정도로 조금씩 마시면 췌장암이 예방되지만, 지나칠 정도로 많이 마시면 오히려 췌장암 발생이 증가되는 유형으로 판단하고 있다.

일찍이 1981년 미국에서 실시한 연구(MacMahon 등, 1981)에서 "하루에 커피를 3 잔 이상 마시면 췌장암 발생이 2~3배 증가한다."는 보고가 있은 뒤로 이 분야의 관련 연구자들을 자극하였다. 하지만 그 후 이탈리아 연구진들(La Vecchia 등, 1987)은 췌장암 발생에 대해서 커피가 그 정도로 까지 영향을 주지는 않으며, "커피를 하루에 마시는 양에 따라 차이가 있는데 3~4 잔 마시면 20% 그리고 5 잔 이상을 마시면 40% 정도에서 상대 위험도가 증가한다."고 보고하였다. 하지만, 1990년에 존스홉킨스대학교 공중보건대학 역학과의 Gordis(1990)는 그 당시까지 연구된 30번의 결과를 분석한 후, "커피를 마시는 것이 췌장암 발생을 증가시킬 것이라는 가설을 증명할 근거를 발견하지 못했다."고 발표하였다. 그 다음 해에 26번의 관련 환자-대조군 연구를 분석한 자료는 "커피를 많이 섭취하는 것과 췌장암 발생에 아주 미약한 상관관계가 있지만, 그 결과를 확정 지을 단계는 아니다."라고 하였다(IARC, 1991). 하지만 그 연구진들은 환자-대조군 연구와는 대조적으로 6번의 코호트 연구 결과를 분석한 후, "커피와 췌장암 발생 사이에 어떤 연관성도 없다."고 하였다.

2000년까지 추가적으로 12번의 환자-대조군 연구와 네 번의 코호트 연구가 더 진행되었다. 환자-대조군 연구 중에서 9번은 연관성이 없음을, 한 번은 반비례적인 발생 관계를, 두 번은 비례적인 관계를 발표하여, 전체적으로 볼 때 "아무 연관성이 없었으며 그 결과에 일관성 역시 없다."는 정도였다. 하지만 네 번의 코호트 연구 결과는 일관되게 커피 섭취와 췌장암 발생 사이에 어떤 상관관계가 없었으며, 이런 결과들로부터 "현재 시점에서 커피 섭취와 췌장암 발생의 위험도 사이에 강력한 상관성이 있는 것을 배제할 수 있는 정도이지만, 여전히 풀어야할 과제가 많다."고 종합적인 의견을 제시하였다(Tavani와 La Vecchia, 2000). 그 이후로도 적어도 10번 이상 그리고 수십만 명을 대상으로 미국, 노르웨이, 스웨덴 등에서 추가적인 연구를 했음에도 불구하고 앞서 제시한 상관성을 뒤집지는 못했다. 이런 결과에 대해 특히 초기에 실시한 환자-대조군 연구 결과의 불일치와 환자-대조군 연구 방식이 환자 혹은 대리인들과 인터뷰를 통해 주로 자료를 획득한다는 점을 고려하면, 방대한 규모로 실시하여 얻은 코호트 연구의 결과에 무게를 더 두는 것이 좋을 것이라는 의견도 함께 제시되었다. 이처럼 1980년대부터 시작하여 미국, 캐나다, 유럽 그리고 아시아에서 생태학적, 환자-대조군 연구 그리고 코호트 연구 등이 활발히 진행되어 오고 있지만, 현재 시점에서 이런 연구 결과를 종합해 보면 결론을 내릴 수 있는 정도의 일관성이 없으며, 커피 섭취와 췌장암 발생 위험성 사이에 어떤 연관성도 지적할 수 없는 상황이라 판단된다.

하지만, 최근에 지금까지 진행된 14번의 커피 섭취와 췌장암 발생에 관한 연구를 메타 분석한 자료가 발표되었다(Dong 등, 2011). 평균 14.9년에 걸쳐서 67만여 명을 대상으로 하였으며, 그 중에서 췌장암이 발병한 1,496명에서 커피 섭취와의 상관성을 조사하였다. 그 결과는 비교적 명확하게도 커피 섭취량과 췌장암 발생 위험성 사이에 반비례적인 관계가 있었으며, 이런 연관성은 여자보다 남자에서 더 의미가 있는 것을 발견하였다.

간 손상, 간경화증 및 간세포성암

커피와 간의 생화학적 검사 자료 사이의 상관성을 연구하기 시작한 것은 25년 전으로 거슬러 올라간다. 그 이후로 커피 섭취가 간 효소의 수치를 낮추는데 관여하고 있는 것에 대한 연구가 북미, 유럽 그리고 아시아를 중심으로 광범위하게 계속 진행되었다. 스웨덴의 카롤린스카연구소의 Larsson과 Wolk 교수(2007)는 "지난 20년 이상에 걸친 연구 결과를 보면 커피가 간기능과 간 질환에 매우 강력하게 유익한 작용을 하는 것을 알 수 있다."고 결론을 내렸다. 이 연구 결과가 게재된 저명한 미국 소화기학회 공식 학술지인 「Gastroentrology」는 2005년 1월호 표지에 커피 원두로 한 면을 가득 채우기도 하였다. 추후 자세한 내용을 언급하겠지만 가장 간단하게 말하면, "하루에 커피를 두 잔 마시면 감암 발생의 위험성이 43%까지 줄어든다."는 놀라운 결과이다. 그 이전에 "하루에 2~3 잔의 커피를 마시면 간경화증으로 인한 사망률을 줄인다."는 결과도 있었다.

만성 염증으로 생긴 간의 손상은 결국 간경화증을 초래하게 된다. 간경화증이 생기면 간 조직이 섬유화가 되고 결국 점점 더 간 기능이 나빠지며 불행하게도 간세포성암 혹은 간암으로 전개된다. 간경화증의 가장 흔한 원인은 알코올의 남용과 B형 및 C형 간염 바이러스에 의한 간염이다. 지금까지 연구된 결과들은 다른 암과는 다르게 커피 섭취가 간암의 발생 및 발생의 위험성을 줄이는 것을 일관성 있게 발표하고 있어서 그 자세한 과정과 작용 기전을 서술하고자 한다.

1) 커피와 간 손상

유럽, 아시아 그리고 북아메리카에서 광범위하게 진행된 연구에서 커피 섭취와 혈청 감마-글루타밀 전이효소(gamma-glutamyltransferase, GGT) 수치와의 상관관계를 조사한 결과, 성별에 관계없이 커피를 섭취하는 양에 반비례적으로 GGT 수치는 낮아지는 것이 밝혀졌다(Arnesen 등, 1986; Tanake 등, 1998). GGT효소는 알코올 섭취에 의해 발생되는 간 손상을 나타내는 표지 효소로 널리 이용되고 있는데, 커피와 관련된 연구들 중에서 특히 알코올을 과다 섭취하는 사람들에서 그 상관성이 더 현저한 결과를 보였다. 그리고 여성이 남성에 비해 전반적으로 알코올 섭취량이 적으므로, 이들의 상관관계도 남성에서 더 의미 있게 나타나고 있다(Homan과 Mobarhan, 2006; Cadden 등, 2007).

GGT에 비해 간 손상을 보다 더 특이적으로 나타내는 표지 효소는 글루탐산 피루브산 아미노기 전달효소(glutamic pyruvic transaminase, GPT)라고 잘 알려진 혈청 알라닌 아미노기 전이효소(alanine aminotransferase, ALT)이다. 〈그림 19〉와 같이 이 효소와 커피 섭취 사이의 상관성을 조사한 여러 연구들은 정상인에서 커피를 섭취하면 이 효소 수치가 낮아지며, 특히 알코올이나 바이러스성 간염으로 인해 ALT 수치가 43 U/L 이상으로 비정상적인 간기능 수치를 보인 사람들에서도 커피를 섭취하면 이 효소가 낮아지는 결과를 보고하였다(Ruhl과 Everhart, 2005).

그림 19_ 커피 섭취와 혈청 ALT 수치와의 상관관계

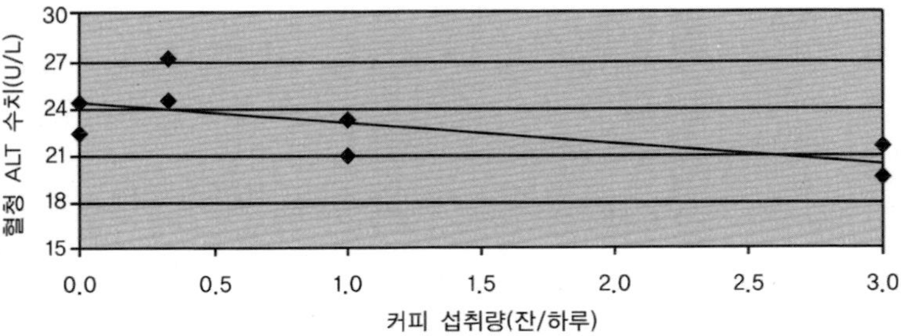

Ruhl과 Everhart(2005)의 자료를 일부 수정하였음

이 연구에서는 커피의 종류에 따른 차이점을 고려하지 않았고, 레귤러 커피를 기준으로 1 잔의 커피에 136 mg의 카페인이 있는 것으로 가정하여 조사하였다. 참고적으로 화학 분석기를 이용해서 한 잔의 커피 속에 있는 카페인 함량을 측정한 결과 평균 80 mg이 있는 것이 캐나다 연구팀에 의해 발표되었다. 자세한 카페인 함량에 대해서는 〈표 3〉을 참고하기 바란다. 그렇다고 하더라도 커피와 카페인 섭취는 간 손상의 정도와 무관하게 적어도 ALT 효소의 변화만을 봤을 때는 분명하게 간 보호 효과가 있는 것으로 결론을 내렸다. 하지만 간이 손상되거나 간경화증이 있으면 카페인의 대사 과정이 억제되므로, 간 질환이 있는 사람들은 카페인의 부작용을 염려하여 커피를 덜 섭취하는 경향이 있는 것도 고려되어야 한다. 또한 너무 로스팅을 많이 한 경우나 운반 및 보관상의 여러 문제들로 인해서 발생할 수 있는 커피

생두의 품질 수준 등도 면밀히 고려해 보야 할 사항이다.

2) 커피와 간경화증

하루에 2 잔 이상의 커피를 섭취한 경우에 간의 생화학적 검사 결과를 개선하며 간 질환이 진행되는 속도를 떨어뜨리는 증거는 분명한 것으로 판단된다. 또한 여러 연구들과 마찬가지로 12만 명 이상을 대상으로 실시한 미국의 대규모 연구에서 매일 한 잔의 커피를 섭취하면 간경화증 발병의 위험성을 떨어뜨리며, 알코올성 간경화증으로 인한 사망률을 약 22%까지 감소시키는 효과가 있는 연구 결과(Klatsky 등, 1992)도 있다. 비슷한 결과는 5만 명 이상을 대상으로 17년 동안 추적 조사한 노르웨이 공중보건연구소의 연구(Tverdal과 Skurtveit, 2003)에서도 "하루에 적어도 2 잔 이상의 커피를 마시면 전혀 마시지 않는 사람들 보다 알코올성 간경화증에 의해 사망하는 확률을 40% 정도까지 줄일 수 있다." 고 하였지만, 이런 보호 작용을 하는 커피의 성분이 무엇인지를 밝히지 못했다. 그리고 이런 커피의 놀라운 보호 효과는 비알코올성 간경화증에서는 통계학적으로 의미 있는 결론을 도출하지 못했다(Klatsky 등, 2006).

커피와 간경화증 발생에 대한 이탈리아의 연구(Corrao 등, 2001)에서 커피를 섭취한 경우 간경화증의 위험성이 감소하는 것을 전향적 코호트 연구와 환자-대조군 연구 모두에서 관찰하였다. 하지만, 흥미롭게도 디카페인 커피를 섭취한 경우나 커피 외에 카페인이 함유된 다른 음료를 섭취한 경우에는 간경화증의 발병을 감소시키는 이런 상관관계를 찾지 못했다. 커피를 섭취할 경우라도 하루에 마시는 커피양이 3 잔 이상인 경우에 더 통계적인 의미가 있었으며, 또한 섭취한 기간이 40년 이상인 경우에 더 의미가 있는 결과(Gallus 등, 2002)를 관찰하였다.

3) 커피와 간세포성암

간암은 전 세계적으로 다섯 번째로 흔한 암이며, 암으로 인한 사망 원인의 세 번째를 차지하는 흔한 질환이다. 이미 언급한 바와 같이 커피를 섭취하면 간 손상을 나타내는 여러 효소들이 증가하는 것에 대해 보호 작용을 한다. 이런 간 보호 효과는 간경화증으로 인해 사망하는 위험성까지도 줄이는 관계가 있다. 선진국에서 간세포성암의 발생에 있어 가장 위험한 요인이 간경화증이며, 간경화증 발생의 주요 원인은 알코올 섭취와 B형 및 C형 바이러스에 의한 간염이다.

여러 연구 결과에 의하면 커피 섭취와 간세포성암 발생과의 연관성에서 일관되게 반비례적인 관계가 있다. 9만 명 이상을 대상으로 10년 동안에 걸쳐 실시한 일본의 연구에서 "커피를 많이 섭취할수록 간암 발생이 낮아지며, 하루에 최소 5 잔을 마시면 전혀 커피를 마시지 않는 사람에 비해 간암 발생이 76%까지 낮았다." 고 하였다. 특히 이 연구에서 기존의 커피 섭취와 간경화증 발생 사이의 상관관계에서 발견할 수 없었던 C형 간염 환자에서도 모두 강력하게 반비례 관계를 보인 점은 특이하며, B형 간염 환자에서는 통계학적으로 의미를 찾지 못했지만 이 경우에도 간암 발생이 감소한 것은 분명했다. 기본적으로 이 연구를 시작할 때 어떤 간 질환도 없는 사람은 이런 연관성을 보이지 않았지만, "간 질환을 가진 사람은 하루에 한 잔의 커피를 섭취한 경우에도 간암 발생이 48%까지 감소하였으며, 매일 5 잔 이상을 마신 경우에는 발생률이 1/4 이하로 내려갔다." 고 보고하였다(Inoue 등, 2005; Shimazu 등, 2005). 이런 결과에 대해 커피를 섭취하면 간의 염증 반응을 억제시키며, 항산화 작용을 통해 간 조직이 섬유화되어 간경화증으로 진행되는 과정을 억제하고, 그 결과로 간경화증에서 간암으로 이관되는 과정이 낮아진 것으로 판단하였다(Cadden 등, 2007).

표 13_ 카페인 섭취와 간암 발생에 관한 환자-대조군 연구 결과 요약

연구자(연도)	대조군	대조군수	환자수	커피가 간암 발생 위험성 감소에 의미가 있는가?	커피 섭취량
Tanake 등 (2007)	만성 간 질환	2,775	209	의미가 있음	하루 3잔 이상
Motella 등 (2007)	간 질환이 없는 일반 입원환자	412	185	의미가 있음	일주일에 28잔 이상
Ohfuji 등(2006)	C형 간염	253	73	의미가 있음	하루에 몇 잔
Gelatti 등 (2005)	간 질환이 없는 일반 입원환자	500	250	의미가 있음	하루에 몇 잔
Gallus 등(2002)	암 이외 환자 혹은 식이 장애 관련 환자	1552	501	의미가 있음	하루에 몇 잔
Kuper 등(2000)	이비인후과 및 안과 일반 환자	380	333	의미가 없음	일주일에 20잔 이상

* Masterton과 Hayes(2010)의 자료를 발췌하여 수정하였음.

지금까지 몇 차례에 걸쳐서 간암 환자와 대조군을 후행성으로 추적 조사한 연구들에서 커피 섭취와 간경화증을 동반한 간암 발생 사이의 상관성을 조사하였다(표 13 참조). 이탈리아 브레시아대학교 의과대학 내과의 Gelatti 등(2005)은 10년 동안의 조사에서 알코올과 간염에 의해 간경화증이 생긴 경우에 커피 섭취를 많이 할수록 간암 발생이 의미 있게 반비례적으로 줄어들었음을 밝혔다. 이와 비슷한 결과로 일주일에 커피를 28 잔 이상을 섭취한 경우가 14 잔 이하로 섭취한 경우보다 더 의미 있게 간암 발생의 위험성이 줄어들었다(Montella 등, 2007).

4) 간세포성암 발생 감소에 대한 커피의 작용 기전

커피는 간 질환에서 항염증 효과와 항산화 효과를 아래의 〈그림 20〉과 같이 여러 단계에 걸쳐서 작용함으로써 발휘한다. 간암 발생을 줄이는 커피의 작용 기전에 대한 하나의 가설로 카페인의 작용을 들 수 있다. 카페인은 이미 언급한 바와 같이 아데노신 수용체를 차단하며 아울러 그 자체가 항산화제 작용을 하는 것이 중요한 역할로 보고 있다(Masterton과 Heyes, 2010).

그림 20_ 커피 섭취가 간경화증과 간암의 진행을 억제하는 작용 기전

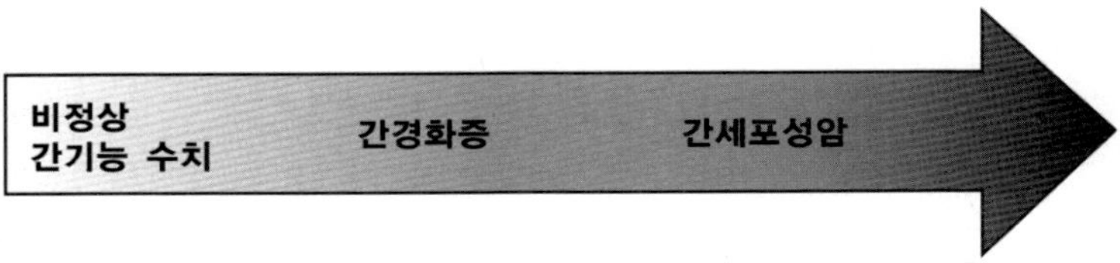

비정상 간기능 수치	간경화증	간세포성암
항염증 작용	항섬유화 작용	Phase I 관련 효소 작용 억제
항산화 작용	항염증 작용	Phase II 해독 효소 작용 유도
	항산화 작용	항산화 작용

Masterton과 Hayes(2010)의 자료를 수정하였음

또한 카페인은 간의 ALT와 GGT 효소가 증가하는 것을 막아 간세포 보호 작용을 하며, 화학물질에 의해 유도되는 간의 발암 과정을 억제하는 것도 동물 실험에서 확인되었다. 하지만, 커피를 대신하여 차 혹은 콜라를 통해 카페인을 섭취한 경우에 간 질환 발생을 감소시켰던 연구 결과가 아직 없는

점과 디카페인 커피를 섭취해도 간암 발생을 줄였던 일본과 이탈리아 사람들을 대상으로 실시한 연구 결과로 봐서 전적으로 카페인의 효과에 의한 작용이라는 가설을 다 설명할 수 없다(Inoue등, 2005; van Dam, 2008).

또 다른 작용 기전의 설명으로 커피에 포함된 디테르펜인 카페스톨과 카와웰을 들 수 있다. 디테르펜은 심혈관계에 대해 부정적인 효과를 나타내는 것으로 알려져 있다. 하지만 디테르펜은 발암 과정에서 해독 작용을 하는 phase II 효소(글루타치온-S-전이효소) 활성을 유도하고, 간에서 농도 의존적으로 이 효소를 증가시켜서 항산화 작용을 하는 글루타치온의 수치를 간에서 증가시키며, 이로 인해 화학적인 발암물질을 만드는 과정을 차단하여 간암 발생을 억제한다(Schilter 등, 1996; Huber 등, 2002). 또한 디테르펜은 발암 과정의 phase I에 작용하는 효소인 시토크롬* P450을 억제하기도 한다(Huber 등, 2008).

그림 21_ 시토크롬 P450의 구조와 사람의 주요 시토크롬 P450효소들

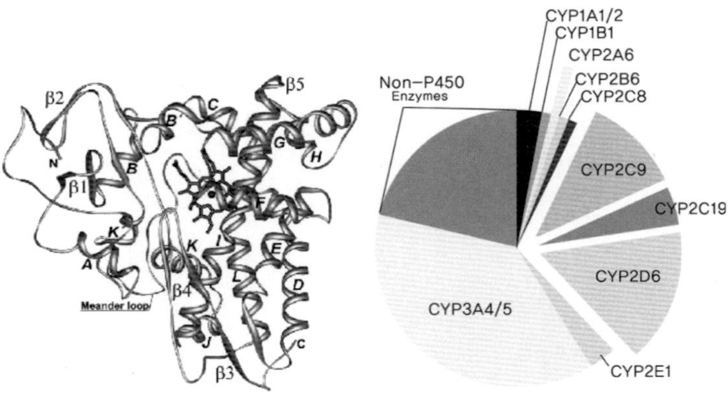

* 시토크롬(cytochrome) : 전자전달계의 구성 성분으로 헴단백질을 가지고 있는 효소군으로, 대부분의 약물이나 환경물질과 같은 외인성 물질이나 스테로이드나 지질과 같은 내인성 물질에 대해 산화적 대사 작용을 수행하는 생명체에 필수적인 촉매 효소.

그러나 종이로 필터를 한 커피와 인스턴트 커피를 마신 경우에도 간암 발생이 억제되는 소견을 보인 점으로 봐서는 단순히 이 디테르펜의 작용이라고 단정 지을 수 없으며, 향후 좀 더 면밀한 연구 결과를 기대해야 할 상황이다(Higdon과 Frei, 2006).

또 다른 기전으로 커피에 있는 폴리페놀 성분과 멜라노이딘이 간에 지방이 축적되는 것과 산화적 스트레스를 받는 것 그리고 염증이 생기는 것을 줄여서 간 손상의 진행을 늦추며, 간 조직과 혈액에서 간 기능 보호에 중요한 작용을 하는 중재자인 염증을 유발하는 시토카인*은 줄이고, 염증을 억제하는 시토카인을 증가시키는 작용을 한다(Vitaglione 등, 2010).

그 외에도 간경화증이 동반되지 않은 간암 환자에서 철분은 암 발생의 촉진자로 작용할 수 있다. 이런 이유로 인해 커피를 통해 폴리페놀 성분을 많이 섭취하면 체내 철분을 낮은 수준으로 유지시켜 간 손상의 위험성을 줄이기도 한다(Mascitelli 등, 2008).

따라서 커피가 갖고 있는 간 보호 효과에 대해 많은 연구 결과가 보고되고 있지만, 아직 정확한 작용 기전에 대해 완전히 해명된 단계는 아니다. 그럼에도 불구하고 커피가 갖는 간의 유용한 효능에 대한 해명으로 커피에는 1,000 여 가지의 화학물질들이 포함되어 있고, 이런 물질들의 상호보완 작용과 상승 작용으로 인해 보호 효과가 나타난 것으로 보는 것이 타당하다고 판단된다.

---

* 시토카인(cytokine) : 생체 여러 세포에서 분비되어 세포 사이에 신호를 전달하고, 각 세포의 작용을 조절하며, 면역 반응의 조절에 관여하는 생물 활성 인자의 총칭.

5) 간 손상과 커피의 작용에 대한 요약

전향적 코호트 연구와 환자-대조군 연구에서 커피 섭취가 여러 가지의 아미노기 전이효소를 낮추어 간 기능에 우호적이라는 결과부터 간암 발생과 그로 인해 사망률을 낮추는 효과까지 매우 광범위하게 작용하는 것을 알 수 있었다. 그렇다고 하더라도 현재 커피가 간 질환을 치료한다고 의견을 제시하는 사람은 아무도 없지만, 간 질환 특히 간암 발생의 위험성이 큰 환자들은 이런 근거들에 대해 자각할 필요가 있다. 하루에 2~5 잔 정도로 적절하게 커피를 마시면 간의 건강 특히 간암 발생의 위험도를 감소시키는 관점에서 유익한 점이 많은 것으로 보인다.

위암

위암은 요즘 들어 그 발생의 빈도와 사망률이 감소하고 있지만, 그래도 전 세계적으로 발생률이 두 번째이며, 특히 개발도상국에서 높은 수준이다. 우리나라에서는 남녀 모두 가장 흔하게 발생하는 암으로 2008년에 발생한 전체 암 중에서 15.8%를 차지하였다. 위암 발생률은 60대에 가장 높고, 남녀의 비는 2:1로 남자에서 발생 빈도가 더 높다(국가암정보센터, 2008).

1997년에 세계암연구기금에서 1996년까지 진행된 두 번의 코호트 연구와 아홉 번의 환자-대조군 연구를 메타 분석한 결과는 서로 상반된 양상을 보였다. 그 이후에 일본 아이치 암연구센터의 Inoue 등(1998)이 약 2만 명의 일본인을 대상으로 실시한 역학적 연구에서 "커피를 매일 3 잔 이상 마시는 습관이 있는 사람은 마시지 않는 사람보다 위암에 걸릴 위험률이 절반으로 줄어든다."는 분명한 결과를 발표했다. 이처럼 커피가 위암 발생률을 낮추는 것은 커피에 포함되어 있는 항산화물질 등이 암세포 발생을 억제하고, 커피를 즐겨 마시는 사람들이 좋아하는 서양식 식생활이 위암에 대해 예방적으로 작용하기 때문인 것으로 분석됐다.

하지만, 그 이후 23번에 걸쳐서 커피 섭취와 위암 발생 사이의 상관관계를 연구한 각종 결과를 메타 분석한 자료(Botelho 등, 2006)에서 커피 추출 방식, 커피 종류, 한 번에 먹는 커피양 등을 세밀하게 분석해야 됨을 전제로 해서 "위암 발생에 대해 커피 섭취는 어떤 나쁜 작용도 하지 않는다."는 결론을 내렸다.

신장암

지난 30년 동안 신장암 혹은 신세포암 발생은 꾸준히 증가해 왔다. 신장암의 원인에 관한 여러 연구 결과들 중에서 의미 있게 작용하는 것으로는 흡연, 특히 여성의 비만, 고혈압과 그 치료제, 과다한 동물성 지방을 섭취하는 식이 습관과 같은 생활과 관련된 인자들과 유기 용매, 가죽, 석유 제품, 카드뮴 등의 중금속에 직업적으로 노출되는 것 등이 거론되고 있지만, 커피 섭취에 대한 언급은 없다.

하버드대학교 의과대학의 Lee 등(2007)은 그 당시로 지금까지 보고된 13번의 전향적 코호트 연구를 분석하여 "매일 평균 3 잔 이상의 커피를 마신 사람들은 한 잔 이하의 커피를 마시는 사람들에 비해 신세포암 발생률이 16% 낮으며, 하루 240 ml 분량의 차를 지속적으로 음용한 경우에도 차를 마시지 않는 경우에 비해 신세포암 발생률이 15%까지 낮아진다."는 결과를 보고하였다.

신장암의 발생 위험성은 마시는 음료의 질과 종류에 의해 영향을 받을 수 있는데, 그 이유는 신장이 수분과 미네랄, 대사 부산물 그리고 외부에서 유입된 화학물질을 배출하고 조절하는 장기이기 때문이다. 커피를 섭취하면 카페인이 이뇨 작용을 촉진하며, DNA와 단백질 산화에 의한 손상을 줄여서 신장암 발생이 오히려 낮아진다. 그리고 비만과 신장암 발생 사이에 매우 강한 비례적인 관계를 고려해 보면, 커피가 인슐린 감수성을 개선시킴으로써 비만을 줄이므로 신장암 발생도 감소시키는 연관성이 있다 (Nkondjock, 2009).

따라서 커피 섭취가 혈당을 조절하는 인슐린에 대한 체내의 감수성을 높이는 기전 등을 통해 신장암 예방에 영향을 미칠 수 있으며, 장기적으로 나타나는 인슐린 수치의 변화는 신장암 발생을 줄일 수 있다. 지금까지의 연구 결과만으로도 커피를 섭취하면 신장암의 발생 위험성을 어느 정도 낮출 수 있는 것으로 판단하기에 충분한 것으로 생각된다.

방광암

방광암은 방광에 발생하는 악성 종양으로, 60~70대에서 주로 발생하고 남성이 여성보다 발병 위험도가 3~4배 높다. 남성에서 네 번째로 많이 발생하는 암이다. 흡연이 가장 위험한 원인이고, 직업적으로 발암물질에 노출되는 것도 발병과 연관이 있다. 방광암 발생을 증가시키는 음식으로는 돼지고기, 바베큐한 고기, 지방, 간장 등을 너무 많이 섭취하는 경우가 해당된다.

커피 섭취와 방광암 발생에 대한 연구 결과는 역사적인 흐름을 갖고 있다. 먼저, 1991년에 국제암연구기관에서 실시한 연구에서는 지난 40년간 22

번의 연구 자료를 분석하여 그 중에서 16번의 결과가 "커피를 섭취하면 인체에서 방광암을 유발할 가능성이 커진다." 고 하였고, 6번의 연구에서는 "아무런 연관성이 없었다." 고 보고하면서, 방광암의 발생원인 중에서 가장 중요한 것은 흡연이라 단정 지었다. 그리고 그 이후 1991년부터 2001년까지 커피와 방광암 발생에 대해 4번의 코호트 연구와 13번의 환자-대조군 연구가 계속 더 진행되었다. 이탈리아의 약리학 연구자인 Tavani와 La Vecchia(2000)는 지난 30년의 자료를 분석하면서 "커피 섭취와 방광암 발생 사이의 상관성은 아직도 논쟁의 여지가 있다." 는 정도로 보고하였다.

하지만, 환자-대조군 연구처럼 미국 캘리포니아와 하와이에 거주하는 일본계 미국인, 노르웨이, 네덜란드 등 여러 나라에서 실시한 코호트 연구의 결과는 일관되게 "커피 섭취와 방광암 발생 사이에 특별한 연관성이 없다." 는 보고가 1991년부터 2001년까지 계속되었다(Zeegers 등, 2001). 그리고 유럽에서 비흡연자를 대상으로 실시한 10번의 연구 결과에서도 "전혀 아무런 영향이 없다." 고 보고(La Vecchina와 Tavani, 2007)하여 이 분야의 연구 중에서 대표적인 결과로 인정받고 있다. 하지만, 커피를 섭취하면 방광암 발생의 위험성이 증가하였던 연구들은 주로 하루에 커피를 5~10 잔 이상을 마시는 경우라고 단정하였는데, 보통 하루에 3~4 잔을 마시는 것을 감안하면 그 정도는 많은 양이며 그 점에 대해서 유의해야 한다. 따라서 방광암의 발생에 대해 생각해 보면 하루에 커피 5 잔 이상을 섭취하는 것을 절대적으로 권할 수 있는 상황이 아니라고 판단된다(Pelucchi 등, 2008).

그렇다고 하더라도 방광암 발생에 대해 흡연이 가장 중요한 요인이 되며, 그 외에도 섭취하는 음식의 종류와 직업적으로 노출되는 환경 요인이 중요하므로, 이런 혼동 인자들을 철저히 배제한 상태에서 커피 섭취가 미치는 영향을 판단해 보아도 현재 시점에서 방광암 발생의 연관성에 대한 커피의 명확한 역할과 유익한 효능에 대해 결론을 내리지 못하고 있다.

뇌종양

뇌종양의 원인에 대해서는 아직 잘 모르지만, 일부에서 이온화 방사선에 노출되거나 유전적 소인이 관여하는 것으로 알려져 있다. 유럽에서는 인구 10만 명 당 여성은 4~6명, 남성은 6~8명의 비율로 발병하고 있다. 미국뇌종양학회에 의하면 미국에서 한 해에 23,700여 명의 악성 뇌종양 환자가 새로 발생하고 있다.

1987년에서 2004년에 걸쳐 실시한 6 번의 역학적 연구에서 결과가 서로 다르게 발표되어 일관성이 부족한 실정인 것이 사실이다. 최근에 미국에서 실시한 3번의 대규모 코호트 연구에서 335명의 신경아교종(glioma) 환자를 대상으로 조사하였는데, 신경아교종은 성인에서 발생하는 악성 뇌종양의 80%를 차지하는 흔한 질환이다. 이 조사를 시행한 연구자들은 "커피와 차를 섭취한 것과 신경아교종 발생 사이에 강력한 반비례 관계가 있었다."고 보고하였다. 이런 반비례적인 관계는 커피와 차 이외에도 카페인만 단독으로 섭취한 경우에도 마찬가지였으며, 여성보다는 남성에서 더 통계적인 의미가 있었다(Holick 등, 2010). 또한 8.5년 동안 9개의 나라에서 신경아교종 343명과 뇌수막종(meningioma) 245명의 환자를 대상으로 실시한 대규모 전향적 코호트 연구에서도 하루에 커피와 차를 100 ml 이상 섭취한 경우에 남성과 여성 모두에서 신경아교종 발생의 위험도가 낮아져서 이 분야의 다른 연구 결과들과 일치하였지만, 뇌수막종에 대해서는 어떤 연관성도 찾지 못한 결과를 발표하였다(Michaud 등, 2010).

따라서 커피 섭취와 전체 뇌종양 발생 사이의 연관성을 논하기에는 절대적으로 자료가 부족하지만 적어도 일부의 뇌종양, 특히 신경아교종 발생에 대해서는 어느 정도 억제 효과가 있는 것으로 봐야 할 것이다.

햇빛에 의한 피부암

피부암은 우리나라의 통계와 많은 차이가 있지만, 미국 국립암연구소에 따르면 현재 미국에서 가장 많이 발병하는 암의 종류이며, 매년 100만 명의 새로운 환자가 생길 정도로 흔한 질환이다. 커피를 마시면 피부암의 발생 위험성이 감소한다. 피부암 발생에 대한 커피 섭취의 효과를 연구한 자료는 주로 카페인에 국한되어 있다. 즉, 카페인의 또 다른 긍정적인 역할 중에 하나는 햇빛에 의해 발생되는 피부암을 예방하는 효과가 있는 것이다.

자외선(UVB)은 피부 세포의 DNA를 손상시키고 세포의 돌연변이를 발생시키는 주된 원인으로 작용하는데, 최근에 미국 뉴저지주립대학교 약학대학 암연구소 연구진들은 "운동과 카페인 섭취를 병행하면 체지방 함량을 줄이는 동시에 피부암을 일으키는 UVB에 의해 손상 받은 피부세포에 대해 보호하는 효과가 분명하게 있다."고 보고했다(Lou 등, 2010). 따라서 카페인과 운동이 함께 작용해서 UVB에 의해 손상된 DNA를 갖고 있는 암 전 단계 세포를 제거하는 작용을 하는 것으로 생각하고 있다. 사람에서 관찰한 결과뿐만 아니라 동물 실험의 연구 결과에서도 카페인이 자외선에 의해 유발되는 피부암 발생에 분명하게 보호 작용이 있는 것을 명시하고 있다(Abel 등, 2007; Kerzendorfer와 O' 'Driscoll, 2009).

그 외의 암 발생

커피가 기호 식품을 넘어서 건강 음료라는 사실이 점차 일반인들에게 가까이 다가올수록 그와 관련된 많은 자료들이 뉴스를 통해 알려졌다. 근래에 와서 특히 커피를 마실 때 가장 먼저 접촉하는 신체 부위인 구강암과 식도암 발생에 많은 관심이 모여졌다. 2009년 1월 6일 영국 로이터 통신사은 일본의 한 연구 결과를 소개하였다. 일본 도호쿠대학교 의과대학 연구진(Naganuma 등, 2008)들이 1990년부터 당시에 어떤 질병이 없었던 40~64세 성인 38,697명을 대상으로 평균 13.6년 동안 추적 조사한 코호트 연구에서 157명이 구강암, 인후암 그리고 식도암 환자가 발생하였다. 커피 섭취와 각 암 발생 사이의 연관성을 분석한 결과에서 "커피를 마시지 않는 사람들에 비해서 하루에 한 잔 이상의 커피를 마시면 그 부위의 암 발생 위험성이 절반으로 줄었다."는 것을 알게 되었다. 특히 이 대상자들 중에는 흡연하는 것과 같이 암 발생에 위험성이 높았던 사람들과 당시에 막 커피를 마시기 시작한 사람들에게 조차 같은 정도로 암 발생의 위험성이 낮아졌던 점에 대해 특이하게 생각했음을 부언하였다.

최근에 지금까지 커피와 구강 및 인후암, 후두암, 식도 편평상피암 그리고 식도 선암 발생 사이의 상관성을 연구한 22번의 환자-대조군 연구 결과를 메타 분석한 자료가 발표되었다. 흡연과 음주 등의 요인을 배제하고 커피 단독으로 암 발생에 미치는 영향을 분석한 결과, 커피를 섭취하면 구강 및 인후 암 발생은 감소하였는데, 특히 카페인 커피와 상관성이 높았다. 하지만 커피 섭취와 후두암, 식도 편평상피암과 식도 선암의 발생 사이에는 아무런 연관성이 없었다(Galeone 등, 2010; Turati 등, 2011).

임신 중 산모가 커피를 섭취로 인한 아이의 백혈병 발생

일부 연구에서 산모가 임신 중에 커피를 섭취한 경우에 아이가 백혈병이 발생했던 결과가 있었다(Ross, 1998; Menegaix 등, 2005). 이 연구들은 산모의 기억을 더듬어 실시한 후향적 환자-대조군 연구 결과로, 이런 종류의 연구들은 기억에 의한 자료라는 점과 편견 포함의 개연성에 의해 결론을 도출하는 경우가 많아서 신빙성이 낮은 것으로 봐야 할 것이다. 하지만, 어찌되었던 이런 연구 결과들과 관계없이 산모가 커피를 섭취하는 데는 매우 신중한 주의가 필요한 것으로 판단되며, 향후 커피 혹은 카페인 섭취하는 것을 특별하게 주의해야 하는 경우에서 더 자세히 기술하고자 한다.

커피 섭취와 암 발생에 대한 요약

커피 섭취와 암 발생에 대한 상관성을 조사한 초기 연구 결과에서 일부 암 발생의 증가와 상관성이 있다는 결과도 있었지만, 근래에 잘 계획된 체계적인 연구 결과는 그런 사실과 결코 무관한 것을 일관성 있게 보고하고 있다. 오히려 커피를 섭취하면 암 발생의 위험성을 감소시키는 유익한 영향을 주며, 커피에 포함된 카페인은 유방암과 소화기계통 암을 유발하는 해로운 화학물이 절대 아니다. 그리고 커피는 적어도 간암과 신장암의 발생을 낮추며, 유방암과 대장암의 발생을 어느 정도 감소시키는 것으로 봐야 할 것이다. 이렇게 커피가 암 발생에 대해 유용하게 작용하는 경우에 속하는 암의 종류들로는 유방암, 췌장암, 난소암, 위암 등으로 대부분의 암이 해당되고, 일부 방광암인 경우에 의견이 일치하고 있지 않지만 그 원인의 비중으로 봐서는 커피보다 흡연이 더 크게 작용하는 것으로 보인다. 따라서 하루에 5 잔 이하의 커피(500 mg 이하의 카페인)를 마시는 것은 전혀 암 발생과 연관이 없는 것을 기정사실로 받아들이는 것이 타당성 있게 판단된다.

암(癌, cancer)

현대인에게 가장 위협적인 질병은 암이다. 전 세계적으로 매년 약 9백만 명의 암환자가 발생하며, 이중 5백만 명이 암으로 인해 사망하는 것으로 추정되고 있다. 최근 보건복지부의 통계자료에 의하면 우리나라 사람들의 사망원인 중 가장 높은 비중을 차지하는 질병은 암이며 그 다음으로는 고혈압, 심장병, 간 질환이 차지하고 있다.

인체의 모든 세포는 일정한 시기가 지나면 자연히 증식 및 성장이 정지되거나 성장 속도가 아주 느리게 조절되어 일정한 크기로 유지하면서 정상적인 기능을 하게 된다. 정상적인 배아조직(embryonic tissue)의 모든 세포는 증식과 성장 속도가 빠르지만 일정한 시기가 지나서 크기나 기능이 완전히 성숙되면 유전자 수준의 어떤 특별한 조절 기전에 의해서 성장이 정지되거나 아주 느리게 되면서 정상적인 기능을 수행하게 된다.

그러나 어떤 경우에는 일정한 부위에 세포의 이상 증식이 일어나서 조직의 이상 성장 현상이 발생하는데, 이것을 종양(tumor 혹은 neoplasm)이라 한다. 종양은 악성 종양과 양성 종양으로 구분된다. 암은 종양조직의 세포증식이 대단히 빠를 뿐만 아니라 조직의 일부가 혈액의 흐름이나 림프관을 따라서 빠른 속도로 다른 부위로까지 전이되면서 여러 가지 나쁜 증상을 일으키고 생명까지도 위협하는 악성 종양을 말한다. 양성 종양은 악성 종양과는 달리 성장 속도도 느리고 다른 곳으로 퍼지지도 않으며 인체에 특별한 영향을 일으키지 않는 종양을 말한다.

암세포는 바이러스나 여러 가지 화학적 물질 혹은 환경 인자들에 의해서 세포의 성장억제 조절 기전이 파괴되어 마치 배아세포와 비슷한 양상으로 세포 증식이 왕성하게 일어나는 세포라 할 수 있다. 이와 같은 미분화된 암세포들은 많은 영양분을 소모하며 빠른 속도로 주위의 정상 조직에 침투하여 정상 세포의 기능을 빼앗아 버릴 뿐만 아니라 수적으로 증식하여 모든 조직을 암세포로 바꿔버리는 결과를 가져오게 할 수도 있다.

암 치료의 대원칙은 정상조직 속에서 증식하고 있는 암세포만을 골라서 죽이는 것이라 할 수 있다. 치료 방법으로는 수술, 방사선이나 광선 조사 및 약물요법 등이 이용되고 있으나 수술이나 광선 조사로 암세포를 완전히 제거할 수 없는 어려움이 있으며, 약물요법은 암세포 이외의 정상적인 세포도 심한 손상을 입게 되며, 특히 정상세포 중에서 암세포와 같이 증식이 빠른 골수세포나 위장관의 상피세포가 심하게 손상을 받기 때문에 빈혈에 빠지거나 소화기계 증상으로 심한 메스꺼움을 호소하는 수가 많다.

-『인체생리학』 고문사(2008)-

8. 천식

천식(asthma)이란 폐 속에 있는 기관지가 아주 예민해진 상태로, 기관지가 좁아져서 숨이 차고 숨소리가 들리면서 기침을 심하게 하는 증상을 나타내는 병을 말한다. 과거부터 카페인이 천식의 증상 완화와 치료적 접근에 대해 자주 회자되어왔다. 커피에 포함되어 있는 주요 성분인 카페인은 커피 이외에도 차, 코코아, 초콜릿 그리고 콜라를 포함한 청량음료에서 발견할 수 있다. 〈그림 7〉에서와 같이 카페인이 대사되면 테오필린이 되며, 화학적으로 매우 유사한 구조로 되어 있다. 테오필린은 현재 기관지 확장제로 기도를 넓혀주는 작용을 하여 가랑가랑한 숨소리, 기침 그리고 숨이 차는 것과 같은 천식의 증상을 완화시키는 효과가 있는 것이 알려져 임상에서 많이 사용되고 있다. 과학자들은 카페인도 테오필린과 같이 기관지 확장 효과와 호흡 근육의 피로를 감소시키는 작용이 있어 천식 증상을 줄여주는 효능이 있다는 것을 잘 알고 있다.

커피 혹은 카페인 섭취가 폐기능을 향상시켜 천식 환자에게 도움이 된다는 임상적인 기록은 적어도 100 여 년 전의 일이다. 일찍이 『잃어버린 시간을 찾아서』를 쓴 프랑스의 유명한 소설가 마르셀 프루스트(Marcel Proust, 1871~1922)는 자신도 천식 환자였으며, 1919년에 공쿠르상(Prix Goncourt)을 수상한 『꽃피는 아가씨들의 그늘에서(A l' Ombre des Jeunes Filles en Fleur)』의 글 속에 작가 자신이 어릴 때 "카페인을 처방받아 숨 쉬는데 많은 도움을 받았다." 고 서술한 바 있다. 1871년에 출생한 작가의 연대로 봐서 이미 그 때 천식의 치료로 카페인이 활용되고 있었음을 짐작할 수 있다. 앞서 미국의 루스벨트 대통령의 천식과 커피에 대한 일화를 소개한 바도 있다. 그리고 영국 런던의 성 마리아병원의 Woodcock 등(1981)은 "커피를 섭취할수록 커피의 카페인 성분이 만성 폐쇄성 폐질환 환자의 호흡기능을 향상시킨다." 고 보고한 바도 있으며, 현재 카페인과 그 유도체의 성분들이 일부 진통제와 감기 치료제에 포함되어 의약품으로 활용되고 있다.

그림 22_ 인산디에스테르 가수분해효소의 작용 경로

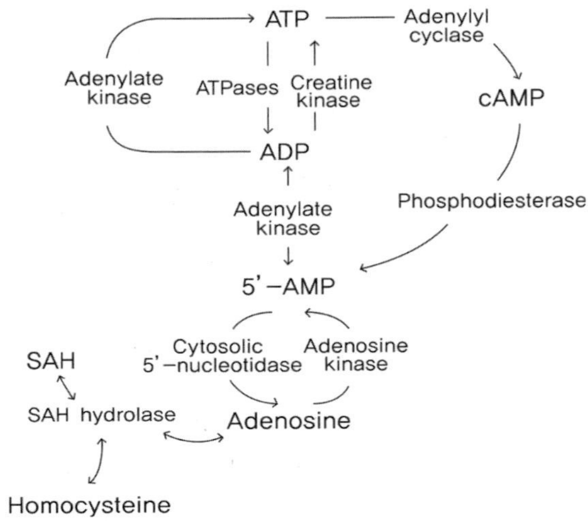

카페인은 화학적으로 메틸크산틴(mehtylxanthine) 계열로 분류되며, 여기에는 기관지 확장제인 테오필린도 포함되어 있다. 이 분류에 따라 역사적으로 이런 약물들은 호흡기 질환의 치료에 이용되었으며, 그 작용 기전으로 인산디에스테르 가수분해효소(phosphodiesterase)를 억제하는 것이 알려졌다. 〈그림 22〉에서 소개한 작용 경로와 같이 이 효소는 고리형 아데노신1인산(cAMP)을 가수분해하는데, cAMP는 기관지 수축과 확장을 조절하는 평활근 세포에서 이차 전령자로써 신호를 전달하는 작용을 한다. 교감신경계의 베타2-아드레날린성 수용체가 자극되면 cAMP가 증가하며, 기관지 평활근을 이완시켜 기관지를 확장하여 호흡을 용이하게 한다. 이때 카페인을 포함한 메틸크산틴 계열인 테오필린은 cAMP를 가수분해하는 효소를 억제하여

평활근에 cAMP 농도를 높게 유지시킴으로써 호흡기능을 개선하는 약리학적 효능을 발휘한다. 또한 메틸크산틴은 아데노신 수용체를 경쟁적으로 차단하는 작용을 한다. 아데노신은 기관지를 수축하는 화학적 조절물질이므로, 메틸크산틴 계열의 화학물질은 결과적으로 기관지 확장제로 작용함과 동시에 호흡 근육의 피로를 줄이는 역할을 담당한다. 이런 이유로 카페인과 테오필린이 호흡기 질환의 치료에 활용되고 있다.

이상의 이유로 인해서 카페인이 호흡기 질환의 치료에 잠재적 가능성이 있는 역할을 할 것이라는 것이 제시(Pagano 등, 1988)되었으며, 캐나다 마니토바대학병원 소아과의 Becker 등(1984)에 따르면 빠르게는 1859년에 당시로는 "커피는 천식 치료에 가장 좋은 처방약이다."라고까지 한 문헌을 소개하기도 했다. 이탈리아에서 7만 명 이상을 대상으로 1983년까지 자료를 토대로 하여 분석한 자료에 의하면 매일 3 잔 이상의 커피를 섭취할수록 천식 이환율이 28%까지 낮아지는 반비례 관계가 있음을 발표하였다(Pagno 등, 1988). 그리고 1992년 미국 환경보호청에서 2만여 명의 미국인을 대상으로 실시한 조사에 따르면 "커피를 규칙적으로 마시는 사람이 전혀 마시지 않는 사람들에 비해 천식 발생이 통계적으로 의미 있게 29%까지 낮았으며, 쌕쌕거리는 천명(喘鳴)의 발생도 13%까지 떨어졌다." 고 보고하였다(Schwartz와 Weiss, 1992).

카페인이 천식을 포함한 폐쇄성 폐질환에 효과가 있는 지에 대해 많은 정보들이 있었고 적어도 1859년 이후로 스코틀랜드에서 천식에 대한 카페인의 유용성을 활용하고 있음에도 불구하고 체계적인 정리가 없었지만, 영국 런던대학교 공중보건학과 Welsh 등(2010)이 최근까지 보고된 각종 임상

시험 자료를 토대로 처음으로 정리한 보고서를 발표하였다. 그 보고서의 결과를 기초로 해서 요약하면 〈표 14〉와 같다.

표 14_ 카페인 섭취와 천식 환자 폐기능검사와의 상관성에 관한 연구 결과 요약

연구자 (연도)	환자수 평균 연령	섭취 후 관찰 기간	카페인 섭취 후 호전된 폐기능 검사 항목	카페인 섭취량
Taylor 등 (2004)	20명 16~73세	24시간	FeNO	15 g 카페인 커피와 디카페인 커피와 비교
Duffy와 Phillips(1991)	11명 18~42세	90분	FEV_1, FVC	5 mg/kg (저용량) 10 mg/kg (고용량)
Colacone등 (1990)	10명 46세	2시간	FEV_1	5 mg/kg
Kivity 등 (1990)	10명 19.5세	2시간	FEV_1	3.5 mg/kg (저용량) 7 mg/kg (고용량)
Bukowskyj와 Nakatsu(1987)	10명 64.8세	2시간	FEV_1, FVC, FEF_{25-75}	5 mg/kg
Crivelli 등 (1986)	7명 27~40세	45분	FEV_1	6 mg/kg
Gong 등 (1986)	9명	2시간	FEV_1, FVC, FEF_{25-75}	7.2 mg/kg

* FEV1: 1초 강제호기량; FVC: 강제폐활량, FEF25-75: 최고 호출 중간기속; FeNO: 호기 산화질소, Welsh 등(2010)의 자료를 발췌하여 수정하였음.

〈표 14〉의 자료를 이해하기 위해 폐기능 검사 중에서 간단한 검사를 예를 들면 〈그림 23〉과 같다. 먼저 최대로 공기를 들이마신 상태에서 가장 빠른 속도로 완전히 배출한 공기량을 강제폐활량(forced vital capacity, FVC)이라 한다. 이 FVC는 최대로 공기를 들이마신 상태에서 천천히 끝까지 불어내면서 측정한 폐활량(vital capacity, VC)에 비해서 약간 작은데 그 차이는 보

통 250 ml 미만이다. FVC을 측정하는 과정에서 강하게 불어내는 첫 1초 동안에 배출되는 공기량을 1초 강제호기량(forced expiratory volume in 1 sec, FEV1)이라 한다. FVC에 대한 FEV1의 비(FEV1/FVC%)는 정상인에게서 약 80%이지만, 폐쇄성 폐질환 환자에서는 아래의 오른쪽 그림과 같이 현저히 감소한다. 그리고 최고 호출 중간기속(forced mid expiratory flow rate, FEF25-75)이란, 강하게 숨을 불어낼 때 FVC의 25%량의 호식부터 75%량의 호식까지 즉, 강제호식 중간 부위의 최고호출기속을 나타내는 것으로 역시 폐쇄성 폐질환 환자의 상태와 치료의 반응도를 평가하는데 이용되고 있다.

그림 23_ 정상인과 폐쇄성 폐질환자의 강제폐활량과 1초 강제호기량의 차이

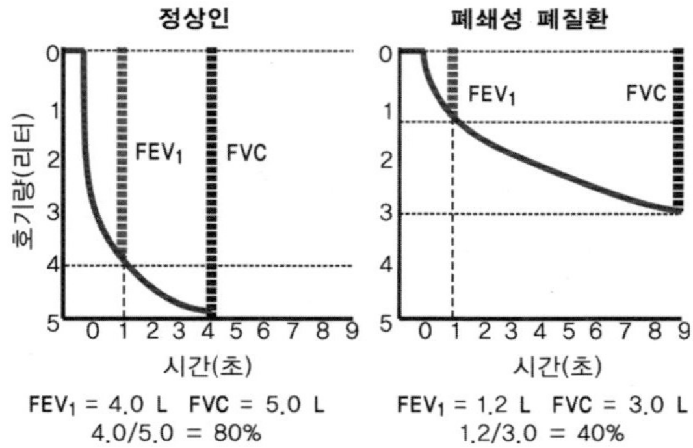

위의 〈표 14〉와 같이 천식 환자를 대상으로 폐기능 검사에 대한 카페인과 위약(placebo)의 효과를 비교해 본 결과, 카페인을 작은 양만 섭취해도 FEV1과 FEF25-75의 결과에서 호전됨을 관찰할 수 있었으며 그 효과는 섭취 후 적어도 2시간까지 지속됨을 알 수 있었다. 그 중에서 FEV1의 호전은 통계학적으로 의미가 없었지만, FEF25-75는 적은 카페인 양인 체중 1 kg당 5

mg의 농도에서도 의미가 있게 호전된 결과를 보였으며 그 효과도 4시간까지 지속되었다. 많은 카페인양을 섭취한 경우에는 FEV1과 FEF25-75 둘 다에서 의미 있게 호전되었으며, 그 효과도 2시간 지속되었다(Bukowskyj와 Nakatsu, 1987). FEV1의 결과에서 적게는 13.7%의 폐기능 개선 효과(Gong 등, 1986)가 있었으며, 최대로는 강제폐활량이 330 ml까지 호전된 결과(Kivity 등, 1990)도 보여 카페인이 효과적인 기관지 확장제이라는 것을 강력하게 제시하였다. 하지만, 중간 정도로 심한 천식 환자를 대상으로 카페인 커피와 디카페인 커피를 비교하여 호기 산화질소*를 측정한 연구에서 특별한 통계학적인 차이를 관찰하지는 못했다(Taylor 등, 2004). 그리고 습관적으로 섭취하는 정도에서 카페인이 기관지 확장 효과에 내성이 생기는 지에 대해서는 아직 확실하지 않다.

이런 결과들은 종합해 보면, 카페인을 섭취하면 단기적으로 폐기능을 향상시키며, 적어도 폐기능 검사 4시간 전에는 카페인 섭취를 제한하는 것이 좋을 것이라 판단된다. 왜냐하면 천식을 포함한 폐쇄성 폐질환 환자에서 카페인에 의해 호전된 검사 결과로 인해 의사들이 필요한 약보다 적은 용량을 환자에게 처방할 개연성이 생길 수 있고 천식의 관리에 또 다른 문제점이 발생할 수 있기 때문이다. 카페인 섭취가 기관지 확장에 유익한 효과가 있지만, 천식의 증상이 완전히 호전되기를 기대하기 위해서는 많은 양의 카페인을 섭취해야 되므로 오히려 카페인의 부작용을 유발할 수 있다는 점도 고려해야 한다.

* 호기 산화질소(fractional exhaled nitric oxide, FeNO) : 하기도(下氣道) 염증이 있는 것을 평가할 수 있는 비침습적인 지표이며, 천식의 진단, 중증도 평가, 및 추적 관찰에 이용되는 폐기능 검사의 한 가지 도구.

9. 통풍

통풍(gout)은 혈액 내에 요산*의 농도가 높아지면서 요산염의 상태로 결정이 생겨 관절의 연골, 힘줄, 주위 조직에 침착되는 질병으로, 흔하면서도 견디기 어려울 정도의 통증을 유발하는 염증성 관절염이다. 이러한 현상은 관절의 염증을 유발하여 극심한 통증을 동반하는 재발성 발작을 일으키며, 요산염 결정에 의한 통풍결절(tophi)이 침착되면서 관절의 변형과 불구가 발생하게 된다. 관절의 이상 외에도 다양한 신장질환을 일으키고 요산에 의해 콩팥에 돌이 생기는 콩팥돌증(nephrolithiasis, 신석증)이 나타나기도 한다.

역사적으로 보면 주로 남성의 병이라고 알려져 있지만, 현재는 고령화 사회로 진행하면서 70세 이상의 여성 중에서도 약 5% 정도 발생하고 있다(Arromdee 등, 2002; Choi 등, 2004). 혈액에 요산이 증가하면 통풍 발생의 예측 요인으로 받아들이며, 심장혈관계 질환, 뇌졸중 그리고 대사증후군의 발생 위험을 높이는 것으로 판단한다(Pham 등, 2010). 이때 커피를 섭취하면 통풍의 증상을 완화시킬 수 있는데, 그 이유는 먼저 혈액의 요산 농도를 감소시키고, 인슐린 저항성을 조절하여 가능한 것으로 생각하고 있다(Kiyohara 등, 1999. van Dam과 Hu, 2005).

메틸크산틴 계열의 화합물인 카페인은 크산틴 산화효소(xanthine oxidase)를 억제하는 작용을 하는데(Kela 등, 1980), 이런 효과로 인해 대표

* 요산(uric acid) : 음식을 통해 섭취되는 퓨린(purine)이라는 물질을 인체가 대사하고 남은 유기화합물.

적인 통풍 치료제인 알로퓨리놀(allopurinol)의 효과와 비슷하게 통풍을 예방하는 것으로 인식되고 있다(Choi와 Curhan, 2010). 커피를 장기간 섭취하면 인슐린 농도는 낮아지고 반대로 인슐린 감수성은 증가하는 것에 대해서는 이미 언급한 바 있다. 그런데 혈액에 요산 농도가 증가하는 것과 인슐린 저항성은 서로 관계가 많아서, 인슐린은 신장에서 요산의 배출을 억제하는 작용을 한다(Emmerson, 1998). 따라서 커피를 섭취하여 인슐린 감수성을 좋게 하고, 인슐린 저항성을 낮추며 인슐린 농도를 감소시키게 되면 요산이 소변으로 배출되는 것을 촉진시켜 혈액에 요산이 증가하는 것을 막고 통풍 발생의 위험성을 줄일 수 있게 된다(Choi 등, 2007).

일본에서 49~76세의 남성과 여성 11,662명을 대상으로 조사한 연구에서 "커피를 섭취하면 혈액의 요산 농도가 의미 있게 낮아지는데, 통계학적으로는 남성이 여성보다 더 강력한 반비례 관계가 있다."는 것을 발표하였다(Pham 등, 2010). 하지만 남성의 이런 결과 못지않게 최근에 약 9만 명의 미국 여성 간호사를 대상으로 총 26년 동안에 매 2~4년 마다 주기적으로 추적조사를 한 큰 규모의 전향적 연구에서 "카페인 포함 여부보다 커피를 장기간 마시면 중년 그리고 노년의 여성에서 통풍의 발생 위험성이 의미 있게 감소한다."는 결론을 내렸다. 그 이유로 카페인이 크산틴 산화효소를 억제하는 효과와 함께 커피에 포함된 다른 성분들도 독립적 혹은 상호 작용을 통해 통풍 발생에 대해 보호 효과를 발휘하는 것으로 판단하였다(Choi와 Curhan, 2010).

통풍 환자는 정상 체중을 회복하고 유지하는 것이 중요하며, 절주하는 것도 중요하다. 대부분의 통풍 환자들이 비만인 경우가 많으므로, 규칙적인 열량 제한을 통한 체중 감량이 필수적이다. 체중 감량 프로그램이 실패하면 통풍발작이 일어날 수 있는데, 이는 요산의 농도가 급격하게 변화하기 때문이다. 따라서 체중 조절, 절주, 과식 자제 등은 통풍발작을 예방하는 데 도움이 되며, 적절한 정도로 커피를 섭취하면 중년 이후의 남성과 여성에서 통풍의 발생 위험도를 낮추는 유용한 효과가 있는 것으로 생각하는 것이 타당하다.

II. 커피 섭취가 건강에 해로운 경우

1. 심뇌혈관계 질환

"커피는 고혈압과 심장질환에 나쁘다?" 라는 생각이 많다. 흥미롭게도 중국의학 책인 『신화본초강요(新華本草綱要)』에서는 커피에 대해 심장과 폐에 오히려 좋다고 설명하고 있다. "커피는 신경을 흥분시키며, 강심, 건위, 이뇨 작용이 있다. 술을 많이 마셔 눈이 뜨이지 않을 때, 소변이 잘 나오지 않을 때, 만성 기관지염, 폐기종 또는 폐부종의 원인인 심장병 등에 쓰인다." 고 했다.

일찍이 고혈압 환자에서 "커피를 통해 일상적으로 섭취한 정도의 카페인 양으로는 혈압을 의미 있게 증가시키는 뚜렷한 연관성을 찾지 못했다." 는 보고(Robertson 등, 1978)도 있지만, 포괄적인 관점에서 볼 때 카페인에 의해 혈압이 어느 정도 상승되는 효과가 있는 것으로 봐야 할 것이다. 그리고 단시간에 아주 많은 양의 커피를 마시는 것은 급성 심근경색의 위험성을 일시적으로 증가시킬 수도 있다. 하지만 대체적으로 많은 연구에서는 커피 섭취와 급성 심근경색의 위험성 사이에는 뚜렷한 연관성이 없는 것을 제시하고 있어 연구 결과에 일관성 있는 방향 제시가 아직도 없으며 여전히 모호한 점이 많이 존재하고 있는 실정이라고 보는 것이 타당하다.

그보다 미국심장학회는 심근경색을 유발하는 관상동맥 심장질환의 발생에 커피보다는 하루 25개비 이상의 담배 흡연, 당뇨병, 고혈압, 고지혈증 그리고 가족력 등의 기저에 깔린 위험 인자가 더 중요한 요인이라고 말하며, 일상적인 생활 지침에 흡연, 포화지방과 콜레스테롤 섭취 등을 제한하는 것을 포함하고 있지만 커피 섭취에 대한 언급이 없는 점에 대해 관심 있게 볼 사항이다(Tavani 등, 2004).

필터를 쓰지 않고 끓이는 혹은 달이는 방식의 커피를 섭취하는 것이 혈액의 콜레스테롤 수치를 증가시키고 관상동맥 심장질환의 발생을 증가시키는 연구 결과는 많이 보고되어 왔다. 앞서 언급한 것과 같이 커피를 추출하는 방식에 따라 혈중 콜레스테롤 수치에 미치는 효과가 차이가 있는 것이 알려졌으며, 그 이유는 〈표 5〉에서와 같이 커피의 지방 성분인 디테르펜 함량 차이 때문이다. 하지만, 종이 필터를 사용하는 등의 방식으로 커피를 적절하게 추출하는 경우에 커피 섭취는 오히려 건강에 유익하여 질병 발생을 줄이고, 관상동맥 심장질환 발생을 감소시키는 좋은 효과가 크게 있었던 보고들도 많이 있다. 그리고 커피를 마시는 자체로도 라이프스타일을 풍성하게 하는 비육체적인 영향으로 심장혈관계 질환의 발생을 줄이고 사망률을 낮추는 긍정적인 효과(Kleemola 등, 2000)가 있는 것도 역시 잘 알려지게 되었다.

관상동맥 심장질환의 발생 위험성

동맥경화증의 발생과 진행 과정에 지단백(lipoprotein)의 산화는 아주 중요한 요인으로 생각하고 있다. 지단백 중에서 LDL 콜레스테롤이 활성산소에 의해 산화되는 것을 '산화적 감수성' 이라고 하며, 이 과정이 특히 동맥경화증 발병의 가장 중요하고 초기에 생기는 현상이다. 커피를 섭취하면 이 산화적 감수성이 의미 있게 보호되며, 산화적 감수성을 감소시켜 심장혈관계 질환 발생의 위험성을 많이 낮추는 작용을 한다(Richelle 등, 2001). 하지만 이런 일부의 연구 결과에도 불구하고 커피 섭취를 많이 하는 것과 관상동맥 심장질환을 포함한 심장혈관계 질환의 위험도 증가 사이에 일관성이 없어 직접적인 연관성이 없는 것으로 봐야 할 것이라는 것이 2008년까지 미국심장학회의 공식적인 의견이다.

커피 혹은 카페인 섭취와 심장혈관계 질환 발생 사이의 상관성에 대한 연구 결과 중에서 비교적 최근 자료를 바탕으로 정리하면 〈표 15〉와 같다. 대부분의 연구 결과는 너무 많은 양의 커피를 마시는 경우를 제외하고는 "커피를 섭취하는 것과 관상동맥 심장질환 및 심근경색의 발생 사이에는 통계적인 연관성을 발견하지 못했다."는 것이 일반적인 견해이다. 시대적인 차이도 있어서 비록 15년 전의 연구이지만, 두 번에 걸쳐서 별도로 진행된 메타 분석의 결과에서 하루에 5 잔 이상으로 커피를 섭취하면 커피를 전혀 마시지 않는 사람들에 비해 관상동맥 심장질환의 발생이 40~60% 증가하는 결과를 발표하였다(Greenland, 1993; Kawachi 등, 1994). 그러나 그 연구들보다 최근에 실시한 연구에서는 "하루에 적당한 정도인 3~4 잔의 커피를 마시는 경우에는 심근경색의 발생에 어떤 연관성이 없다."는 보고가 더 많이 있다(Tavani 등, 2004; Lopez-Garcia 등, 2006). 그 결과에 더해서 급성 심근경색으로 확진된 사람들에서 환자들의 사망률과 커피 섭취와의 상관성을 조사 해봐도 특별한 연관성을 발견할 수 없었다(Mukamal 등, 2004). 다만, 캐나다 토론토대학 영양학과 Cornelis 등(2006)은 카페인을 분해하는 CYP1A2 효소의 유전적 이상으로 카페인의 처리가 늦어지는 사람들에서 커피를 섭취하면 치명적인 정도는 아니지만 심근경색의 발생이 증가하는 상관관계가 있음을 확인하였으며, 이런 결과가 생긴 것은 결국 카페인이 작용한 것이라는 연구 결과를 발표하였다.

표 15_ 커피 섭취와 심장혈관계 질환 발생 위험도에 관한 연구 결과 요약

연구자 (연도)	대상자 수	대상 연령	연구 기간	주요 연구 결과	하루섭취량
Lopez-Garcia 등 (2008)	127,950명	남녀	18~24년	발병 환자 4,417명 중에서 커피 섭취가 심장혈관계 질환으로 의한 사망률에 영향이 없음	2~7 잔
Cornelis 등 (2006)	2,014명	남녀	10년	카페인 대사가 늦어지는 환자에서 커피 섭취와 심근경색 발생의 증가 사이에 상관성 있음	1~4 잔
Andersen 등 (2006)	27,312명	폐경기 여성 55~69세	15년	커피: 심장혈관계 질환 발생 감소	2~7 잔
Lopez-Garcia 등 (2006)	128,493명	남녀	14~20년	커피 섭취와 심장혈관계 질환 발생에서 성별 차이가 없음	2~6 잔
Winkelmeyer 등(2005)	155,594명	여성 25~55세	12년	커피 섭취와 고혈압 : 상관성 없음 콜라 섭취와 고혈압 : 상관성 있음	2~6 잔
Noordzij 등 (2005)	1,010명	남녀	7일	카페인: 2.4~4.2 mmHg 혈압상승 커피: 0.5~1.2 mmHg 혈압상승	카페인:410mg 커피 : 725 ml
Happonen 등 (2004)	1,971명	남성 42~60세	14년	커피 섭취와 관상동맥 심장질환: 상관성 있음	3~8 잔
Mukamal 등 (2004)	1,902명	심근경색 환자 41~87세	5년	커피 섭취와 심근경색 후 사망률: 상관성 없음	2~7 잔
Klag 등 (2002)	1,017명	의과대학 남학생 26세	33년	장기간 커피 섭취로 혈압 및 고혈압 발생 위험성: 약간 상승	1~5 잔

* Heckman 등(2010)의 자료에서 발췌하여 수정하였음.

비슷한 연구 결과로 "하루에 600 ml 이상의 커피를 마시면 전혀 마시지 않는 사람에 비해 약 3배 관상동맥 증상이 많이 나타나지만, 300 ml 이하로 마시는 경우에는 오히려 커피를 마시지 않는 사람보다 통계학적으로 의미 있게 더 낮은 비율로 증상이 나타난다."는 보고(Panagiotakos 등, 2003)는 참조할만한 자료로 받아들여진다. 이런 경향은 이 분야에 다년간 연구를 계속하고 있던 하버드대학교 공중보건대학의 연구진들(Lopez-Garcia 등, 2008)의 결과와도 비슷하다. 그들은 커피 섭취와 심장병에 의한 사망률 사이의 연관성을 찾기 위해 1980년부터 남자 4만 명 이상, 여자 8만 명 이상을 대상으로 18~24년을 추적 조사한 결과에서 "전체적으로 레귤러 커피 섭취가 심장병으로 인해 사망률에 특별한 영향이 없었지만, 하루에 2~3잔이 커피를 마시는 여성에서 전혀 커피를 마시지 않는 사람에 비해 사망률이 약 25% 낮았다."는 결론을 도출하였다.

하지만, 40~72세 여성을 대상으로 스웨덴에서 조사한 연구에서 커피 섭취와 심근 경색의 위험성 사이에 어떤 직접적인 연관성을 찾지 못했다(Rosner 등, 2007). 1985~1986년부터 5,115명의 성인을 대상으로 최소 2년에서 최대 20년까지 추적 조사하여 그 결과를 최근에 발표한 연구에서 커피 혹은 카페인 섭취와 경동맥 및 관상동맥의 동맥경화증 발병 사이에 어떤 연관성도 발견하지 못했다. 반면에 차를 섭취한 경우에는 경동맥에서는 상관성이 없었지만, 관상동맥에서는 동맥경화증 발생이 줄어드는 결과를 얻었다(Reis 등, 2010).

관상동맥 심장질환으로 확인된 경우에 한해서 커피의 영향을 조사한 연구는 많지 않다. 미국 브루클린대학교 보건영양학과 Kassotis 교수는 커피 섭취와 관상동맥 심장질환 환자의 이환률과 사망률 사이의 연관성을 알기 위해 65세 이상 노인 1,354명을 10년 이상 추적 조사한 코호트 연구에 의하면 중등도 및 심한 고혈압이 동반되지 않은 상태에서 카페인 커피를 일상적인 정도로 마실수록 관상동맥 심장질환 환자의 사망률이 의미 있게 감소되는 것을 확인하였다. 하지만 디카페인 커피는 도움이 되질 못했다 (Greenberg 등, 2007). 따라서 이 효과는 카페인에 의한 예기치 못한 유익한 결과로 해석하였다. 무엇보다도 만약 65세 이상의 나이에 커피를 좋아한다면 어느 정도까지 커피를 마시는 것은 심장질환에 상당한 보호 효과가 있는 것으로 판단된다. 그러나 관상동맥 심장질환으로 확인된 환자가 하루에 10잔 이상으로 너무 많이 마시게 되면 일부 예외적인 경우는 있겠지만, 갑작스런 심장마비로 사망할 위험성이 커질 수 있음을 경고하고 있어 반드시 주의를 요한다.

그러므로 관상동맥 심장질환에 대한 커피의 유용한 결과를 도출하기 위해서는 하루에 400 ml 이하 혹은 3~4 잔 이하로 커피 섭취를 제한하는 것이 타당하며, 특수하게 카페인 대사에 이상이 있는 경우라면 디카페인 커피를 섭취하는 것을 고려해 볼 만하다.

심장 부정맥

부정맥(arrhythmia)은 비정상적인 심장의 리듬으로, 이는 심장의 전기자극형성이나 자극전도에 이상이 있을 때 발생하며, 맥박은 규칙적 혹은 불규칙적이기도 하고, 맥박수는 정상일 수도 있으나 너무 빠르거나 너무 느린 박동수를 나타낼 수도 있다. 부정맥을 유발하는 원인은 심장질환 및 폐질환, 자율신경계 이상, 약물 및 전해질 이상 등으로 보고 있다(대한심장학회,

2010).

커피의 카페인이 심장 부정맥을 유발할 것이라는 실험적 연구 결과는 거의 없다. 임상적인 연구의 일환으로 450 mg 이하의 카페인을 한 번에 투여되더라도 건강한 사람과 부정맥이 있는 사람, 두 경우 모두에서 심장 부정맥의 발생 빈도가 증가하거나, 부정맥의 정도가 더 심해지는 것을 관찰하지 못했다(Myers와 Alnemri, 1998). 지금까지의 연구 결과로 보면 5 잔 정도의 커피로 인해 심장 부정맥의 발생 빈도가 증가한 보고는 없으며, 12만 명 이상을 대상으로 7년 동안 추적 조사한 덴마크 오르후스대학 병원 심장내과의 결과에서도 "커피를 섭취한다고 해서 심장 부정맥 그리고 심장마비가 더 발생하는 연관성을 찾을 수 없다."고 하였다(Frost와 Vestergaard, 2005).

마찬가지로 최근에 이탈리아에서 1993년에 당시 45세의 건강한 여성 33,638명을 대상으로 평균 14.4년 동안 커피 섭취와 향후 부정맥 발생 사이의 상관성에 대해 대규모로 실시한 코호트 연구 결과를 종합적으로 분석하여 발표한 자료에서도 "커피 섭취가 증가함에 따라 부정맥 발생도 함께 증가한 연관성을 발견하지 못했다."는 결론을 도출하였다(Conen 등, 2010).

이상의 자료에서 일부의 우려에도 불구하고 커피 섭취 그 자체가 심장의 부정맥 발생에 대해 부정적인 요인으로 작용하는 것으로 보기에는 다소 어려움이 있는 것으로 판단되지만, 현재 심장 부정맥 환자에게 커피 섭취를 특별히 권장하고 있지 않으며 커피에 대해 민감한 사람들에게 자제를 권고하고 있는 것에 대해서는 반드시 유의해야 한다.

뇌졸중

뇌졸중(stroke)은 뇌혈관의 이상에 의해 뇌경색이나 뇌출혈에 의해 갑자기 사망에 이르게 하거나 신체적, 정신적 장애를 일으키게 하는 심각한 신경계 질환으로 악성 종양 및 심장 질환과 함께 성인에 있어서 중요 사망원인의 하나이다. 우리나라의 경우 2003년 통계청이 발표한 통계연보에 의하면 뇌졸중은 암 다음의 주요 사망원인으로 인구 10만 명당 75.5명의 사망률을 보이고 있는데, 주로 노인 질환으로 인식되고 있지만 요즘은 30~40대에서도 흔히 발병한다. 식생활의 변화, 노령인구의 증가, 운동 부족으로 인해 비만, 고혈압, 당뇨병, 고지혈증 등과 같은 위험인자 치료의 미진함으로 인해 발생 빈도가 점차 증가하고 있는 것으로 알려져 있다(대한뇌졸중학회, 2010).

1988년 호놀룰루 심장 프로그램에서 실시한 연구에서 고혈압 환자가 커피를 섭취하면 뇌졸중의 원인이 되는 혈전 및 색전 질환에 걸릴 위험성이 증가한 결과가 있었다. 하지만 이 연구는 단지 55명의 환자를 분석한 자료로써 신빙성에 의문이 있다. 이에 반해서 그 이후에 미국과 이탈리아 연구 결과에서 심근경색 환자에서 커피 섭취와 뇌졸중 사이에 어떤 연관성도 없었으며(Grobbee 등, 1990; Silletta 등, 2007), 핀란드에서 남성 흡연자가 커피를 많이 마셨을 때 뇌경색 발생이 오히려 줄어든 대규모 코호트 연구 보고(Larsson 등, 2008)도 있는 실정이다.

최근에 5년 동안 뇌졸중으로 입원한 309명의 환자를 대상으로 면접 조사한 연구 결과에서 커피를 마셔서 뇌졸중의 발병 위험성이 일시적으로 증가되었는데, 그 경우는 주기적으로 커피를 마시는 사람은 해당이 안 되며, 평소 하루에 1 잔 이하의 커피를 마신 경우와 커피를 드물게 불규칙적으로 마신 사람들에서 일어나는 현상이라 한정지었다. 그리고 "커피를 마시지 않는 것보다 혈압과 고지혈증을 조절하고 금연하는 것이 뇌졸중 예방에 훨씬 중요하다." 고 말했다(Mostofsky 등, 2010).

따라서 뇌졸중에 대해 커피 섭취 자체가 어떤 특이적 영향을 주지 않지만, 대체로 고혈압과 같은 뇌졸중의 고위험 대상자에서 그리고 커피를 자주 마시지 않는 사람들에서는 커피 섭취를 자제하는 것이 뇌졸중 발생의 위험성을 낮출 수 있게 판단하는 견해가 지배적이다.

커피 섭취와 심뇌혈관계 질환의 위험 요인들

1) 혈청 총 콜레스테롤 수치 및 LDL 콜레스테롤 수치

커피에는 여러 가지의 성분을 포함하고 있어 심혈관계에도 다양한 작용을 하게 된다. 먼저 혈액의 지방 수치를 증가시키는 디테르펜인 카페스톨과 카와웰은 복잡한 과정을 통해 작용한다. 특히 커피를 통해 섭취된 카페스톨은 인체에서 콜레스테롤 에스테르 전이효소 단백질(cholesterol ester transferase protein, CETP)을 증가시켜서 콜레스테롤을 제거하는 지단백을 낮추고 대신에 중성지방을 분비시키는 지단백을 증가시킴으로써 혈액의 지방 수치를 증가시키는 효과를 나타낸다(Ranheim과 Halvorsen, 2006).

앞서 언급한 것과 같이 커피를 추출하는 방식에 따라 혈중 콜레스테롤 수치에 미치는 효과가 차이가 있는 것이 알려졌으며, 그 이유는 〈표 5〉에서와 같이 커피의 기름 성분인 디테르펜 함량 차이 때문이다. 흥미롭게도 이 물질에 대한 콜레스테롤의 변동은 여성보다는 남성에서 더 민감하게 반응하는 결과를 보였으며, 이는 성 호르몬의 차이 때문으로 해석하였다 (Weggemans 등, 1999). 원두를 갈아서 끓이는 방식으로 커피를 마시면 혈청 총콜레스테롤 수치 및 LDL 콜레스테롤 수치가 각각 23 mg/dL와 14 mg/dL 증가하지만, 종이로 필터한 커피를 마시면 각각 3 mg/dL와 0 mg/dL의 변동으로 거의 콜레스테롤 수치에 영향을 주지 않는다. 그리고 디테르펜 성분을 배제한 상태에서 커피에 있는 카페인 자체는 혈액의 지방 수치에 어떤 영향도 주지 않는다. 또한 카페인 이외에 혈중 지방 수치에 긍정적으로 작용하는 성분이 많이 들어있다.

한 잔의 커피는 기분을 편안하게 하고 좋게 만든다. 그리고 일상에서 우리와 늘 함께 있는 팽팽한 긴장을 풀어주는데도 확실하게 효과가 있다. 이런 효과를 배가하는데 주목해야할 것이 커피 향 성분이다. 물론 향기가 사람에게 미치는 약리학적인 작용에 대해서는 아직도 미지의 세계에 있는 것이 사실이다. 커피 향기의 주성분은 피라진(pyrazine)이라는 휘발성 성분으로 약 20여 종의 혼합 화합물이다. 그 커피 향기 중에서 2,5-디메틸피라진(2,5-dimethyl pyrazine)은 커피 한 잔에 1 mg 정도로 미량 존재하지만 향을 내는데 충분한 양이다. 이 성분은 커피를 마실 때 함께 섭취되어 흡수되는데, 간에서 대사를 거쳐 더 이상 냄새가 없는 5-메틸피라진산(5-methyl pyrazinic acid)으로 변화된다. 이 성분은 비타민 B3처럼 항고지혈증 작용을 갖고 있으며, 화이자 제약사에서 아시피목스(Acipimox(R))라는 이름으로 개발된 후 현재 고지혈증 치료제로 많이 사용되고 있다는 점도 참고해 볼만 하다(Oka, 2007). 그리고 커피에 있는 니아신(비타민 B3)도 피라진산의 화학 구조와 약리학적 작용이 비슷하다. 이 니아신과 5-메틸피라진 두 화합물은 내장 지방조직에 있는 고친화성 니아신 수용체인 HM74 수용체에 작용하여 혈중 지방산의 농도를 줄이는 효과를 발휘한다(Tunaru 등, 2003). 이 작용에 대해 그 현상 자체는 약 50년 전부터 알려졌지만, 작용 기전은 2004년 독일 하이델베르크대학교 약리학연구소 연구진들에 의해 최초로 규명되었다. 이런 효능과 함께 두 물질은 좋은 콜레스테롤로 알려진 고밀도(HDL) 콜레스테롤을 증가시키는 효과에 대해서 특히 주목할 필요가 있으며, 혈액이 응고되는 것을 막고 항염증 작용도 발휘하여 당뇨병의 혈관 병변도 막아준다(Meyers 등, 2004).

따라서 심장혈관계 질환을 예방하고 발생 위험도를 낮추기 위해서는 커피를 섭취하더라도 끓이는 방식의 커피를 많이 마시는 것을 피하고 반드시 종이로 필터한 커피를 선택하는 것이 좋을 것이며, 이런 추출 방식에 더해서 커피에 고지혈증에 대해 유용한 성분이 포함되어 있는 점도 염두에 둘 필요가 있다.

2) 혈장 총 호모시스테인 수치

체내에서 특정 세포의 소기관과 호르몬을 생성하는 데 필요한 콜레스테롤과는 다르게 호모시스테인(homocysteine)은 전혀 건강에 이롭지 않다. 이 아미노산은 음식물을 통해 섭취된 단백질이 대사될 때 생기는 필수 아미노산의 일종인 메티오닌(methionine)이 세포 안에서 불완전하게 처리될 때 비정상적으로 생성되는 황이 들어 있는 독성 아미노산으로 혈액과 조직에서 검출된다.

호모시스테인 수치와 심장혈관계 질환의 발생은 서로 관계가 있는 것이 30여 년 전에 소개되었으며, 그 후에 커피 소모량과 호모시스테인 수치 사이에도 비례적인 관계가 있는 것이 알려졌다. 호모시스테인은 자체적으로 산화되면서 세포들에게 스트레스를 주며, 혈액 내에 호모시스테인의 수치가 증가되면 심장혈관계 질환 발병의 위험 요소로 작용한다. 오늘날 전 세계적으로 심근경색과 뇌졸중 환자의 약 15%가 혈중 호모시스테인 수치의 증가에 의해서 발생하는 것으로 추정되며, 미국에 한정하면 매년 심근경색은 22만 5천 건, 뇌졸중은 2만 4천 건이 발생한다. 아울러 900만 명 정도는 호모시스테인 수치 증가에 의한 직접적인 결과로 심장혈관계 질환을 겪고 있다.

여러 연구들은 커피에 있는 카페인이 호모시스테인 수치를 일정 부분 높이는 작용을 한다는 데는 대체로 동의하고 있다. 그 이유는 카페인이 비타민 B6의 수치를 감소시키고, 마치 비타민 B6의 길항제처럼 작용해서 생긴 결과로 해석하고 있다(Grubben 등, 2000). 왜냐하면 유해한 호모시스테인을 분해하여 해롭지 않은 시스테인(cysteine)으로 전환하거나 메티오닌으로 되돌리는데 필요한 효소들이 효과적으로 작용할 수 있도록 하기 위해서는 조효소들이 필요한데, 그 조효소인 엽산, 비타민 B6와 비타민 B12 등의 비타민 B군을 충분히 공급해야 하기 때문이다. 이런 조효소들은 푸른 채소와 바나나, 견과류, 살코기, 생선 등에 풍부하게 함유되어 있다. 그리고 호모시스테인 상승의 해로운 측면을 보고한 연구들 모두가 비타민 B군 수치가 고갈되었음을 보여 주고 있는 것도 흥미롭다(Ueland 등, 2000).

하버드대학 병원 내과의 Christen 등(2000)은 이 분야의 관련하여 진행된 43번의 연구 결과를 분석하였다. 그들은 대부분의 횡단면적 연구와 환자-대조군 연구의 결과에서 혈액의 호모시스테인 수치와 심장혈관계 질환의 발생 위험성 사이에 관련성이 있음을 찾았지만, 코호트 연구 결과에서는 발견하지 못했다. 호모시스테인 수치의 정상 범위를 5~15 μM/L 사이로 제시하고 있지만, 이 수치가 7 μM/L을 초과하면 심장혈관계 질환을 일으킬 위험성이 증가하므로 대부분의 환자들은 수치를 7 μM/L 미만으로 낮출 필요가 있고, 수치가 12 μM/L을 상회하면 매우 위험한 상태로 판정한다. 그리고 그 수치를 3 μM/L 정도 줄이면 심장 질환 발생의 위험성이 16% 감소하는 결과(Wald 등, 2002)도 있다.

그리고 네덜란드 네이메헌대학병원 내과의 Grubben 등(2000)은 “종이로 필터하지 않고 끓이는 방식의 커피를 많이 마시면 심장혈관계 질환의 위험도가 상승한다.”고 보고하였다. 그 이유로 카페인 이외에도 커피의 디테르펜 성분이 혈장 콜레스테롤 농도뿐만 아니라 혈장 호모시스테인 수치도 증가시키는 효과 때문이라고 하였다. 그리고 그들은 필터하지 않은 커피에 많이 들어있는 디테르펜이 심장혈관계 질환의 발생 위험도를 증가시키는 주된 이유인지 혹은 아닌지를 판단하기에 앞서 심장혈관계 질병의 위험도 관리라는 측면에서 생각하면 필터하지 않은 커피를 많이 마시는 것을 피하는 것이 좋을 것이라고 결론 내리고 있다.

3) 고혈압

고혈압은 관상동맥 심장질환과 뇌졸중의 위험 인자 중의 하나로 인식되고 있다. 하지만, 혈압에 대한 카페인의 효과를 둘러싼 논쟁은 매우 오랜 기간 지속되고 있다. 먼저 커피를 섭취했을 때 나타나는 급성 효과 중에서 우리 몸에 해로운 것이 혈압 상승과 당내성 및 인슐린 감수성의 감소 정도라고 볼 수 있다. 이런 단기적인 혈압 상승 효과는 커피를 거의 마시지 않는 사람에서 볼 수 있는 현상이다(Robertson 등, 1978). 지금까지의 연구들에 의하면 일상적인 정도로 커피를 섭취하면 순간적으로 혈압이 5~10 mmHg까지 높아지는 것에 대해서는 비교적 잘 확립된 의견으로 받아들여지고 있다. 이렇게 단기적으로 혈압이 상승하는 것은 커피의 카페인이 부신과 교감신경계를 자극하여 아드레날린과 노르아드레날린의 분비를 촉진시켜 혈관이 수축되어 일어나는 현상이다.

하지만, 짧게는 1~3일에서 일주일 이상 커피를 섭취하면 커피의 이런 단기적인 혈압 상승 효과가 둔감해지면서 내성이 생기는데, 하루에 5 잔 혹은 그 이하로 마시면 수축기 혈압은 1.2~4.2 mmHg 증가하고 이완기 혈압은 0.5~2.4 mmHg 상승하는 정도로 혈압 상승 효과는 차츰 낮아지게 되는 것이 지배적인 의견이다(Higdon과 Frei, 2006). 즉, 카페인은 혈압을 지속적으로 상승시키지 않는다. 카페인에 의해 혈압이 상승해서 문제가 되는 경우는 규칙적으로 카페인을 섭취하지 않는 사람들에 해당하며, 이들도 곧 카페인에 대해 내성이 생기게 되면 특별한 문제를 발생시키지 않는 것으로 보는 것이 타당하다. 참고로 카페인에 대한 내성은 비교적 빠르게 시작된다. 동물 실험에서 다량의 카페인을 사용하면 3일 만에 내성이 생긴다(Daly 등, 1993). 사람에서는 좀 더 느리게 내성이 생기는데, 이는 실험적으로 사용된 양보다 적은 양의 카페인을 섭취하기 때문으로 생각된다. 그러나 사람이 그 양의 많고 적음을 떠나 일정한 정도로 카페인을 섭취하면 1주일에서 12일 만에 카페인 내성이 나타난다(Braun, 1996).

이에 반해서 직접 카페인을 섭취하는 것에 비해 커피를 통해 카페인을 섭취하면 혈압 상승 효과가 둔화되는데, 그 이유는 커피 속에 있는 다른 성분들이 카페인의 혈압 상승 효과를 낮추는 것으로 보고 있다(Higdon과 Frei,

2006). 예를 들면 커피의 쓴맛을 내는 퀴니드(quinide)가 카페인의 작용에 대응하는 것으로 생각한다(de Paulis 등, 2002). 그리고 커피 생두 추출물에는 카페인이 적은데, 이 추출물을 섭취하면 오히려 혈압이 떨어지는 효과가 있었던 일본 연구도 있다(Watanabe 등, 2006). 또한 커피의 클로로겐산도 혈압을 떨어뜨리는 작용을 한다(Suzuki 등, 2006). 이런 연장선상에서 보면, 아래에 언급할 내용이지만 카페인 커피에 비해 카페인이 들어있는 콜라를 마신 경우에 고혈압의 발생이 훨씬 더 많이 발생하는 보고(Winkelmayer 등, 2005)도 있는 것에 대해 유의해야 한다.

아주 오랜 동안 커피를 섭취할 때 생기는 혈압 상승 효과와 고혈압 발생의 위험성에 대해 여러 연구들이 진행되었지만, 그 결과에서 고혈압에 미치는 영향은 매우 작은 것이 지배적인 견해이다. 1,017명의 남성을 대상으로 33년 동안 추적 조사해 본 결과, "하루 1 잔 정도의 커피 섭취가 혈압을 상승하는 정도는 1 mmHg 이하로 그 효과는 미미하다."고 보고하였다(Klag 등, 2002). 카페인의 혈압 상승 작용에 대해서는 비교적 잘 알려져 있지만, 앞서 언급한 바와 같이 카페인의 내성으로 인해서 1~12주 동안 커피를 마신 경우 수축기 혈압이 약 2 mmHg 상승하는 정도이다. 참고적으로 최근에 25~74세의 핀란드 성인 59,490명을 대상으로 19.2년 동안 조사한 연구에서 세계에서 커피 섭취량이 가장 많은 핀란드 사람들도 커피에 의해 고혈압이 더 발생하거나 심부전 발생이 증가하는 결과는 없었으며, 오히려 하루에 4~5 잔의 적당한 정도로 섭취한 여성에서는 심부전 발생이 감소하는 보고(Wang 등, 2011)도 있다.

하버드 의과대학 및 보건대학 연구진인 Winkelmayer 등(2005)은 1976년부터 20만 명의 간호사들을 대상으로 건강과 생활 습관을 관찰한 '간호사의 건강 보고서' 자료가 있다. 연구진들은 12년이 넘는 기간 동안 카페인 섭취와 고혈압 발생의 상관관계를 분석하기 위해 간호사의 식품 섭취 경향과 그 정도 등을 분석하였다. 이 연구에 따르면 연구 시작 단계 때 특별한 병력이 없었던 여성은 카페인 커피 혹은 디카페인 커피를 마셔도 혈압이 그다지 상승하지 않았으며, 커피 섭취와 고혈압 발생 사이에는 특별한 연관성이 없음도 밝혀졌다. 하지만 차를 즐기는 사람들 중에서 특히 연구 시작 당시에 26~46세 사이의 젊은 사람들에서만 오히려 혈압이 조금 증가했다. 참고적으로 정말 놀라운 결과는 콜라를 마시는 사람들이었다. 하루에 4캔 혹은 그 이상 설탕 또는 무설탕 콜라를 마시는 여성의 경우에 고혈압 위험도가 무려 16%~44% 이상이나 증가되었다. 비록 무설탕 콜라의 경우는 고혈압 발생의 정도가 적었지만, 사실상 양쪽 모두 고혈압 위험도는 증가되었다.

하지만, 많은 의사들이 고혈압 환자에게 커피 섭취를 제한할 것을 권고하고 있으며, 정상인에 비해서 고혈압 환자는 카페인에 대해 더 민감한 혈압 변동이 생길 수 있는 점에 대해서는 반드시 유의해야 하다. 특히 고혈압 환자들은 위에 언급한 바와 같이 커피 섭취 외에도 카페인이 함유된 다른 종류의 음료를 섭취할 때 더 주의를 해야 한다. 또한 커피 섭취와 고혈압 발생 사이에 어떤 연관성을 비록 발견하지 못했거나 혹은 커피가 혈압에 미치는 효과가 적다할지라도 결코 그 영향을 무시할 수 없는 정도인 것은 사실이다. 그렇지만 커피에 카페인 성분만 있는 것이 아니고 다른 유익한 성분이 함께 들어있는 사실과 함께 운동 부족, 염분의 과다 섭취, 비만, 스트레스 등의 위험 요소가 고혈압 발생에 더 큰 영향을 줄 수 가능성이 있는 점을 기초로 해서 판단한다면, 커피를 섭취하는 것이 고혈압의 강력한 위험 요인으로 작용하는 것으로 보이지 않는다.

동맥경화증 발생에 대한 커피 성분의 작용 기전

커피의 지방 성분인 디테르펜이 동맥경화증 발생을 증가시키는 하나의 기전으로 저밀도지단백(LDL) 수용체를 들 수 있다. 이 LDL 수용체는 아포지단백(apolipoprotein) B와 E를 내포작용*하는데 관여한다. 그리고 세포 내 콜레스테롤 함량은 LDL 수용체에 대해 유전자를 피드백으로 억제하여 조절된다. 세포 안에 콜레스테롤이 고갈되면 LDL 수용체의 유전자가 활발하게 전사*되어 그 수가 늘어나고, 혈액에 있는 LDL이 세포 안으로 이동하여 콜레스테롤을 다시 보충하게 된다. 반대로 콜레스테롤이 세포 안에 축적되었을 때는 LDL 수용체 수를 하향 조절하여 LDL이 세포 안으로 이동하는 것을 감소시키고, LDL이 계속해서 혈액 중에서 순환하게 된다. 순환하는 LDL이 많아지면 결국 혈관의 제일 안쪽에 있는 혈관내피세포 밑으로 이동시켜 산화 과정을 거쳐서 거품세포(foam cell)를 형성하며 최종적으로 동맥경화증을 유발하게 된다(Goldstein과 Brown, 1977). 이때 디테르펜은 LDL 수용체의 활성을 감소시켜서 결국 내피세포 밑에 LDL을 축적시키는 방향으로 작용하게 된다(Rustan 등, 1997). 〈그림 24〉는 카페스톨이 지방 조절에 관여하는 과정을 모식화한 것이다.

커피의 지방 성분인 카페스톨은 전체적으로 혈액의 콜레스테롤과 중성지방의 수치를 증가시키는 방향으로 작용한다. 그 기전은 콜레스테롤이 많

---

* 내포작용(內包作用, endocytosis) : 세포가 단백질 같은 물질 분자를 밖으로부터 안으로 세포막을 이용하여 삼키는 작용.
* 전사(轉寫, transcription) : DNA를 원본으로 사용하여 유전정보를 RNA로 옮겨 만드는 과정.

이 포함된 지단백의 제거를 감소시키고, 다른 한 편으로는 초저밀도지단백(VLDL)과 같은 중성지방이 많이 포함된 지단백의 분비를 촉진시켜서 발생된다.

그림 24_ 카페스톨에 의한 지방 항상성의 조절 과정

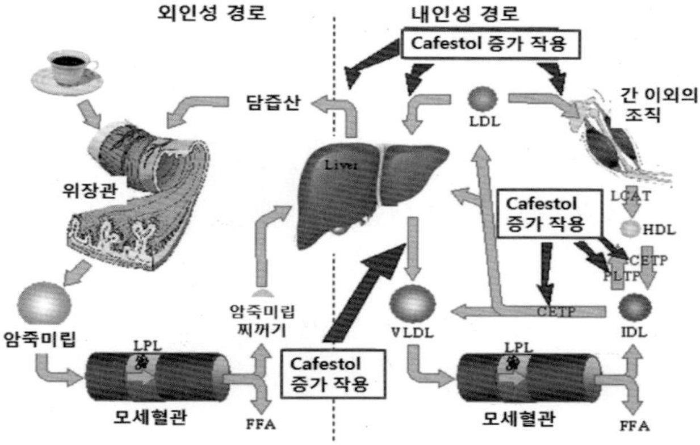

LDL, 저밀도 지단백; CETP, 콜레스테롤 에스테르 전이 단백질; PLTP, 인지질 전이 단백질; LPL, 지단백 지방분해효소; VLDL, 초저밀도지단백; HDL, 고밀도지단백; IDL, 중밀도지단백; HL, 간 지방분해료소; FFA, 유리지방산; LCAT, 레시틴-콜레스테롤 아실전이효소. Ranheim과 Halvorsen(2005)의 자료를 수정하였음.

혈액에 지방 수치가 높지 않은 사람을 대상으로 하루에 스칸디나비아 방식으로 추출한 커피를 하루에 10잔씩 마시면 카페스톨을 매일 75 mg씩 섭취하는 정도가 되는데, 그 양을 2주 동안 계속 섭취시키면 중성지방 수치가 약 30% 증가되었다. 그리고 정상인에서 프랑스 방식의 커피를 하루에 0.9리터씩 24주 동안 섭취시키면, 콜레스테롤 에스테르 전이 단백질(CEPT)과 인지질 전이 단백질(PLTP)의 수치가 증가되었다. 특히 디테르펜인 카페스톨과 카와웰의 섭취 후에 CEPT의 수치는 LDL 수치보다 먼저 증가하였다.

이때 중성지방의 증가는 일시적인 정도에 그쳤다(Ranheim과 Halvorsen, 2005).

하지만 커피에 있는 또 다른 성분인 클로로겐산은 동맥경화 발생에 중요한 과정인 LDL이 산화되는 것을 억제하며, 그 항산화 능력은 녹차의 카테킨* 성분보다 더 강력하고, 비타민에 의한 항산화력보다 더 강력하다. 특히 클로로겐산은 동맥경화 발생의 중요한 장소인 혈관내피세포 밑에서 LDL과 결합하여 LDL이 산화되는 것을 방지함으로써 혈관이 동맥경화되는 과정을 차단하며, 심장에 대해 보호하는 항산화제 역할을 담당한다. 그리고 클로로겐산은 혈압을 낮추는 작용을 하여 심장혈관계에 대해 카페인과 디테르펜이 갖고 있는 부정적인 영향에 대해 대응하는 유익한 작용을 하는 점(Bonita 등, 2007)도 고려되어야 한다.

커피가 심뇌혈관계 질환에 미치는 영향에 대한 요약

커피를 마실 때 카페인이 포함된 여부가 관상동맥 심장질환의 위험성에 대해 차이를 보이지 않으며, 하루에 4 잔 이하(400 mg 카페인)로 커피를 마시는 경우에 고혈압, 심장질환 그리고 고지혈증 등 심장혈관계 질환에 부정적인 결과를 초래하지 않는다. 다만 하루에 커피 10 잔 이상(1,000 mg 이상의 카페인)을 섭취하는 경우와 원두를 갈아서 달이는 방식의 커피를 하루에 6잔 이상 섭취한 경우에는 관상동맥 심장질환의 발생과 그로 인한 사망률을 높일 수 있는 분명한 결론에 도달할 수 있으므로 비록 임상적 자료가 충분하지 않을 지라도 반드시 주의를 해야 할 것이라 판단된다.

---

* 카테킨(catechin) : 넓은 의미로는 3-oxyflavan의 polyoxy 유도체를 총칭하며, 폴리페놀 일종으로 녹차의 떫은 맛을 내는 성분.

2. 골다공증과 고관절 골절

우리나라 65세 이상의 여성 약 1/3 정도에서 골다공증(osteoporosis)을 가지고 있어 요사이 관심이 높다. 골다공증은 골밀도가 감소되고 골 조직의 미세 구조에 변형이 생겨서 뼈가 쉽게 부서져 골절되기 쉬운 질병으로, 그 주된 원인은 중년 이후의 여성들에게 생리적으로 찾아오는 여성호르몬의 감소가 큰 원인으로 작용하고 있기 때문이다. 그러나 골다공증은 중년의 나이가 아니라도 지나친 다이어트로 영양 균형이 무너진 20대의 젊은 여성들에게도 종종 생길 수 있다. 골다공증을 유발하는 위험 인자로 나이, 흡연, 음주, 신체 활동 저하, 칼슘 섭취 부족 등을 들 수 있다.

앞서 뼈와 칼슘 균형에 대한 카페인의 효과에서 언급했듯이 우선 체내 칼슘 균형에 대해 카페인은 단기적으로 부정적인 결과를 초래한다. 한 잔의 커피를 마시면 4~6 mg의 칼슘 소실이 있는데, 그 이유는 카페인이 소장에서 칼슘 흡수를 저하시키며 신장에서 칼슘의 배설을 증가시키는 작용을 하기 때문이다(Barger-Lux와 Heaney, 1995). 카페인 섭취와 골밀도 변화와의 상관성을 조사한 여섯 번의 연구 결과 중에서 네 번의 결과는 어떤 연관성을 발견하지 못했지만, 두 번에서는 커피 섭취로 인해 골밀도의 감소가 촉진되는 결과를 얻었다. 하지만 평소에 칼슘을 적게 섭취한 사람들에서만 이런 연관성을 찾을 수 있었는데, 이는 골밀도 감소의 원인이 커피 섭취 그 자체보다 칼슘 섭취의 감소에 의한 것임을 시사한다(Higdon과 Frei, 2006). 또한 폐경기 여성에서 하루 칼슘 섭취가 800 mg 이하인 사람은 2~3 잔의 커피(280~420 mg 카페인)를 마시더라도 골밀도가 떨어질 수 있으므로, 폐경기 여성이라면 적절한 칼슘 섭취나 적어도 하루에 한 잔 이상의 우유 섭취, 그 외에도 신선한 채소 등을 통해 반드시 칼슘을 충분하게 섭취할 필요가 있음을 보고하였다(Harris와 Dawson-Hughes, 1994). 흥미롭게도 커피 혹은 카페인 함유 음료를 즐겨 마시는 사람들은 평소에 우유를 적게 마시는 경향이 있으므로, 뼈 건강이라는 관점에서 보면 이런 음료를 많이 마시는 것 이상으로 우유 혹은 칼슘을 많이 섭취하는 것이 더 중요할 것이라 생각된다.

전체적으로 볼 때 카페인 자체가 골밀도 감소와 고관절 골절 발생의 위험 요인이 아니다. 커피 섭취와 고관절 골절 사이에는 뚜렷한 연관성이 없는 것이 대체적인 견해이지만, 하루에 9 잔 이상의 커피를 마시면 고관절 골절의 위험성도 커지는 것이 보고되어 역시 주의를 하여야 한다(Meyer 등, 1997). 전향적 코호트 연구들도 커피를 전혀 마시지 않는 사람들보다 커피를 섭취한 경우가 골다공증의 빈도가 증가하는 경향이 있으며, 하루 4 잔 이상의 커피를 마시는 경우에 연구 시점으로부터 향후 6년 동안 고관절 골절이 발생할 확률이 3배 증가하는 연구 결과(Hernandez-Avila 등, 1991)도 있다. 하지만, 최근에 미국 콜로라도대학교 임상약학과 연구자들(Vondracek 등, 2009)이 1993년~2008년까지 발표된 골다공증 발생의 위험 요소들에 관한 연구 자료들을 체계적으로 분석한 결과에 따르면, 폐경 전 여성들이 골다공증의 위험을 줄이고 관리하기 위해서 뼈 건강에 도움이 되는 라이프스타일이 필요한데 그 중에 "적절한 칼슘 섭취, 비타민 D 섭취, 규칙적인 운동, 알코올 섭취 제한과 함께 카페인 섭취도 일정 부분 제한이 필요하다." 고 권고하였다. 따라서 골다공증의 위험이 있는 경우라면 커피를 포함해서 카페인 함유 음료를 섭취하는 것에 대해 반드시 유의해야 할 필요가 있는 것으로 생각된다. 최근의 여러 유용한 자료들을 종합하면, "특히 노인층에서 적절한 칼슘과 비타민 D를 섭취하면서 하루에 3 잔 이하의 커피(300 mg의 카페인)를 섭취하면 골다공증의 발생과 골절의 위험성을 오히려 감소시킨다"는 보고를 통해서 커피를 섭취하는 그 자체보다 적절한 칼슘 섭취가 더 중요한 요인이라는 것이 강조되고 있다(Higdon과 Frei, 2006).

다시 말하면 커피 혹은 카페인이 골밀도와 골절에 미치는 효과보다 하루 섭취하는 칼슘의 양, 나이, 흡연 그리고 음주 등이 더 중요한 요인이란 점을 고려해야 한다. 지금까지의 연구들을 종합적으로 분석하여 판단하면, 하루에 3~4 잔 이하의 커피(300~400 mg 카페인)를 섭취하는 것은 적어도 골밀도와 칼슘 균형에 어떤 영향도 주지 않으며, 특히 하루 칼슘 섭취가 적은 사람들에게 비록 카페인에 의한 영향력은 적지만 부정적인 효과가 크게 나타날 수 있는 점을 파악하여 적어도 하루에 800 mg 이상의 칼슘 섭취를 권장하고 있다.

3. 신장과 신장결석

신장에 대한 커피 혹은 카페인의 작용은 크게 이뇨 작용과 신장결석 형성 작용이 있다. 하지만 커피 섭취 후에 급성 이뇨 현상이 초래되기 위해서는 적어도 200 mg 이상의 카페인을 섭취해야 하며, 커피 10 잔에 해당하는 642 mg의 카페인을 섭취해야 체내 수분이 감소된다(Maughan과 Griffin, 2003). 이뇨 현상이 일어날 때 단순히 물 성분만 배출되는 것이 아니라 나트륨 성분도 함께 빠져 나간다. 이런 나트륨 배설 과정에 심방이뇨호르몬*이

* 심방이뇨호르몬(atrial natriuretic peptide) : 심장의 우심방에 압력이 증가하면 소변으로 염분을 배설하면서 소변량을 증가시켜 혈압을 낮추는 조절을 하는 호르몬.

작용하는 것 같지는 않으며, 평소에 이뇨 및 나트륨뇨 현상을 감소시키는 작용을 하고 있던 신장의 A1형 아데노신 수용체를 카페인이 억제하여 생긴 것(Rieg 등, 2005)으로 판단하고 있다. 신장에 있는 아데노신 수용체에 카페인이 반응해서 아데노신이 반응하지 못하게 하면 아데노신이 혈류 진행과 배뇨 사이의 미세한 균형을 조절하지 못하게 되고 또한 혈관이 확장하게 되는데, 이러면 사구체 여과율*이 높아져서 더 많은 오줌이 생산되어 이뇨 효과를 일으킨다.

대체로 이런 이뇨 효과는 안전하고 무해하지만 운동선수처럼 땀을 많이 흘리는 사람들은 간혹 탈수를 일으킬 수도 있어 주의를 해야 한다. 카페인의 이뇨 작용은 특히 운동선수와 직업적으로 신체 활동이 많은 사람들에게 신체 운동 수행능력을 저하시키고 심하면 전해질 불균형을 초래할 수 있다. 그 외에도 카페인의 이뇨 작용은 순환 혈액으로 카테콜아민이 분비가 증가되고 인산디에스테르 가수분해효소가 억제되어서 생길 수도 있다. 영국 러프버러대학교 스포츠과학과 Maughan과 Griffin(2003)은 카페인 섭취와 수분 균형에 관한 여러 연구 결과를 정리하였는데 그 결과를 요약하면 다음과 같다. "먼저 250 mg 이상 많은 양의 카페인을 섭취해야 이뇨 작용이 나타나며, 둘째로 통상적으로 먹는 음료 속의 카페인 양으로는 이뇨 작용이 거의 생기지 않고, 세 번째로 규칙적으로 카페인을 섭취하는 사람은 카페인의 효과에 습관화되어 카페인의 작용이 줄어든다."는 것이다.

카페인이 신장결석 형성을 촉진하는지 아니면 억제하는지에 대해 아래

* 사구체 여과율(glomerular filtration rate) : 사구체로부터 단위시간에 어느 정도의 여액이 만들어지는지를 나타낸 것.

〈표 16〉과 같이 아직도 논쟁 중에 있다. 〈표 16〉에서 보는 바와 같이 실험적으로 실시한 급성 관찰 연구에서는 카페인을 섭취한 후 소변으로 칼슘의 배출이 증가하였는데, 소변에 칼슘이 증가한 것이 신장결석 형성을 촉진하는 하나의 병리학적 요인으로 판단하였다. 하지만, 실험적 연구 결과와는 달리 여러 역학적 조사 결과는 그 반대로 카페인 섭취가 신장결석 형성에 오히려 보호 효과가 있는 것으로 밝혀졌다(Bolignano 등, 2007). 이와 같은 상반된 결과가 나온 것에 대해 카페인의 두 가지 작용을 통해 설명이 가능하다. 먼저 카페인을 섭취하면 칼슘의 배출을 증가시켜 신장결석의 형성을 촉진시키는 효과와 함께 다른 한편으로 이뇨 및 나트륨뇨 배설을 촉진시켜 신장결석을 억제시키는 효과도 함께 있기 때문이다. 즉, 칼슘 배출 증가에 대해서 반대적 작용으로 수분 섭취를 충분히 한 상태에서 소변양이 많아지면, 신장결석이 생기는 것이 방지되는 사실 또한 잘 알려져 있다. 따라서 커피 자체에 의한 신장결석 형성보다는 각 개인의 체질적 특성, 유전적 요인, 병리학적 상태 그리고 그 당시에 복용하고 있는 의약품 등이 중요한 역할을 할 것이라 생각된다.

표 16_ 카페인 섭취와 신장결석 발생 위험도에 관한 연구 결과 요약

연구자 (연도)	대상 환자	연구 방법의 특징	주요 연구 결과
Massey와 Sutton(2004)	39명	실험적 연구, 카페인의 급성 효과만 관찰(6 mg/kg)	섭취 후 2시간에 뇨 칼슘 및 크레아티닌* 증가
Curhan 등 (1998)	81,093명 (여성)	전향적 역학 조사	매일 240 ml 커피 섭취 : 신장결석 위험성 10% 감소 매일 240 ml 차 섭취 : 신장결석 위험성 8% 감소

연구자 (연도)	대상 환자	연구 방법의 특징	주요 연구 결과
Curhan 등 (1996)	45,289명 (남성)	전향적 역학 조사	매일 240 ml 커피 섭취 : 신장결석 위험성 10% 감소 매일 240 ml 차 섭취 : 신장결석 위험성 14% 감소
Zanardo 등 (1995)	20명	신생아에서 카페인 정맥투여 후 5일 동안 관찰 (10 mg/kg)	투여 후 뇨 칼슘 배출 증가
Bergman 등 (1990)	37명 (여성)	실험적 연구, 카페인의 급성 효과만 관찰 (6 mg/kg)	섭취 후 뇨 칼슘 배출 증가
Shuster 등 (1985)	2,295명 (남성)	백인 남성 노인 대상 연구	커피 섭취 후 신장결석 발생 감소

* Bolignano 등(2007)의 자료를 발췌하여 수정하였음.

그렇다고 하더라도 장기간의 커피 섭취가 일부 신장 질환의 발생과 악화에 연관 있는 보고들이 있다. 미국 캔자스대학교 의과대학 신장연구소의 Belibi 등(2004)은 "상염색체 우성으로 발생하는 다낭신(polycystic kidney) 환자들은 커피를 마시면 신낭의 상태가 악화된다." 고 하였다. 그 이유는 카페인이 이미 언급한 바와 같이 cAMP 농도를 증가시키는데, 증가된 cAMP가 다낭신의 상피세포 성장과 전해질 분비를 촉진시키기 때문이라고 설명하였다. 그 외에도 신사구체경화증, 단백뇨의 증상 악화를 관찰한 보고(Bolignano 등, 2007)가 있어 그런 경우에는 반드시 주의를 요한다.

그리고 신장에 대해 자주 언급되는 카페인의 또 다른 부작용은 진통제의

* 크레아티닌(creatinine) : 근육이나 신경에서 직접 생성되며, 신장 사구체에서 여과된 후 재흡수되지 않고 소변을 통해 배출되는 특징이 있는 물질로 사구체의 여과 정도를 파악하기 위해 크레아티닌 제거율 측정하여 신장기능을 평가하는 하나의 지표.

독성이 강화될 수 있는 것이다. 장시간에 걸쳐 타이레놀 그리고 아스피린과 같은 진통제를 복용하면서 커피 섭취를 같이 하면 신장에 손상이 초래될 수 있다. 주로 신장의 내부 수질에 있는 집합관세포에 손상을 주므로 반드시 주의를 요한다(Cai 등, 2003). 추후 카페인과 약물의 상호 작용에 대해 별도로 논의하기로 한다.

하지만, 카페인이 신장에 대해 긍정적인 작용을 하는 경우가 있다. 카페인이 신장의 허혈, 즉 산소 공급이 부족한 상태에 대해서 신장을 보호하는 작용을 하는데, 그 기전은 아데노신 수용체를 억제하여 이뇨, 나트륨뇨 그리고 혈관 확장을 통해 신장으로 가는 혈류량을 증가시켜 보호한다. 이런 보호 작용에 대해 최근의 연구에서도 커피를 섭취하면 신동맥 혈관의 저항성을 낮추어 신장의 기능적 측면에서 유익한 효과가 있으며, 그로 인한 신부전의 발생을 감소시키는 결과(Trovato 등, 2010)를 발표해서 일치된 소견을 보였다.

결론적으로 지금까지 만성 신부전 환자, 혈액투석 혹은 복막투석을 하는 말기 요독증 환자라도 신장질환이 있다고 하여 적정한 양의 카페인 섭취까지 금지해야 하는 어떤 보고도 없다. 이런 경우에 적정한 양인 하루 커피 3~4 잔(카페인 350 mg 이하)을 섭취하는 경우라 해서 탈수 현상이나 신장결석이 생기는 증거를 아직 찾지 못했다(Bolignano 등, 2007). 하지만 신장결석의 임상적 병력이 있었거나 가족 중에 신장결석 환자가 있는 경우, 어린이 그리고 의약품이나 음료 등으로 추가적인 카페인을 섭취하고 있는 노인들은 특별한 주의를 요한다. 또한 이런 경우라도 적정한 양의 커피를 섭취하는 경우에 충분한 수분 섭취가 동반되면, 신장결석의 위험성은 배제될 수 있다.

4. 미네랄 결핍증

철분 흡수 장애

철분(iron)은 우리 몸 적혈구의 혈색소인 헤모글로빈에 있는 헴(heme) 구성 성분으로 산소 운반에 중요한 역할을 담당한다. 커피에 있는 폴리페놀 성분은 비헴성 철분과 결합하고 장에서 철분의 흡수를 방해한다(Fairweather-Tait, 2004). 실험적으로 150~250 ml의 커피를 먹여보면 장에서 철분 흡수가 24% 이상 억제되는 것을 관찰하였다(Brune 등, 1989). 반대로 커피 섭취를 끊으면 철분 보충제의 효과가 증가하는 것도 확인하였다(Dewey 등, 1997). 따라서 철결핍성 빈혈 환자 등에서 철분 보충제나 음식을 통해서 철분의 흡수를 최대로 하기 위해서는 반드시 커피를 삼가는 것이 좋다(Higdon과 Frei, 2006).

아연 흡수 장애

아연(zinc)은 우리 몸속에서 성장과 발달, 면역 반응, 신경학적 기능, 그리고 생식에서 중요한 역할을 담당한다. 부족할 때에는 성장과 발달의 중단이나 지연, 성적 성숙의 지연, 특징적인 피부 반점, 식욕 감퇴, 상처 치유의 장애, 심한 만성 설사, 면역계의 결핍, 야맹증, 각막의 부종과 혼탁, 그리고 행동 장애 등을 초래할 수 있다. 아직 사람에게 조사한 결과들이 많지 않은 상태이지만, 커피는 아연의 흡수를 방해하고, 우리 몸속의 아연의 활성도를 21~32% 정도까지 떨어뜨리는 효과가 있다(van Dyck 등, 1996). 그리고 커피를 5개월 정도 끊으면 떨어졌던 혈액 내 아연의 농도가 정상으로 회복되는 결과(Dewey 등, 1997)도 있어, 커피 섭취와 체내 아연 균형 사이에 관계가 없음을 말할 수 없다. 따라서 아연 부족이 생길 수 있는 특별한 경우에 커피를 섭취하는 것에 대해 역시 주의를 요한다.

5. 그 밖에 유의해야 할 경우들

정상적인 경우에서는 특별한 문제가 생기지 않지만, 앞서 얘기한 상황들 이외에도 위산과다, 위염과 위궤양 그리고 역류성 식도염으로 고생하는 분들은 관련 증상에 대한 전문적인 치료를 한 후에 커피를 섭취하는 것이 좋다는 점을 기억해 둘 필요가 있다. 또한 고혈압에 대해서는 다소 논란의 소지가 있는 상황이므로 너무 많이 커피를 섭취하는 것은 자제하는 것이 좋다. 특히 불안한 성격이나 불면증이 너무 심한 경우도 커피 섭취에 유의할 필요가 있다. 몸이나 손이 떨리는 진전현상이 있는 분들과 녹내장으로 고생하는 분들도 커피를 너무 섭취하는 것은 건강에 도움이 되지 않는다는 것을 기억해 둘 필요가 있다.

Ⅲ. 특별히 신경 써야 하는 경우

1. 가임기 여성

임산부가 카페인, 술과 담배와 같은 소위 사회적 약물(social drugs)을 사용하는 경향이 전 세계적으로 증가 추세에 있다. 그 중에서 카페인은 가장 자주 접하는 약리학적으로 활성이 있는 물질이며, 주로 커피, 차 그리고 청량음료와 코코아나 초콜릿과 같은 간식을 통해 주로 섭취하게 된다. 각 나라마다 차이는 있겠지만 이렇게 광범위하게 널려있는 카페인을 무제한적으로 섭취하는 것은 우리 몸 건강에 안 좋은 작용을 할 수 있으며, 특히 가임기 여성과 임산부에 대해서는 적절한 정도로 카페인 섭취를 제한하는데 특별한 주의가 필요하다(Kuczkowski, 2009).

미국에서 커피를 보통 20세 전후에 처음 마시기 시작하지만, 50세 전후가 되면 디카페인 커피로 바꾸는 경향이 있는 반면에, 커피를 재배하는 남아메리카 국가에서는 아침식사의 일부로 커피를 마시며 임신과 수유 중에도 어떠한 제한을 두지 않아서 나라별, 문화별로 차이가 상당히 있다. 이들을 대상으로 실시한 연구에서 모유를 통해 카페인을 섭취한 유아에서 심장 박동수와 수면 시간에 어떤 변화가 생기는 것을 발견하지 못했으며, 카페인 자체가 모유 성분에 영향을 주지 않았고 오히려 모유 생산을 촉진하는 결과를 보고하기도 하였다(Nehlig와 Debry, 1994).

그러나 그런 긍정적인 결과가 있다 하더라도 임신 중에 카페인을 섭취하면 태아 성장이 억제되고 저체중아를 출산하는 지에 대해 여러 연구 결과들은 여전히 논쟁 중에 있으며, 그 결과도 일관성을 보이지 않고 있다. 이런 이유는 섭취한 카페인의 양을 결정하는 방법의 민감도 문제와 연구를 실행한 임신 시기 등 여러 가지의 요인들에서 차이가 생긴 것으로 보인다. 임산부의 카페인 섭취 패턴을 보면 대체로 임신 초기에는 적게 섭취하지만, 말기로 갈수록 카페인 섭취가 늘어나는 양상을 보인다. 비록 현재까지 임신 중에 커피를 섭취한 영향을 조사한 많은 연구의 결과는 일관성이 적지만, 신생아 출생 때 체중이 약간 감소하는 것에 대해 어느 정도 일치된 의견을 보이고 있다(Higdon과 Frei, 2006).

최근까지의 여러 유용한 연구들은 적어도 임신부에게 하루 3 잔(카페인 300 mg 이하) 정도로 커피를 제한하는 것을 신중하게 제안하고 있는데, 그 이유는 혹시 있을 수 있는 자연유산이나 저체중아 출산을 완전히 배제하기 위해서이다.

카페인과 임신

임산부들은 커피 외에도 홍차 혹은 녹차, 카페인 함유 청량음료, 막대모양 초콜릿, 초콜릿 음료 그리고 카페인이 들어 있는 약물 등 다양한 경로를 통해 카페인을 섭취할 수 있는 것에 대해 주지해야 한다. 임산부가 카페인을 섭취하면 위장관에서 즉시 흡수되고, 쉽게 태반을 통과해서 태아에게 전달된다. 전달된 카페인은 중추신경계를 포함해서 태아의 모든 조직으로 퍼지게 된다. 태반이나 태아에는 카페인의 대사에 관여하는 효소가 존재하지 않아 처리되는 속도가 지연된다. 그리고 카페인은 모유를 통해서 신생아에게 전달된다는 것도 이미 언급하였다. 신생아도 카페인에 노출되면 카페인의 대사에 관여하는 크산틴 산화효소가 없어서 체내에 카페인이 머무는 시간이 증가하게 되어 노출 강도가 증강되는 점도 반드시 유의해야 한다(Nawrot 등, 2003).

카페인 섭취와 임신을 위한 수정 능력을 조사한 연구들은 대체로 일상적인 정도의 커피 섭취가 어떤 영향도 미치지 않는 것에 동의한다. 다만, 하루에 4~8 잔 이상의 커피를 마시면 수정되는 시간이 늦추어져서 임신 확률이 낮아지는 연구 결과(Florack 등, 1994)가 있다. 그 이유는 카페인 섭취로 인해서 여성호르몬(에스트로겐) 수치가 변화되며, 수정된 난자가 나팔관 이동하는 시간이 늦어지고 수정란의 생존율이 낮아져서 생긴 결과이다. 하지만, 이 경우에 반드시 흡연이나 음주 등의 다른 요인들도 함께 고려해야 하는 것을 지적하였다(Alderete 등, 1995). 그 중에서 흡연은 수정을 지연시키는 가장 중요한 위험 요소라는 사실을 자각해야 한다. 비록 흡연을 하면 카페인의 대사가 촉진되어 카페인을 소변으로 빨리 배출시키므로 카페인에 노출되는 시간과 노출 정도를 감소시키는 것은 사실이지만, 적어도 임신 전이나 임신 중에 이런 목적으로 흡연을 하는 것은 억지 주장이라 생각된다(Higdon과 Frei, 2006).

따라서 지금까지의 여러 연구들을 종합해 보면, 임신에 어려움을 겪고 있는 가임 여성은 먼저 금연하고 음주를 삼가는 조건에 더하여 카페인 섭취를 300 mg 이하로 유지할 것을 권고하고 있다.

카페인과 임신 합병증

1) 자연유산

임산부가 커피를 마시거나 또는 다른 경로를 통해 카페인을 섭취하는 것과 자연유산 발생 사이의 상관성을 찾으려는 많은 연구가 진행되고 있지만, 아직까지 일정한 결과를 도출하는데 실패하고 여전히 논쟁 중에 있다. 일부에서는 카페인을 섭취하면 자연유산의 가능성이 커지는 의견도 있고, 또 다른 연구는 카페인보다 커피 혹은 차 속에 있는 어떤 성분이 인공유산을 일으킬 수 있는 결과를 발표하였지만, 하루에 3 잔 이하의 커피나 카페인 함유 청량음료(300 mg 이하의 카페인) 섭취는 아무런 영향이 없는 것이 지배적인 의견으로 보고 있는 상황이다(Nawrot 등, 2003).

일반적으로 임신 초기 때 생기는 메스꺼움으로 인해 임산부들은 커피를 피하거나 섭취를 제한하는 경향이 많다. 하지만 메스꺼움과 상관없이 300 mg 이상의 카페인을 섭취하거나 카페인의 함량이 각각 다르지만 하루에 5 잔 이상의 커피 혹은 차를 섭취하면 자연유산의 위험성이 커지는 것으로 알고 항시 주의해야 할 것이다(Higdon과 Frei, 2006).

따라서 아직 의견이 정립되지 않은 상태라고 하지만, 어떤 경우라도 임산부가 하루 카페인 섭취량을 300 mg(혹은 200 mg) 이하로 유지하는 것이 최소한 이런 문제로부터 자유로울 수 있을 것이라 판단된다.

2) 태아 성장 저하

태아 성장에 대해 커피 특히 카페인의 영향을 보면, 이미 언급한 바와 같이 카페인은 인산디에스테르 가수분해효소를 억제하여 cAMP의 농도를 증가시키는데, 증가된 cAMP가 태아 세포의 성장과 발달을 저해하는 부정적인 작용을 한다(Koren, 2000). 또한 카페인은 아데노신 수용체를 특이적으로 차단한다. 아데노신 수용체는 조직이 산소를 이용할 수 있는 정도를 파악하여 실제 사용하는 산소량을 조절하는 균형 유지에 관여하는데, 이 수용체들이 차단되면 세포가 저산소증*에 빠질 위험성이 증가하게 된다. 아울러 산모가 커피를 2 잔 마시면 태아로 가는 태반의 혈류량이 줄어드는 것도 관찰되어 태아 성장에 지장을 초래할 수 있다. 또한 카페인을 섭취할 때 흡연을 하는 경우도 많은데, 카페인에 더해서 흡연까지 하게 되면 태아 발육에 심각한 스트레스를 줄 수 있다(Nawrot 등, 2003).

임산부가 하루에 200~400 mg의 카페인을 섭취하면 출산 때 신생아의 체중이 약 100 g 정도 낮아지는 것이 여러 연구들의 종합적인 결과(Bracken 등, 2002)이다. 또한 카페인 100 mg을 섭취할 때 마다 약 28 g씩 신생아의 체중이 감소되지만, 이 경우에도 하루에 카페인을 600 mg 이하로 섭취하는 경우라면 임상적으로 문제가 되지 않는 것이 보고(Bracken 등, 2003)되어 일관성에서 부족한 점이 많은 것도 사실이다. 덴마크 오르후스대학 공중보건연구소의 Bech 등(2007)은 1,207명의 임산부를 대상으로 디카페인 커피를 마신 경우와 카페인이 들어있는 커피를 마신 경우를 비교 분석한 결과, “출산한 아기의 체중에서 디카페인 커피를 마신 경우에 단지 16 g 정도만 더 늘었고, 이 결과는 통계학적인 의미가 없는 정도였다.”라 하였다. 그리고 “임신 중기 이후로 카페인 섭취를 어느 정도 줄이면 출생할 때 아기 체중과 임신

* 저산소증(hypoxia) : 인체의 각 조직이 필요로 하는 충분한 양의 산소를 공급하지 못하는 상태로 폐환기 장애, 빈혈, 폐혈류 장애, 말초 조직세포의 산소 이용 능력 감소 등이 원인이 됨.

지속 기간에 아무런 영향이 없다." 고 결론지었다. 하지만, 카페인 섭취로 인해서 태아 성장이 둔화되거나 저체중아를 출산할 가능성이 있는 것에 대해서 여전히 논쟁 중에 있으며, 물론 하루 300 mg 이하로 카페인을 섭취하는 것이 임산부가 흡연하는 것에 비하면 그 부정적 영향은 무척 적은 것이라고 볼 수도 있겠지만 그래도 반드시 주의해야 할 것이라고 판단된다(Higdon과 Frei, 2006).

그림 25_ 카페인 섭취량 증가에 따른 태아 성장 억제 위험도 변화

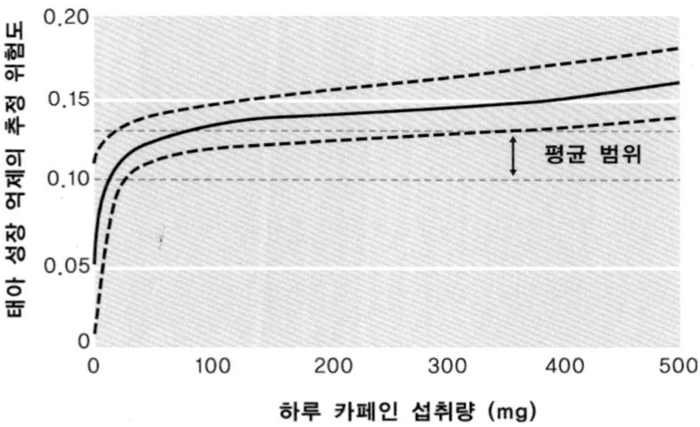

위의 〈그림 24〉는 영국에서 51명의 전문가들이 2003년에서 2006년까지 2,635명의 임산부를 대상으로 수행한 CARE Study Group(2008)의 연구 결과를 나타낸 것이다. 그림에서처럼 하루 카페인 섭취량이 100 mg 이하인 경우에는 정상적인 태아 성장의 제한 범위에 속하지만, 그 이상으로 섭취하면 태아 성장은 평균 범위를 벗어나게 된다. 이 연구진의 결론은 "수태 전과 임신 동안에는 카페인의 섭취를 줄여야 한다." 고 분명히 말하고 있다. 임산부가 하루에 100 mg 이하로 카페인을 섭취하면 비록 태아 성장을 제한하는 위험

성이 감소하지만, 그래도 카페인 섭취와 태아 성장 제한의 위험성 사이에 분명히 연관성이 있으므로 임신 동안에 항시 카페인 섭취를 제한해야 하는 중요성을 직시하였다.

많은 연구 자료들의 결론이 일정하지는 않지만, 종합적으로 판단해 보면 임신 동안 하루에 300 mg 이상의 카페인을 섭취하면 자궁 속에서 태아의 성장이 지연되어 출생 시 신생아의 체중이 감소하게 되는 것을 직면하게 될 것이며, 특히 흡연을 하거나 음주를 많이 하는 경우라면 그 부작용은 훨씬 더 커지는 것에 유의해야 한다. 따라서 수태 전과 임신 동안에 반드시 카페인 섭취를 줄이는 것이 좋을 것으로 판단된다.

3) 조기 출산

대부분의 역학적 연구 결과를 종합해서 보면 커피 혹은 카페인을 하루에 300 mg 이하로 섭취할 경우에 임신 지속 기간을 떨어뜨려 조기 출산을 일으키는 어떤 연관성도 발견할 수는 없었다(Higdon과 Frei, 2006). 하지만, 신생아에게는 카페인 분해 효소가 없으며 이로 인한 영향은 특히 조산아들에게 더 중요하다. 조산아의 카페인 반감기는 41~231시간으로 성인의 반감기보다 10배 이상 길어지는 점(Braun, 1996)에 유의해야 한다.

4) 선천성 기형

실험적으로 동물에게 사람이 하루에 섭취할 수 있는 정도가 아니라 상상도 못할 정도로 매우 많은 양의 카페인을 먹인 경우를 제외하고, 지난 20여 년 동안 대부분 역학적 연구의 종합적인 의견은 "커피 혹은 카페인을 정상적이고 생리학적으로 적절한 수준으로 섭취하는 경우에 선천성 기형을 일으키는 어떤 연관성도 발견할 수는 없었다."고 보고하고 있다. 최대 하루에 300~1000 mg까지 카페인을 섭취한 경우에서도 그 발생 가능성이 증가하는 사실을 증명할 수 없었다(Nawrot 등, 2003; Higdon과 Frei, 2006).

5) 출생 후 신생아의 성장

임신 기간에 산모가 섭취한 카페인은 태아에게 직접 노출되는데, 태아는 카페인을 쉽게 받아들이고 태아의 체내에 머무는 시간이 길므로 이 시기에 노출되는 것은 일생을 통해 노출되는 어떤 시간보다도 영향력이 크게 된다. 하지만, 다른 경우에서와 같이 수많은 연구 결과를 종합해 봐도 임산부 혹은 수유 중인 엄마가 카페인 섭취를 하루에 300 mg 이하로 제한하면, 출생 후 신생아의 성장에 어떤 나쁜 영향도 주지 않는 것으로 판단하고 있다(Nawrot 등, 2003).

수유

아기 엄마가 커피뿐만 아니라 다른 카페인 음료를 섭취하면 15분 후에 모유에 카페인이 검출되기 시작해서 한 시간이 되면 최고치를 나타낸다(Berlin 등, 1984). 산모가 카페인을 500 mg까지 섭취하면 모유를 통해 유아는 하루에 체중 1 kg당 0.3~1.0 mg을 섭취하게 된다(Ryu, 1985). 미국소아과학회의 지침에 카페인이 산모에게 사용 가능한 약으로 규정되어 있지만, 산모가 커피 혹은 카페인 섭취를 참지 못할 경우라면, 마신 후 적어도 수 시간 후에 수유를 해야 할 것이다. 그리고 신생아는 생후 약 9개월까지 카페인을 대사하여 처리하는 것이 어른에 비해 많이 떨어져서 체내에 오랜 시간 머무를 수 있기 때문에 주의를 해야 한다(Higdon과 Frei, 2006).

따라서 너무 많은 양의 카페인을 섭취하면 유아에서 과민한 성격이나 수면 부족 등을 유발할 수 있는 점을 고려해야 하지만, 일상적인 양인 하루 2~3 잔 이하의 커피에 해당하는 카페인 음료를 제한적으로 섭취하는 것이 혹시 생길지 모르는 예기치 못할 해로운 작용을 최소화시킬 수 있을 것으로 보고 있다.

월경전증후군

월경전증후군(premenstrual syndrome)은 여러 신체적 · 정서적 · 행동적 증세가 복합적으로 여성의 월경 주기에 따라 반복적이고 주기적으로 나타나는 현상이다. 월경 4~10일 전에 과민성, 불안, 우울증, 유방의 팽창과 압통, 체액 저류, 식탐, 두통 등 여러 다양한 증세가 나타났다가 월경 시작과 함께 증세가 호전된다. 가임기 여성의 40% 정도가 이 증후군을 경험하는 것으로 알려져 있으며, 정도가 심해서 일상생활을 할 수 없는 경우도 5% 정도가 된다. 이 증후군은 가임기에 증세가 시작되는데, 일단 증세가 생기면 폐경 때까지 지속된다.

그 원인은 확실하게 알려져 있지 않지만 여성 생리주기에 따라서 우울증과 관련이 많은 세로토닌*에 화학적인 변화가 일어나서 이 증후군이 나타난다. 또한 월경주기에 따라서 여성호르몬의 변화로 인해 생긴다. 그밖에는 마그네슘과 망간 등 미네랄이나 비타민 E 등이 부족한 여성에게 많이 발생하

* 세로토닌(serotonin) : 혈액이 응고할 때 혈소판으로부터 혈청 속으로 방출되는 혈관 수축 작용을 하는 물질이며, 뇌에서 신경전달물질로 기능하는 화학물질 중의 하나로 지나치게 많으면 뇌기능을 자극하고, 부족하면 침정작용(沈靜作用)을 일으킴. 선택적 세로토닌 재흡수 억제제(SSRI)가 현재 우울증 치료제로 널리 사용되고 있음.

는 것으로 알려져 있다. 그리고 단 음식을 많이 먹게 되면 정서 변화가 심해지고 피곤해지며, 카페인을 많이 섭취하면 안절부절 못하는 증세가 더 심해질 수 있다.

미국 오리건대학교 공중보건학과 Rossignol(1985)은 295명의 여대생을 대상으로 커피 혹은 카페인 함유 음료 섭취량과 월경전증후군 사이의 상관성을 조사하였는데, "이들은 서로 밀접한 관계가 있으며 증상의 심한 정도와도 관련이 깊다."고 보고하였다. 그리고 미국 웨인주립대학교 생리학 교수인 Phillis(1989)는 여성주기에 따라 변하는 호르몬인 에스트로겐(estrogen)과 프로게스테론(progesterone)이 아데노신 농도에 영향을 주는 것을 알아냈다. 에스트로겐은 아데노신이 갖고 있는 정신활동에 대한 억제효과를 차단하는데, 마치 카페인과 같은 작용을 하여 약간의 흥분을 일으킨다. 반면에 프로게스테론은 아데노신의 작용을 강화하여 배란 후에 프로게스테론 수치가 올라가는 일주일 동안 여성들이 피로와 우울한 느낌을 갖게 하고, 월경 직전에는 프로게스테론의 수치가 급격하게 떨어지면서 긴장감, 신경과민 그리고 불안 등의 정신적 증세를 갖도록 하는 것이다.

그림 26_ 여성 성주기에 따른 혈중 여성호르몬 농도의 변화

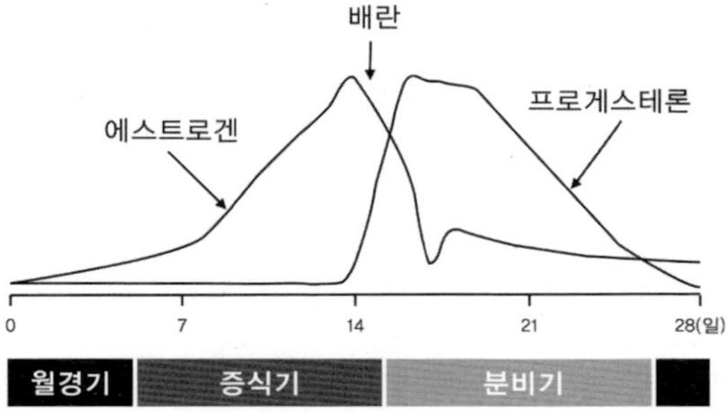

카페인이 아데노신 수용체를 차단하여 효과를 발휘한다는 점을 고려하여, 월경전증후군이 심한 여성은 여성주기에 따라 카페인 섭취를 조절할 필요가 있다. 월경이 있기 3~4일 전부터 월경이 끝날 때까지 카페인 섭취를 참는 것이 좋다. 그리고 월경이 끝난 후부터 다음 배란이 있을 때까지 카페인 섭취를 참거나 적은 양만 마시는 것이 좋다. 하지만 실제로 여성들은 월경기간에 카페인을 가장 많이 마셨고, 배란이 가까워지면서 오히려 덜 마셨으며, 배란 후에는 다시 카페인 섭취를 늘렸다. 따라서 자신이 겪는 유쾌하지 못한 느낌을 이기기 위해 더 많은 카페인을 섭취하여 결국 증상을 더욱 악화시키게 되었다. 이런 연관성에 대한 자료는 근래에 보고에서도 같은 결과를 보이고 있다(Rossignol 등, 1991; Braun, 1996; Rasheed와 Al-Sowielem, 2003).

따라서 치료로는 가장 먼저 식습관을 변화시키는 것으로 카페인의 섭취를 줄이고 짠 음식과 단 음식의 섭취를 적게 하면 증세가 훨씬 나아진다. 비타민제와 칼슘, 마그네슘 같은 미네랄을 보충하면 증세가 좋아지기도 한다. 그리고 규칙적인 운동 또한 증세의 경감에 도움을 준다.

커피 섭취와 가임기 여성에 대한 요약

1980년부터 FDA는 임신 동안에 카페인 섭취를 하지 말든지 아니면 적절한 수준으로 섭취를 줄일 것을 권고하고 있다. 여러 관련 논문들의 결과를 종합하여 보면 너무 많은 양의 카페인을 섭취하면 생식능력이 떨어지고, 임신을 원하는 여성이라면 하루에 300 mg 미만으로 카페인 섭취를 제한할 것을 권장하고 있으며, 임신한 여성이라면 하루에 커피는 2 잔 이하, 차 종류는 4 잔 이하로 섭취할 것을 권고하고 있다. 우리나라 식품의약품안전청

(KFDA)도 2006년에 카페인 섭취를 제한할 것을 권고하고 있는데, 하루에 성인은 400 mg, 임산부는 300 mg(체중 1 kg당 4.6 mg), 어린이는 체중 1 kg 당 2.5 mg 이하로 각각 제한하는 것이 좋다.

2. 어린이

어린이와 청소년들은 커피보다는 카페인이 들어있는 음료나 음식물을 통해 카페인을 섭취하고 있으며(표 3 참조), 이들에게 거의 무제한적으로 노출된 카페인 음료를 마시는 것에 대해 관심은 많았지만, 정작 이 분야에서 많은 연구가 진행되지는 않았다. 또한 섭취하는 음료들 중에는 카페인뿐만 아니라 당분이 많은 음료가 대부분이어서 체중의 증가와 함께 충치를 발생시키는 원인이 되기도 한다(Lim 등, 2009). 카페인 함유 음료를 너무 많이 마시는 어린이와 청소년들은 하루에 보통 1.5 리터의 콜라(하루 193 mg 카페인)를 마시며, 일주일로 환산하면 10.5~21 리터(1,412 mg 카페인)를 마시는 정도가 된다. 이런 경우 카페인에 의해 매일 두통을 겪게 될 수 있으며, 이를 치료하기 위해서는 반드시 카페인 섭취를 점진적으로 줄여야 한다(Hering-Hanit와 Gadoth, 2003).

카페인 섭취가 어린이에게 미치는 영향에 관한 연구들은 주로 행동 양상의 변화에 초점을 맞추고 있다. 카페인을 적은 농도(체중 1 kg당 2.5 mg 카페인)로 어린이에게 노출시키면 주의력 검사에서 실행 능력이 증가하는 것을 관찰할 수 있지만, 너무 많은 농도(체중 1 kg당 5 mg 카페인)를 섭취하게 되면 비정상적인 활동이 뚜렷하게 증가된다. 정상 어린이와 주의력 결핍 과잉행동 장애(attention deficit hyperactivity disorder, ADHD) 어린이에게 카페인 섭취 효과를 조사한 결과에서 보통 하루에 섭취하는 정도의 카페인에 대해서 인지 능력이나 행동 양상에서 어떤 차이점을 발견하질 못했다(Stein 등, 1996). 하지만 다른 연구에서는 카페인이 ADHD 어린이에게 유익한 효과를 주는 것이 전혀 없음을 발표하였다(Higdon과 Frei, 2006).

통상적으로 어린이 체중 1 kg당 3.0 mg의 카페인을 섭취한 경우에는 어떤 부작용도 발견할 수 없었지만, 그보다 더 많은 양을 섭취하게 되면 신경질적인 행동과 불안감 그리고 수면 장애와 같은 부작용이 생기게 된다. 반대로 카페인 섭취를 제한하면 그날 당장 기분이 우울해지고 졸음이 오며 피로감을 훨씬 더 많이 느끼게 된다(Nawrot 등, 2003). 현재 캐나다에서는 어린이 체중 1 kg당 2.5 mg까지 하루 카페인 섭취량을 제한하고 있다. 그리고 성장기 어린이는 뇌를 포함해서 중추신경계가 계속 성장하고 성숙해 가는 과정이란 점을 염두에 두어야 하며, 이 시기에 카페인에 오랜 기간 그리고 높은 농도로 노출되는 것은 향후 카페인의 부작용에 어린이들이 더 민감해질 수 있는 가능성이 있음을 인지해야 한다(캐나다보건부, 2003).

표 17_ 나이에 따른 하루 카페인 섭취 제한량

개인별	하루 섭취 제한량(mg/일)
어린이	
2~6세	45.0
7~9세	62.5
10~12세	85
어른	400
임산부 및 수유부	300

* 캐나다 임상진료 권고안(2008).

3. 노인

노인들에게 카페인을 섭취하는 가장 흔한 경로는 커피를 마시는 것이다(Frary 등, 2005). 섭취한 카페인은 지방이 적은 신체의 근육부위에 주로 분포한다. 따라서 노인들은 젊은 사람들보다 지방조직에 대비한 근육조직이 상대적으로 적기 때문에 섭취한 카페인이 혈액과 조직에 더 높은 농도로 존재하게 되어(Massey, 1998), 평소에 커피를 잘 마시지 않는 경우라면 커피 섭취로 인해 급성 혈압 상승 효과가 젊은이에 비해 크게 나타날 수도 있다(Izzo 등, 1983; Arciero 등, 1998).

그리고 노인들은 평소에 적어도 한두 가지 이상의 약을 복용하고 있기 때문에 혈액 내 카페인의 농도가 높으면 약물상호작용이 생길 가능성이 높다(Higdon과 Frei, 2006). 앞서 언급한 바와 같이 나이가 들수록 골다공증의 발생 위험성이 자연적으로 증가하며, 그에 대해서 칼슘 섭취가 부족하거나 비타민 D 부족이 동반된 상태에서 너무 많은 카페인을 섭취하게 되면 고관절 골절의 위험성도 커지게 된다(Massey, 2001).

전체적으로 볼 때 나이 드신 분들은 젊은 사람들에 비해 카페인의 부작용에 민감하게 노출될 가능성이 높은 점을 항시 고려해야 한다.

Ⅳ. 유전자와 커피의 상호 작용

커피 혹은 카페인에 대한 신체 반응의 편차는 다양하다. 이런 편차가 나타나는 원인의 일부가 유전자에 있음은 의문의 여지가 없는 것도 사실이다. 많은 연구들이 관상동맥 심장질환의 발생에 유전적 요인들이 중요한 역할을 하는 것을 확립해 왔다. 최근까지 커피와 관상동맥 심장질환의 연관성을 조사한 대부분의 연구들은 유전적으로 물려받은 감수성을 측정하는 도구로써 가족력(家族歷, family history)을 포함시켰다. 그리고 관상동맥 심장질환에서 대부분의 유전적인 소인이 다형성 변종(polymorphic variant)과 많이 관련된 것을 생각하고 있다. 이 다형성 변종은 대부분의 보인자(carrier)에서는 관상동맥 심장질환을 일으키지 않지만, 특별한 식이 요인이나 생활방식상의 요인에 노출되면 위험성이 증가하여 질병 발생에 영향을 준다(Cornelis와 El-Sohemy, 2007).

커피와 유전자 사이의 연관성에 관한 최초의 연구로 네덜란드 웨그닝겐대학교 영양보건역학과의 Weggemans 등(2001)이 커피의 지방 성분인 카페스톨에 의한 콜레스테롤 증가 효과에 유전적 요인이 어떤 영향을 주는지를 조사하였다. 그들은 아포지단백 E(apoE)에 유전적 다형성*에 대해 조사하였으며, 그 중에서 APOE ε3/ε3 유전자형을 갖은 사람이 APOE ε3/ε4와 APOE ε4/ε4에 비해서 카페스톨에 대한 LDL 콜레스테롤 증가 현상이 더 뚜렷하였다. 하지만, 그 이후에 스웨덴 살그렌스카대학병원 심장혈관연구소의 Strandhagen 등(2004)은 APOE 유전자가 그런 효과가 있는지를 위약-대

* 유전적 다형성(polymorphism) : 동질이상, 동종 집단 가운데에서 2개 이상의 대립 형질이 뚜렷이 구별되는 것.

조군 연구에서 조사하였지만, 아무런 관계를 발견하지 못했다. 대신에 MTHFR 유전자의 677에 위치한 단일 염기 다형성*(SNP)이 커피에 의해 호모시스테인이 증가하는데 작용하는 것을 보고하였다.

그 이후에 이 SNP를 활용하여 커피 혹은 카페인 대사 과정에 관여하는 유전자 변이를 다양하게 조사하게 되었다. 캐나다 토론토대학교 영양보건학과 Cornelis 등(2006)은 심근경색 환자에서 커피 섭취와 시토크롬 P450(CYP1A2) 유전자의 변이가 연관된 것을 소개하였다. 그리고 CYP1A2는 커피에 있는 다른 성분보다 오직 카페인만 해독하는 작용을 하므로, 이런 결과로 인해 "심근경색의 발생 위험성을 높이는데 카페인이 중요 성분이 된다."고 말하였다. 그 외에도 카페인이 아데노신 수용체에 대해 길항작용을 하므로, 이 수용체의 유전적 변이가 각 개인의 질병에 대한 감수성에 어떤 영향을 주는지와 함께 카페인에 의해 분비가 조절되는 각종 신경전달물질에 대한 유전적 변이도 조사하고 있다(Cornelis와 El-Sohemy, 2007). 지금까지 커피의 여러 성분들이 관상동맥 심장질환의 발생에 관여하는 것으로 소개된 가능성이 있는 유전적 제어자들의 목록은 다음의 〈그림 27〉와 같이 대단히 많으며, 관련 유전자들에 대해 검토와 연구가 진행 중에 있다.

* 단일 염기 다형성(single nucleotide polymorphism, SNP) : 세포의 핵 속에 염색체가 갖고 있는 30억 개의 염기 서열 중 개인의 편차를 나타내면서 생기는 한 개 또는 수십 개의 염기변이.

그림 27_ 커피의 성분들과 관상동맥 심장질환 발생에 대한 요소 노출과 생물학적 효과에 대한 가능성이 있는 유전적 제어자의 관계

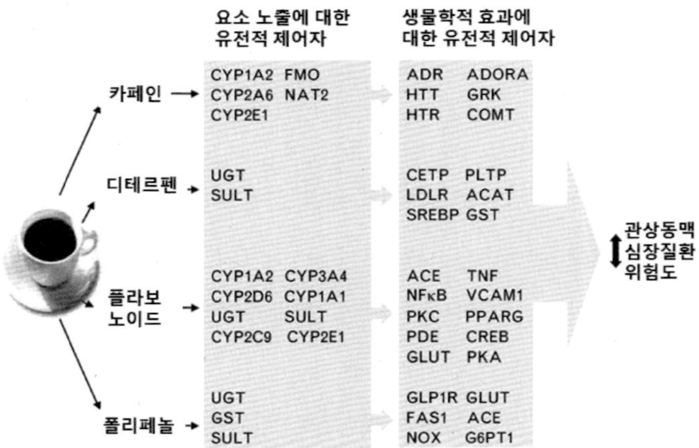

CYP, 시토크롬 P450; FMO, 플라빈 함유 모노산소첨가효소; NAT2, N-아실전이효소 2; UGT, 유리딘 2인산 글루쿠로노실전이효소; SULT, 술포전달효소; GST, 글루타치온 S-전이효소; ADR, 아드레날린성 수용체; ADORA, 아데노신 수용체; HTT, 세로토닌 수송체; HTR, 세로토닌 수용체; GRK, G-단백연관 수용체 인산화효소; COMT, 카테콜-O-메틸전이효소; CETP, 콜레스테롤 에스테르 전이 단백질; PLTP, 인지질 전이 단백질; LDLR, LDL 수용체; ACAT, 아실 조효소 A 아세틸전이효소; SREBP, 스테롤 조절요소 결합 단백질; FAS1, 지방산 합성효소 1; ACE, 안지오텐신 전환효소; TNF,종양괴사인자; NFkB, 핵인자 kB; VCAM1, 혈관세포 부착분자-1; PKC, 단백질 인산화효소 C; PPARG, 퍼옥시좀 증식체 활성화 수용체 γ; PDE, 인산디에스테르 가수분해효소; CREB, cAMP 반응 요소 결합 단백질; GLUT, 포도당 수송체; PKA, 단백질 인산화효소 A; GLP1R, 글루카곤 유사 단백질(GLP)-1 수용체; NOX, NAD(P)H 산화효소; G6PT1, 포도당-6-인산 트란스로카제 1. Cornelis와 El-Sohemy(2007)의 자료에서 발췌하여 수정하였음.

현재 커피 혹은 카페인 섭취에 따라 유전적 다형성이 각종 질병 발생과 연관되어 있는 보고가 계속되고 있다. 시토크롬 P450의 CYP1A2-2467T/delT 다형성이 있는 경우에 하루에 5 잔 이상의 커피를 마시는 사람에서 방광암 발생의 위험성을 증가시켰으며(Pavanello 등, 2010), 일본 중년

남성에서 DNA 5178 시토신/아데닌(Mt5178 C/A) 다형성이 있는 사람이 커피를 마시면 LDL 콜레스테롤이 증가하는 것을 억제하는 유전자의 유용한 효력이 없게 된다(Kokaze 등, 2010). 또한 카페인에 의해 생기는 불안 증상에 대해 아데노신 수용체의 ADORA2A (rs5751876)에 유전적 다형성이 있는 경우, 카페인을 자주 섭취하면 불안 증상에 내성이 생길 수도 있다(Rogers 등, 2010). 359명의 폐경기 여성을 10년 동안 추적 조사한 연구에서 여성호르몬 결합단백의 rs6259의 보인자와 re6257의 비보인자에서 카페인 커피를 섭취하면 제2형 당뇨병 발생이 더 낮아진다(Goto 등, 2011).

이런 유전적인 연구들이 커피에 있는 생물학적으로 중요한 활성물질을 동정하는데 도움을 주지만, 질병 발생을 증가시키거나 줄이는 유전적인 제어자의 여러 가지 생물학적 효과는 여전히 연구 대상으로 남아있다. 유전적 연구 기법들은 현재까지 커피의 각 성분과 그 대사 과정에 관여하는 여러 후보 유전자들이 얼마나 흔하게 관여하며, 얼마나 기능적으로 의미 있는 유전적 다형성을 가지는 지에 대해 향후 많은 정보를 줄 수 있는 유용한 연구 방법이 될 수 있을 것이다. 또한 유전적 연구 결과들을 바탕으로 종합적으로 볼 때 어떤 유전인자를 갖든지 하루 한두 잔 정도로 커피를 섭취하는 것은 건강에 아무런 해를 입히지 않는 것으로 판단된다.

V. 카페인의 부작용

1. 급성 독성과 과량 섭취

하루에 400 mg 이하로 카페인을 보통 수준으로 섭취하는 경우라면 카페인의 부작용이 생기지 않는다. 하지만 카페인은 유독성도 함께 갖고 있다. 평균 신장의 성인에서 생명을 위협할 정도의 치명적인 카페인 용량은 커피나 청량음료를 마시는 것보다 카페인이 포함된 약물을 복용할 때 주로 발생한다(Engebretsen과 Harris, 2001). 성인에서 5~50 g(평균 10 g)의 카페인을 입으로 먹게 되면 사망하게 되는데, 이 양은 커피 55~125 잔(평균 100 잔)에 해당한다. 대체로 카페인 치사량은 체중 1 kg당 100~200 mg 정도로 추정하고 있다(Hogdon과 Frei, 2006).

체중 1 kg당 15~30 mg의 카페인을 섭취하게 되면 초조, 선망, 발작, 호흡곤란, 심장 부정맥, 근육경련, 메스꺼움, 구토, 고혈당증 그리고 저칼륨혈증 등의 증상을 일으키는 급성 독성을 나타낸다. 성인은 신경질적이고 불안감과 불면증에서 감각 이상, 이뇨, 부정맥, 심계항진, 호흡항진, 위장 장애 등이 주로 나타나고, 어린이는 심한 메스꺼움, 심계항진, 중추신경계 동요, 이뇨 현상을 주로 나타낸다(Nawrot 등, 2003; Reissig 등, 2009).

2. 약물 부작용

요즘 하루에 카페인 함량이 500~600 mg 이상의 커피를 습관적으로 마시는 것은 건강상에 위험이 생길 수 있는 '카페인 남용' 으로 믿고 있다. 하지만, 예민한 사람들은 비록 적은 용량이지만 카페인을 섭취했을 때 다음과 같은 부작용이 나타날 수 있는데, 빈맥, 심계항진, 불면증, 안절부절, 신경과민, 손 떨림, 두통, 이명, 복통, 메스꺼움, 구토, 설사 그리고 이뇨 현상이 주로 나타난다(Engebretsen과 Harris, 2001; Hogdon과 Frei, 2006). 특히 일부 여성에게서 하루 400 mg 이상을 섭취하면 배뇨근의 이상이 생겨서 방광이 불안정해지는 경우가 생길 수 있고, 기존에 있는 방광계통의 증상이 심해질 수 있다(Arya 등, 2000). 커피를 습관적으로 마시는 사람들에 비해서 카페인을 섭취하지 않는 사람이 카페인에 대한 부작용의 발생 위험성이 더 크다는 점도 유의해야 한다. 전체적으로 볼 때, 이런 부작용이 생기는 것을 피하기 위해서는 건강한 성인을 기준으로 보면 하루 카페인 섭취를 최대 400 mg 이하로 유지하는 것을 권고한다.

3. 금단 증상

기분을 좋게 하고 작업 수행 능률을 향상시키는 데 대한 커피의 장?단점을 연구한 결론에서 "커피는 유용한 음료이며, 다만 카페인의 금단 효과에 대해서는 고려되어야 한다."고 했다(Rogers와 Dernoncourt, 1998). 하지만 카페인 중독을 커피 중독이라 오해 할 수 있지만, 커피 이외에도 녹차, 콜라, 초콜릿 등이 있는 것을 잊어서는 안 된다.

커피와 다른 카페인 음료를 보통의 수준으로 섭취하는 경우라도 갑자기 카페인을 끊으면 금단 증상이 생기는 것을 경험하게 된다. 한 가지 예를 들면, 전신마취와 수술 등으로 24시간 음식물 섭취를 못한 사람에게서 간혹 두통을 호소하는 사례가 있어서 처음에는 마취제의 부작용으로 생각했다. 조사해 보니 커피를 자주 마시는 사람에게서 두통을 호소하는 경우가 많은 것을 발견하였으며, 그 과정을 추적해 본 결과 24시간 가까이 카페인 섭취를 못해서 생기는 '카페인 금단' 현상으로 밝혀졌다. 습관적으로 커피를 마시는 사람에게 비록 짧은 기간일지라도 아침에 카페인이 없는 음료를 주면, 금방 불쾌한 느낌이 드는 카페인 금단 증상이 생겼으며, 주로 두통 등을 보였지만 이런 주관적인 증상은 일시적 현상이었다. 이처럼 오랜 기간 카페인을 섭취해 오던 사람에게 카페인을 완전히 끊으면 12~24시간이 지나서 금단 증상이 나타나며, 20~48시간째 최고에 도달한다. 만약에 카페인 섭취를 하지 않겠다고 결심하였다면, 이런 카페인 금단 증상은 다행스럽게도 약 1주일 ~ 9일 정도만 지속되는 경향이 있다(Griffiths와 Woodson, 1988).

금단 증상은 모든 사람에게 생기는 것은 아니지만, 주로 두통, 피로감, 졸음, 불안감, 집중력 장애 그리고 우울한 기분이 생긴다. 그 외에도 메스꺼움과 근육통을 호소하기도 한다. 적게는 하루 100 mg 이하로 카페인을 섭취한 경우에도 금단 증상이 생길 수 있으며, 물론 더 많은 양을 섭취한 경우라면 그 증상도 심하게 나타난다. 하지만 이런 카페인 금단 증상은 오래가지 않고 그 정도도 심하지 않다는 것을 자각할 필요가 있으며, 따라서 갑작스럽게 끊기보다는 점진적으로 서서히 줄여나가는 것이 금단 증상을 줄이는 방법이 된다.

카페인은 빠른 약리 작용과 각성 작용, 수행능력 증가라는 긍정적 효과가 있는 반면, 카페인 금단 증상, 카페인 중독, 수면 장애 등의 문제를 일으킬 수 있다. 카페인 섭취가 과다할 경우 여러 가지 금단 현상과 중독 증상들을 확인할 수 있었으며, 이 경우 삶의 질을 떨어뜨릴 수 있는 원인이 되기 때문에 적절한 섭취가 무엇보다 중요하다.

성균관대학교 의과대학 가정의학과 연구팀은 국내 남녀 대학생 2,100명 중에서 연구에 적합한 대상자 810명을 대상으로 카페인 금단 증상에 대한 연구 결과를 발표했다(이병훈 등, 2007). 대학생을 대상으로 조사한 결과 카페인 중독 증상을 보인 사람은 2%이었으며, 카페인 섭취를 중단했을 때 나타나는 금단 현상을 경험한 사람들은 46%에 달하는 것으로 조사됐다. 중복 응답자들의 결과를 구체적으로 보면 카페인에 내성을 보이는 사람(61%), 금단 현상을 경험한 사람(46%), 카페인을 중단하거나 조절에 실패한 사람(13%), 카페인과 관련해 신체적?정신적 문제를 알면서도 섭취하는 사람(23%) 등으로 조사됐다고 밝혔다. 24시간 카페인 섭취를 중단했을 때 한 가지 이상 금단 증상을 경험했던 사람들은 피로(38%), 졸림(18%), 두통(15%), 불안(8%), 우울(6%), 오심(2%), 구토(1%) 등의 증상이 주로 나타났다고 응답했다. 그 자료를 바탕으로 하루 카페인 섭취량과 금단 증상을 구분하여 요약하면 〈표 18〉과 같다.

카페인 내성과 금단 증상은 카페인에 대한 신체적인 의존을 의미하는 전형적인 표지이다. 하지만 신체적 의존은 물질의 남용이나 중독과는 다르다는 것을 인식해야 한다. 대다수의 카페인 사용자들이 어느 정도의 신체적 의존을 보이지만, 남용이나 중독 등의 용어를 적용하려면 더 많은 요소들을 검토해야 한다. 중독성 약물과는 다르게 카페인은 이용하는 사람들 중에 소수에게만 중독성이 있는 것을 말할 수 있다. 따라서 의사들은 환자들이 두통이나 우울한 느낌, 피로, 졸림 등의 증상을 호소할 때에는 카페인을 섭취 혹은 사용하고 있는 지를 물으라는 충고를 받는다. 그 이유는 "카페인 금단 증상이 있을 수 있고, 소수이지만 카페인 중독도 있을 수 있다."는 인식 때문이다(Braun, 1996).

표 18_ 하루 카페인 섭취량과 금단 증상

금단 증상 구분	하루 카페인 섭취량(mg/일)		
	100 미만	100~249	250 이상
피로	23%	52%	71%
졸림	10%	24%	39%
두통	8%	18%	45%
불안	6%	10%	14%

* 이병훈 등(2007)의 자료를 발췌하였음.

4. 약물상호작용

습관적인 정도로 카페인을 섭취한 경우에 카페인 대사 시토크롬 P450 효소의 활성이 증가되는데, 이 효소는 많은 약물의 대사에도 깊이 관련이 있다(Carrillo와 Benitez, 2000). 반대로 이 효소의 활성을 억제하는 약물들은 카페인이 대사되어 제거되는 것을 간섭함으로써 카페인의 독성 효과가 나타날 가능성을 증가시키게 되므로 카페인과 복용 중인 약물 사이의 상호작용에 유의해야 한다(Faber와 Fuhr, 2004).

카페인 대사를 변조하는 약물

간에서 카페인의 대사에 관여하는 시토크롬 P450을 억제해서 카페인의 제거를 늦추어 부작용 발생의 위험성을 증가시킬 수 있는 약물들은 위장약인 씨메티딘(cimetidine), 알코올 혐오치료제인 다이설피람(disulfiram), 여성호르몬인 에스트로겐, 경구용 항진균제인 플루코나졸(fluconazole), 선택적 세로토닌 재흡수 억제제 계열(SSRI)의 항우울제인 플루복사민(fluvoxamine), 항부정맥제인 멕시레틴(mexiletine), 퀴놀론(quinolone) 계열의 항생제 그리고 무좀약인 테르비나핀(terbinafine) 등이 있다(Carrillo와 Benitez, 2000).

그와 반대로 항경련제인 페니토인(phenytoin)과 흡연은 간에서 카페인의 대사를 촉진시켜서 몸 밖으로 빨리 제거하고 혈액 내 카페인 농도를 낮추는 작용을 한다.

다른 약물에 대한 카페인의 효과

카페인과 그 대사산물인 메틸크산틴은 에피네프린과 기관지 확장제인 알부테롤(albuterol)과 같은 베타-아드레날린성 약물의 효능과 부작용을 증강시킨다(Carrillo와 Benitez, 2000). 카페인은 이론적으로 항우울제의 한 종류인 모노아민 산화효소 억제제(monoamine oxidase inhibitor)를 복용하는 환자에서 생길 수 있는 고혈압성 위기를 초래할 수 있다(Mendelsohn, 2001). 카페인은 간에서 클로자핀(clozapine)과 같은 항정신성 약물의 대사과정을 억제하여, 제거를 지연시킴으로써 혈액 내 농도가 증가되면서 독성을 나타내게도 한다. 카페인을 섭취하면 기관지 확장제인 테오필린의 제거되는 정도를 감소시켜 혈중 농도를 높게 유지시킨다. 카페인은 해열진통제인 아세트아미노펜(acetaminophen, 타이레놀(R))의 제거를 감소시키고 간 독성을 증가시키고, 아스피린(aspirin)의 생물학적 활성도를 높이는 효과가 있어 이들 약물의 진통 효과를 증진시키면서 심한 경우에 신장세포를 손상시킬 수도 있다. 또한 항우울제로 쓰이는 리튬(lithium)의 제거를 촉진시켜서 혈액 내 농도를 감소시키는 작용도 한다(Hogdon과 Frei, 2006).

맺는 말

커피는 전 세계적으로 매일 수백만 명의 사람이 즐겨 마시고 있으며, 그 음용의 역사는 적어도 1,000년 이상으로 봐야 할 것이다. 커피를 마시면 그 무엇보다도 항산화제를 많이 섭취할 수 있으며, 정신적으로 육체적으로 좋은 영향을 주는 것으로 알고 있지만, 커피 혹은 카페인이 사람의 건강에 끼치는 영향을 조사할 때 결과가 일관성을 보이지 않는 경우가 많다. 그 이유는 연구를 시작하기 전에 커피를 얼마나 마셨는지를 명확하게 할 필요가 있으며, 섭취한 카페인 양을 정확하게 측정하기 어려운 점도 있고, 어떤 방식으로 만든 커피를 어떤 크기의 컵에 마시는 지를 구별해야 하며, 아울러 흡연, 음주, 나이, 영양 상태 그리고 생활양식 등 복잡한 요인들을 잘 통제해야 하는 어려움이 있기 때문이다. 하지만, 현재 커피에 대한 의학적 연구가 약 8,000건이 넘게 보고되었으며, 그들의 종합적인 결론은 "적절한 정도로 커피를 마시는 것은 당신의 건강에 유익하다."로 집약할 수 있다. 지금까지 커피의 그 유용한 점, 일부에서 해로운 점 그리고 특별히 주의해야할 점 등에 대해 각각을 구분하였으며, 그 어느 곳보다 자세하고 광범위한 영역에 걸쳐 근거에 바탕을 두고 서술하고자 했다. 혹 중요한 자료가 미처 활용되지 못했거나 필력의 한계로 그 뜻이 제대로 전달되지 못했을 것 같은 두려움은 늘 갖게 되었다.

대체적으로 볼 때 성인에게 하루 3~4 잔(300~400 mg 카페인) 정도로 마시는 보통의 커피 섭취가 건강을 해치는 어떤 증거는 없다. 거의 모든 연구 결과들에서 보는 것과 같이 캐나다보건부는 "하루에 카페인을 400 mg 정도까지 섭취하는 것은 보통 성인의 건강에 대해 어떤 나쁜 영향이 없다."는 것을 확실하게 권고하고 있다. 하지만, 고혈압 환자와 노인들은 카페인의 부작용에 더 민감하게 반응하므로 주의를 요한다. 또한 커피에는 카페인만 들어있는 것이 아니고, 클로로겐산과 같은 강력한 항산화제 성분들도 다량 함유되어 있는 점도 고려해야 한다.

대부분의 전향적 코호트 연구에서 커피 섭취가 관상동맥 심장질환과 뇌졸중의 발생을 증가시키는 어떤 연관성을 찾지 못했다. 하지만 종이 필터를 하지 않은 커피에는 디테르펜인 카페스톨과 카와웰이 많이 함유되어 있는데, 이 물질들이 콜레스테롤 수치를 올리는 작용을 한다. 따라서 필터하지 않는 커피를 12주 이상 지속적으로 섭취하면 여러 가지 심장혈관계 질환의 위험 요인을 증가시키는데, 그 요인들 중에는 혈압과 혈액의 호모시스테인 수치 등이 포함된다.

여러 역학적인 연구들에서 커피를 섭취하면 제2형 당뇨병, 파킨슨병 그리고 간 질환 등의 만성 질환을 예방하는 효과가 있는 것을 확인하였다. 미국, 유럽 그리고 아시아 등에서 광범위하게 실시한 많은 연구에서 섭취한 커피 양에 반비례적으로 제2형 당뇨병의 발생이 줄어드는 것이 증명되었다. 커피나 다른 음료를 통해 섭취한 카페인은 남성 그리고 폐경 후 에스트로겐 보충요법을 받지 않은 여성에서 파킨슨병의 발생을 감소시켰다. 또한 기억력 장애와 인지 장애를 호전시켰으며, 알츠하이머병의 진행을 늦추었고 동물 실험에서는 알츠하이머병의 회복까지도 확인되었다. 그리고 이 사실을 기초로 하여 카페인이 뇌의 아데노신 수용체(A2A)를 차단해서 신경보호 효과를 나타내는 작용 기전이 있음을 확인하였다.

현재적인 관점에서 커피 섭취가 암 발생을 증가시키는 증거는 거의 없는 실정이다. 아직 명확한 기전은 불분명하지만, 커피를 섭취하면 간 손상, 간경화증 그리고 간세포성암의 발생을 줄이며, 대장암의 발생도 줄이는 것을 확인하였다.

비록 커피 섭취가 적절한 칼슘을 섭취하는 사람의 골밀도에 어떤 변화를 초래하는 확실한 증거는 없지만, 하루에 필요한 칼슘을 충분한 정도로 섭취할 필요가 있으며, 하루에 커피 섭취를 3 잔(300 mg 카페인) 이하로 제한하는 것 못지않게 칼슘 섭취를 충분하게 하는 것이 나이 드신 분들에게 골다공증이나 고관절 골절을 예방하는 방법이라고 권고하고 있다.

또한 커피가 임신에 미치는 영향에 대한 역학적인 연구 자료들은 여전히 논쟁 중에 있지만, 너무 많이 커피 혹은 카페인을 섭취하면 자연유산과 태아 성장 장애가 생길 수 있는 점을 항상 고려해야 한다. 최근의 견해로 임신한 여성, 수유 중인 여성 혹은 임신을 계획하고 있는 여성인 경우라면, 하루 3잔 정도로 커피를 제한하여 카페인 섭취를 전체적으로 300 mg(하루 체중 1

kg당 4.6 mg) 혹은 엄격하게는 200 mg 이상 초과하지 말 것을 신중하게 권고하고 있다.

어린이나 청소년들은 주로 카페인이 들어있는 청량음료를 마셔서 대부분의 카페인을 섭취한다. 제한적이지만, 단기간 관찰한 임상적 연구에서 어린이와 청소년들에게 하루에 체중 1 kg당 3 mg 이상을 섭취시키면 행동 장애와 같은 카페인의 부작용이 나타난다고 한다. 이런 연구를 바탕으로 캐나다에서는 성장기 어린이와 청소년들에게 하루 체중 1 kg당 2.5 mg 이상을 섭취하지 말 것을 권고하고 있다. 하지만, 앞으로 어린이와 청소년들에 대한 장기적인 추적 연구도 필요한 상황임에는 틀림이 없다.

현재 심장혈관계 질환과 암 발생에 대한 커피의 유용한 증거들이 그들 사이의 관계성을 재평가하는 단계이며, 이런 만성적인 질환의 예방을 위해서는 커피의 효과를 논하기에 앞서 금연을 하거나 신체 활동량을 증가시키는 등 건강과 관련된 일상생활 속의 행동 변화가 먼저 수반되어야 할 것이다. 그리고 특정한 집단에서는 커피를 섭취하더라도 필터하지 않은 커피를 너무 많이 마시는 것은 피해야 할 것이며, 커피의 카페인 효과와 더불어 커피의 다른 유용한 성분이 건강에 미치는 영향에 대해 보다 많은 관심을 기울여야 할 것으로 생각한다.

결론적으로, 커피는 건강과 관련하여 장점과 일부 단점을 갖고 있는 매혹적인 기호식품일 뿐이다. 따라서 커피를 의약품이나 건강보조식품으로 생각하거나 건강과 관련지어 지나친 걱정이나 기대를 하는 것은 바람직하지 않다. 중요한 것은 건강에 큰 영향은 없는 것을 말 할 수 있지만, 사람마다 유전적으로 카페인 분해효소의 능력에 차이가 있듯이 사람에 따라 커피를 적게 마셔도 유난히 민감하게 불안증이나 심계항진과 같은 예기치 못한 상황에 접할 수 있고, 생리학적인 '항상성' 의 개념과 "지나쳐 좋을 것은 아무것도 없다(過猶不及)."는 만고의 진리 하에서 너무 많이 마시면 오히려 건강에 나쁜 영향을 미칠 수 있다는 점을 염두에 두어야 한다. 그리고 지금까지의 내용을 생각하면서 건강을 위해서 마실 커피를 선택할 때 가급적 신선하고 좋은 원두 그리고 너무 많이 로스팅하지 않은 커피를 적절하게 추출하여 적당량을 조절해 마시는 것이 최선의 방법이라 생각한다.

참고 문헌

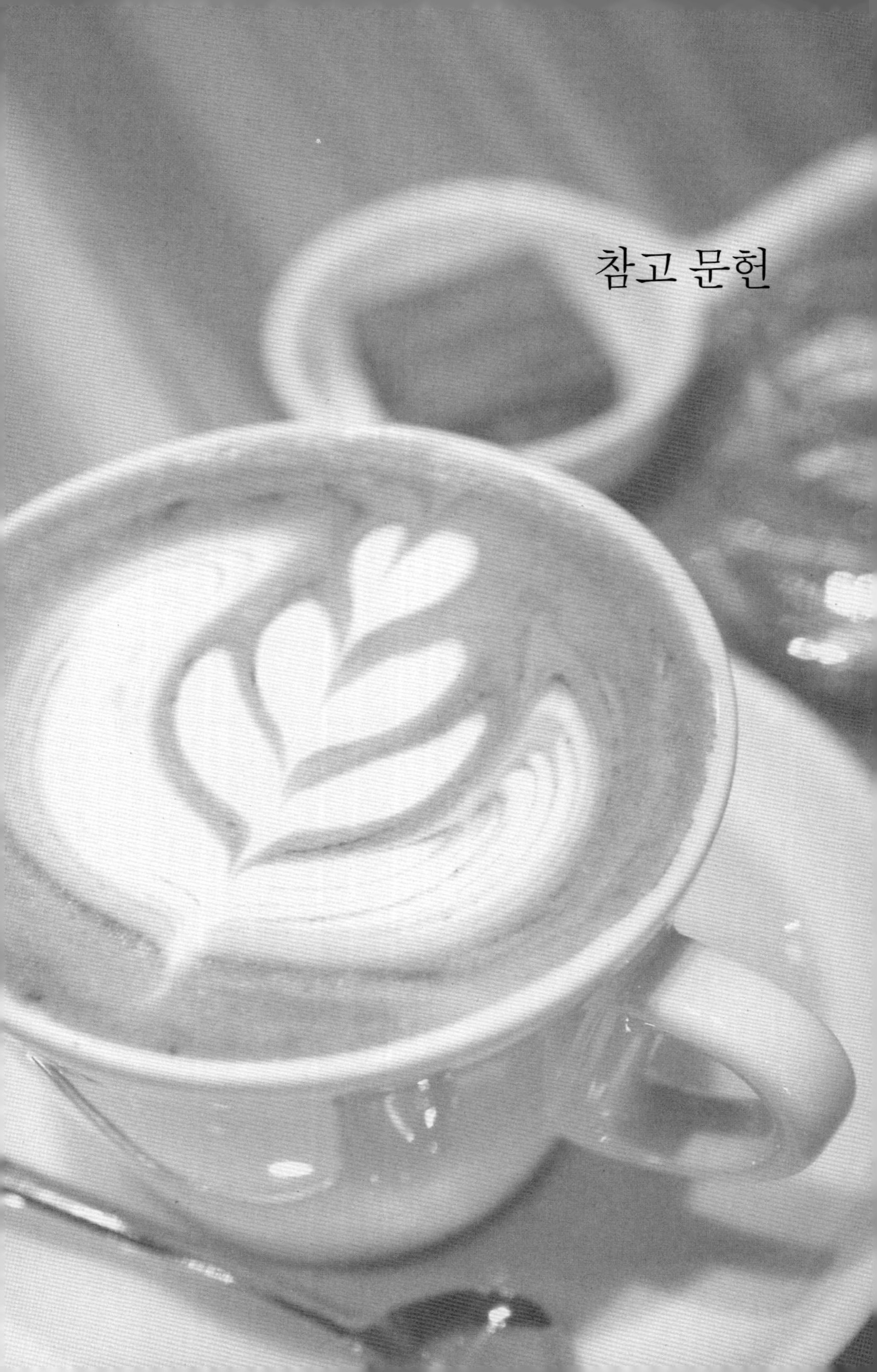

커피의 의학적 역사

Braun S: Buzz; The Science and Lore of Alcohol and Caffeine. Oxford University Press, New York, 1996.

Corti R, Sudano I, Spieker L, Binggeli C, Hermann F, Toenz D, Noll G: Coffee; poison or medicine? Ther Umsch 2005;62(9):629-33.

Griffin J: Nutrition and health series 6; Exercise and diet for a healthier New Year! J Fam Health Care 2006;16(6):187-9.

Jacob HE: Coffee: The Epic of a Commodity. Burford Books, New Jersey, 1998.

Oka K: Pharmacology in a Cup of Coffee. Iyakukeizaisya, Tokyo, 2007.

Stella A: 1'ABC daire du Cafe. Flammarion, Paris, 1998.

커피의 성분

이병훈, 박용순, 김준수, 유준현, 이정권: 국내 대학생들의 카페인 섭취행태와 카페인의 관련 증상. 가정의학회지 2007;28(1):9-16.

Arab L, Blumberg JB: Introduction to the Proceedings of the Fourth International Scientific Symposium on Tea and Human Health. J Nutr 2008;138(8):1526S-1528S.

Arya M, Rao LJ: An impression of coffee carbohydrates. Crit Rev Food Sci Nutr 2007;47(1):51-67.

Barone JJ, Roberts HR: Caffeine consumption. Food Chem Toxicol 1996;34(1):119-29.

Braun S: Buzz; The Science and Lore of Alcohol and Caffeine. Oxford University Press, 1996.

Casal S, Oliveira MB, Alves MR, Ferreira MA: Discriminate analysis of roasted coffee varieties for trigonelline, nicotinic acid, and caffeine content. J Agric Food Chem 2000;48(8):3420-4.

Diaz-Rubio ME, Saura-Calixto F: Dietary fiber in brewed coffee. J Agric Food Chem 2007;55(5):1999-2003.

Fredholm BB, Battig K, Holmen J, Nehlig A, Zvartau EE: Actions of caffeine in the brain with special reference to factors that contribute to its widespread use. Pharmacol Rev 1999;51(1):83-133.

Fujioka K, Shibamoto T: Quantitation of volatiles and nonvolatile acids in an extract from coffee beverages: correlation with antioxidant activity. J Agric Food Chem 2006;54(16):6054-8.

Gilbert RM: Caffeine consumption. In Spiller GA (Eds): The Methylxanthine Beverages and Foods: Chemistry, Consumption, and Health Effects. New York, Loss, 1984.

Haddy FJ, Vanhoutte PM, Feletou M: Role of potassium in regulating blood flow and blood pressure. Am J Physiol Regul Integr Comp Physiol 2006;290(3):R546-52.

Heckman MA, Weil J, Gonzalez de Mejia E: Caffeine (1, 3, 7-trimethylxanthine) in foods: a comprehensive review on consumption, functionality, safety, and regulatory matters. J Food Sci 2010;75(3):R77-87.

Higdon JV, Frei B: Coffee and health: a review of recent human research. Crit Rev Food Sci Nutr 2006;46(2):101-23.

Jee SH, He J, Appel LJ, Whelton PK, Suh I, Klag MJ: Coffee consumption and serum lipids: a meta-analysis of randomized controlled clinical trials. Am J Epidemiol 2001;153(4):353-62.

Kalow W, Tang BK: The use of caffeine for enzyme assays: a critical appraisal. Clin Pharmacol Ther 1993;53(5):503-14.

Lopez-Ridaura R, Willett WC, Rimm EB, Liu S, Stampfer MJ, Manson JE, Hu FB: Magnesium intake and risk of type 2 diabetes in men and women. Diabetes Care 2004;27(1):134-40.

Nawrot P, Jordan S, Eastwood J, Rotstein J, Hugenholtz A, Feeley M: Effects of caffeine on human health. Food Addit Contam 2003;20(1):1-30.

Oka K: Pharmacology in a Cup of Coffee. Iyakukeizaisya, Tokyo, 2007.

Pimentel GD, Zemdegs JC, Theodoro JA, Mota JF: Does long-term coffee intake reduce type 2 diabetes mellitus risk? Diabetol Metab Syndr 2009;1(1):6.

Gilbert RJ, Snyder SH: Caffeine: The Most Popular Stimulant. Facts on File, 1987, p 62.

Stavric B, Klassen R, Gilbert SG: Automated high-performance liquid chromatographic assay for monitoring caffeine and its metabolites in biological fluids of monkeys consuming caffeine. J Chromatogr 1984;310(1):107-18.

Tunnicliffe JM, Shearer J: Coffee, glucose homeostasis, and insulin resistance: physiological mechanisms and mediators. Appl Physiol Nutr Metab 2008;33(6):1290-300.

Urgert R, Schulz AG, Katan MB: Effects of cafestol and kahweol from coffee grounds on serum lipids and serum liver enzymes in humans. Am J Clin Nutr 1995;61(1):149-54.

커피의 효과

Acheson KJ, Zahorska-Markiewicz B, Pittet P, Anantharaman K, Jequier E: Caffeine and coffee: their influence on metabolic rate and substrate utilization in normal weight and obese individuals. Am J Clin Nutr 1980;33(5):989-97.

Almeida AA, Farah A, Silva DA, Nunan EA, Gloria MB: Antibacterial activity of coffee extracts and selected coffee chemical compounds against enterobacteria. J Agric Food Chem 2006;54(23):8738-43.

Andersen LF, Jacobs DR Jr, Carlsen MH, Blomhoff R: Consumption of coffee is associated with reduced risk of death attributed to inflammatory and cardiovascular diseases in the Iowa Women's Health Study. Am J Clin Nutr 2006;83(5):1039-46.

Azam S, Hadi N, Khan NU, Hadi SM: Antioxidant and prooxidant properties of caffeine, theobromine and xanthine. Med Sci Monit 2003;9(9):BR325-30.

Barger-Lux MJ, Heaney RP, Stegman MR: Effects of moderate caffeine intake on the calcium economy of premenopausal women. Am J Clin Nutr 1990;52(4):722-5.

Bhathena SJ, Velasquez MT: Beneficial role of dietary phytoestrogens in obesity and diabetes. Am J Clin Nutr 2002;76(6):1191-201.

Boekema PJ, Samsom M, van Berge Henegouwen GP, Smout AJ: Coffee and gastrointestinal function: facts and fiction. A review. Scand J Gastroenterol Suppl 1999;230:35-9.

Bonita JS, Mandarano M, Shuta D, Vinson J: Coffee and cardiovascular disease: in vitro, cellular, animal, and human studies. Pharmacol Res 2007;55(3):187-98. Epub 2007 Jan 26.

Borrelli RC, Visconti A, Mennella C, Anese M, Fogliano V: Chemical characterization and antioxidant properties of coffee melanoidins. J Agric Food Chem 2002;50(22):6527-33.

Bracco D, Ferrarra JM, Arnaud MJ, Jequier E, Schutz Y: Effects of caffeine on energy metabolism, heart rate, and methylxanthine metabolism in lean and obese women. Am J Physiol 1995;269(4 Pt 1):E671-8.

Braun S: Buzz; The Science and Lore of Alcohol and Caffeine. Oxford University Press, 1996.

Buscemi S, Batsis JA, Arcoleo G, Verga S: Coffee and endothelial function: a battle between caffeine and antioxidants? Eur J Clin Nutr 2010;64(10):1242-3.

Cani PD, Delzenne NM: Gut microflora as a target for energy and metabolic homeostasis. Curr Opin Clin Nutr Metab Care 2007;10(6):729-34.

Christian MS, Brent RL: Teratogen update: evaluation of the reproductive and developmental risks of caffeine. Teratology 2001;64(1):51-78.

Corrao G, Zambon A, Bagnardi V, D'Amicis A, Klatsky A; Collaborative SIDECIR Group: Coffee, caffeine, and the risk of liver cirrhosis. Ann Epidemiol 2001;11(7):458-65.

Diokno AC, Brown MB, Herzog AR: Sexual function in the elderly. Arch Intern Med 1990;150(1):197-200.

Dlugosz L, Bracken MB: Reproductive effects of caffeine: a review and theoretical analysis. Epidemiol Rev 1992;14:83-100.

Dong J, Zou J, Yu XF: Coffee drinking and pancreatic cancer risk: A meta-analysis of cohort studies. World J Gastroenterol 2011;17(9):1204-10.

Dorea JG, da Costa TH: Is coffee a functional food? Br J Nutr 2005;93(6):773-82.

Douglas BR, Jansen JB, Tham RT, Lamers CB: Coffee stimulation of cholecystokinin release and gallbladder contraction in humans. Am J Clin Nutr 1990;52(3):553-6.

Griffin J: Nutrition and health series 6; Exercise and diet for a healthier New Year! J Fam Health Care 2006;16(6):187-9.

Ferre S: An update on the mechanisms of the psychostimulant effects of caffeine. J Neurochem 2008;105(4):1067-79.

Fisone G, Borgkvist A, Usiello A: Caffeine as a psychomotor stimulant: mechanism of action. Cell Mol Life Sci 2004;61(7-8):857-72.

Hasling C, Sø ndergaard K, Charles P, Mosekilde L: Calcium metabolism in postmenopausal osteoporotic women is determined by dietary calcium and coffee intake. J Nutr 1992;122(5):1119-26.

Heaney RP, Recker RR: Effects of nitrogen, phosphorus, and caffeine on calcium balance in women. J Lab Clin Med 1982;99(1):46-55.

Isogawa A, Noda M, Takahashi Y, Kadowaki T, Tsugane S: Coffee consumption and risk of type 2 diabetes mellitus. Lancet 2003;361(9358):703-4.

James JE: The influence of user status and anxious disposition on the hypertensive effects of caffeine. Int J Psychophysiol 1990;10(2):171-9.

Jensen TK, Henriksen TB, Hjollund NH, Scheike T, Kolstad H, Giwercman A, Ernst E, Bonde JP, Skakkebaek NE, Olsen J: Caffeine intake and fecundability: a follow-up study among 430 Danish couples planning their first pregnancy. Reprod Toxicol 1998;12(3):289-95.

Johnson KC, Pan S, Mao Y; Canadian Cancer Registries Epidemiology Research Group: Risk factors for male breast cancer in Canada, 1994-1998. Eur J Cancer Prev 2002;11(3):253-63.

Karakaya S, El SN, Ta? AA: Antioxidant activity of some foods containing phenolic compounds. Int J Food Sci Nutr 2001;52(6):501-8.

Kawachi I, Willett WC, Colditz GA, Stampfer MJ, Speizer FE: A prospective study of coffee drinking and suicide in women. Arch Intern Med 1996;156(5):521-5.

Kynast-Gales SA, Massey LK: Effect of caffeine on circadian excretion of urinary calcium and magnesium. J Am Coll Nutr 1994;13(5):467-72.

Lammert F, Matern S: Evidence-based prevention of cholecystolithiasis. Dtsch Med Wochenschr 2004;129(28-29):1548-50.

Laska EM, Sunshine A, Mueller F, Elvers WB, Siegel C, Rubin A: Caffeine as an analgesic adjuvant. JAMA 1984;251(13):1711-8.

La Vecchia C, Negri E, D'Avanzo B, Franceschi S, Boyle P: Risk factors for gallstone disease requiring surgery. Int J Epidemiol 1991;20(1):209-15.

Leitzmann MF, Willett WC, Rimm EB, Stampfer MJ, Spiegelman D, Colditz GA, Giovannucci E: A prospective study of coffee consumption and the risk of symptomatic gallstone disease in men. JAMA 1999;281(22):2106-12.

Mannisto S, Pietinen P, Virtanen M, Kataja V, Uusitupa M: Diet and the risk of breast cancer in a case-control study: does the threat of disease have an influence on recall bias? J Clin Epidemiol 1999;52(5):429-39.

Marshburn PB, Sloan CS, Hammond MG: Semen quality and association with coffee drinking, cigarette smoking, and ethanol consumption. Fertil Steril 1989;52(1):162-5.

Mealey BL, Oates TW: Diabetes mellitus and periodontal diseases. J Periodontol 2006;77(8):1289-303.

Morales FJ, Somoza V, Fogliano V: Physiological relevance of dietary melanoidins. Amino Acids. 2010 [Epub ahead of print]

Mougios V, Ring S, Petridou A, Nikolaidis MG: Duration of coffee- and exercise-induced changes in the fatty acid profile of human serum. J Appl Physiol 2003;94(2):476-84.

Naismith DJ, Akinyanju PA, Szanto S, Yudkin J: The effect, in volunteers, of coffee and decaffeinated coffee on blood glucose, insulin, plasma lipids and some factors involved in blood clotting. Nutr Metab 1970;12(3):144-51.

Natella F, Nardini M, Giannetti I, Dattilo C, Scaccini C: Coffee drinking influences plasma antioxidant capacity in humans. J Agric Food Chem 2002;50(21):6211-6.

Nathanson JA: Caffeine and related methylxanthines: possible naturally occurring pesticides. Science 1984;226(4671):184-7.

Nawrot P, Jordan S, Eastwood J, Rotstein J, Hugenholtz A, Feeley M: Effects of caffeine on human health. Food Addit Contam 2003;20(1):1-30.

Nicoli MC, Anese M, Parpinel MT, Franceschi S, Lerici CR: Loss and/or formation of antioxidants during food processing and storage. Cancer Lett 1997;114(1-2):71-4.

Oka K: Pharmacology in a Cup of Coffee. Iyakukeizaisya, Tokyo, 2007.

Pettenuzzo LF, Noschang C, von Pozzer Toigo E, Fachin A, Vendite D, Dalmaz C: Effects of chronic administration of caffeine and stress on feeding behavior of rats. Physiol Behav 2008;95(3):295-301.

Pimentel GD, Zemdegs JC, Theodoro JA, Mota JF: Does long-term coffee intake reduce type 2 diabetes mellitus risk? Diabetol Metab Syndr 2009;1(1):6.

Pulido R, Hernandez-Garcia M, Saura-Calixto F: Contribution of beverages to the intake of lipophilic and hydrophilic antioxidants in the Spanish diet. Eur J Clin Nutr 2003;57(10):1275-82.

Raaska K, Raitasuo V, Laitila J, Neuvonen PJ: Effect of caffeine-containing versus decaffeinated coffee on serum clozapine concentrations in hospitalised patients. Basic Clin Pharmacol Toxicol 2004;94(1):13-8.

Rainnie DG, Grunze HC, McCarley RW, Greene RW: Adenosine inhibition of mesopontine cholinergic neurons: implications for EEG arousal. Science 1994;263(5147):689-92.

Rosenstock S, Jørgensen T, Bonnevie O, Andersen L: Risk factors for peptic ulcer disease: a population based prospective cohort study comprising 2416 Danish adults. Gut 2003;52(2):186-93.

Salazar-Martinez E, Willett WC, Ascherio A, Manson JE, Leitzmann MF, Stampfer MJ, Hu FB: Coffee consumption and risk for type 2 diabetes mellitus. Ann Intern Med 2004;140(1):1-8.

Santos RM, Vieira SA, Lima DR: Effects of coffee in alcoholics. Ann Intern Med 1991;115(6):499.

Sato Y, Itagaki S, Kurokawa T, Ogura J, Kobayashi M, Hirano T, Sugawara M, Iseki K: In vitro and in vivo antioxidant properties of chlorogenic acid and caffeic acid. Int J Pharm 2011;403(1-2):136-8.

Schwartz J, Weiss ST: Caffeine intake and asthma symptoms. Ann Epidemiol 1992;2(5):627-35.

Seale TW, Abla KA, Shamim MT, Carney JM, Daly JW: 3,7-Dimethyl-1-propargylxanthine: a potent and selective in vivo antagonist of adenosine analogs. Life Sci 1988;43(21):1671-84.

Siegel RK: Intoxication: Life in Pursuit of Artificial Paradise. New York, Dutton, 1989.

Smith A, Brice C, Nash J, Rich N, Nutt DJ: Caffeine and central noradrenaline: effects on mood, cognitive performance, eye movements and cardiovascular function. J Psychopharmacol 2003;17(3):283-92.

Smith A, Thomas M, Perry K, Whitney H: Caffeine and the common cold. J Psychopharmacol 1997;11(4):319-24.

Somoza V, Lindenmeier M, Wenzel E, Frank O, Erbersdobler HF, Hofmann T: Activity-guided identification of a chemopreventive compound in coffee beverage using in vitro and in vivo techniques. J Agric Food Chem 2003;51(23):6861-9.

Svartberg J, Midtby M, Bø naa KH, Sundsfjord J, Joakimsen RM, Jorde R: The associations of age, lifestyle factors and chronic disease with testosterone in men: the Tromsø Study. Eur J Endocrinol 2003;149(2):145-52.

Svilaas A, Sakhi AK, Andersen LF, Svilaas T, Strom EC, Jacobs DR Jr, Ose L, Blomhoff R: Intakes of antioxidants in coffee, wine, and vegetables are correlated with plasma carotenoids in humans. J Nutr 2004;134(3):562-7.

Tanaka Y, Sakurai M, Goto M, Hayashi S: Effect of xanthine derivatives on hippocampal long-term potentiation. Brain Res 1990;522(1):63-8.

Tanskanen A, Tuomilehto J, Viinamaki H, Vartiainen E, Lehtonen J, Puska P: Heavy coffee drinking and the risk of suicide. Eur J Epidemiol 2000;16(9):789-91.

Tunnicliffe JM, Shearer J: Coffee, glucose homeostasis, and insulin resistance: physiological mechanisms and mediators. Appl Physiol Nutr Metab 2008;33(6):1290-300.

van Deventer G, Kamemoto E, Kuznicki JT, Heckert DC, Schulte MC: Lower esophageal sphincter pressure, acid secretion, and blood gastrin after coffee consumption. Dig Dis Sci 1992;37(4):558-69.

Wendl B, Pfeiffer A, Pehl C, Schmidt T, Kaess H: Effect of decaffeination of coffee or tea on gastro-oesophageal reflux. Aliment Pharmacol Ther 1994;8(3):283-7.

커피에 관한 의학적 연구들

I. 커피 섭취가 건강에 유익한 경우

Abel EL, Hendrix SO, McNeeley SG, Johnson KC, Rosenberg CA, Mossavar-Rahmani Y, Vitolins M, Kruger M: Daily coffee consumption and prevalence of nonmelanoma skin cancer in Caucasian women. Eur J Cancer Prev 2007;16(5):446-52.

Arab L: Epidemiologic evidence on coffee and cancer. Nutr Cancer 2010;62(3):271-83.

Arendash GW, Cao C : Caffeine and coffee as therapeutics against Alzheimer's disease. J Alzheimers Dis 2010;20 Suppl 1:S117-26.

Arnesen E, Huseby NE, Brenn T, Try K: The Troms ø Heart Study: distribution of, and determinants for, gamma-glutamyltransferase in a free-living population. Scand J Clin Lab Invest 1986;46(1):63-70.

Arromdee E, Michet CJ, Crowson CS, O'Fallon WM, Gabriel SE: Epidemiology of gout: is the incidence rising? J Rheumatol 2002;29(11):2403-6.

Ascherio A, Chen H, Schwarzschild MA, Zhang SM, Colditz GA, Speizer FE: Caffeine, postmenopausal estrogen, and risk of Parkinson's disease. Neurology 2003;60(5):790-5.

Ascherio A, Weisskopf MG, O'Reilly EJ, McCullough ML, Calle EE, Rodriguez C, Thun MJ: Coffee consumption, gender, and Parkinson's disease mortality in the cancer prevention study II cohort: the modifying effects of estrogen. Am J Epidemiol 2004;160(10):977-84.

Ascherio A, Zhang SM, Hernan MA, Kawachi I, Colditz GA, Speizer FE, Willett WC: Prospective study of caffeine consumption and risk of Parkinson's disease in men and women. Ann Neurol 2001;50(1):56-63.

Astrup A, Toubro S, Cannon S, Hein P, Breum L, Madsen J: Caffeine: a double-blind, placebo-controlled study of its thermogenic, metabolic, and cardiovascular effects in healthy volunteeers. Am J Clin Nutr 1990;51(5):759-67.

Barranco Quintana JL, Allam MF, Serrano Del Castillo A, Fernandez-Crehuet Navajas R: Alzheimer's disease and coffee: a quantitative review. Neurol Res 2007;29(1):91-5.

Becker AB, Simons KJ, Gillespie CA, Simons FE: The bronchodilator effects and pharmacokinetics of caffeine in asthma. N Engl J Med 1984;310(12):743-6.

Berkey CS, Rockett HR, Colditz GA: Weight gain in older adolescent females: the internet, sleep, coffee, and alcohol. J Pediatr 2008;153(5):635-9, 639.

Biessels GJ: Caffeine, diabetes, cognition, and dementia. J Alzheimers Dis 2010;20 Suppl 1:S143-50.

Boggs DA, Palmer JR, Stampfer MJ, Spiegelman D, Adams-Campbell LL, Rosenberg L: Tea and coffee intake in relation to risk of breast cancer in the Black Women's Health Study. Cancer Causes Control 2010;21(11):1941-8.

Botelho F, Lunet N, Barros H: Coffee and gastric cancer: systematic review and meta-analysis. Cad Saude Publica 2006;22(5):889-900.

Braun S: Buzz; The Science and Lore of Alcohol and Caffeine. Oxford University Press, 1996.

Brochu-Gaudreau K, Rehfeldt C, Blouin R, Bordignon V, Murphy BD, Palin MF: Adiponectin action from head to toe. Endocrine 2010;37(1):11-32.

Brownlee M: Biochemistry and molecular cell biology of diabetic complications. Nature 2001;414(6865):813-20.

Bukowskyj M, Nakatsu K: The bronchodilator effect of caffeine in adult asthmatics. Am Rev Respir Dis 1987;135(1):173-5.

Cadden IS, Partovi N, Yoshida EM: Review article: possible beneficial effects of coffee on liver disease and function. Aliment Pharmacol Ther 2007;26(1):1-8.

Carlsson S, Hammar N, Grill V, Kaprio J: Coffee consumption and risk of type 2 diabetes in Finnish twins. Int J Epidemiol 2004;33(3):616-7.

Cavin C, Marin-Kuan M, Langouet S, Bezencon C, Guignard G, Verguet C, Piguet D, Holzhauser D, Cornaz R, Schilter B: Induction of Nrf2-mediated cellular defenses and alteration of phase I activities as mechanisms of chemoprotective effects of coffee in the liver. Food Chem Toxico. 2008;46(4):1239-48.

Chen JF, Xu K, Petzer JP, Staal R, Xu YH, Beilstein M, Sonsalla PK, Castagnoli K, Castagnoli N Jr, Schwarzschild MA: Neuroprotection by caffeine and A(2A) adenosine receptor inactivation in a model of Parkinson's disease. J Neurosci 2001;21(10):RC143.

Cheung WT, Lee CM, Ng TB: Potentiation of the anti-lipolytic effect of 2-chloroadenosine after chronic caffeine treatment. Pharmacology 1988;36(5):331-9.

Choi HK, Atkinson K, Karlson EW, Willett W, Curhan G: Alcohol intake and risk of incident gout in men: a prospective study. Lancet 2004;363(9417):1277-81.

Choi HK, Curhan G: Coffee consumption and risk of incident gout in women: the Nurses' Health Study. Am J Clin Nutr 2010;92(4):922-7.

Choi HK, Willett W, Curhan G: Coffee consumption and risk of incident gout in men: a prospective study. Arthritis Rheum 2007;56(6):2049-55.

Clapper ML: Genetic polymorphism and cancer risk. Curr Oncol Rep 2000;2(3):251-6.

Colacone A, Bertolo L, Wolkove N, Cohen C, Kreisman H: Effect of caffeine on histamine bronchoprovocation in asthma. Thorax 1990;45(8):630-2.

Corrao G, Zambon A, Bagnardi V, D'Amicis A, Klatsky A; Collaborative SIDECIR Group: Coffee, caffeine, and the risk of liver cirrhosis. Ann Epidemiol 2001;11(7):458-65.

Costenla AR, Cunha RA, de Mendonca A: Caffeine, adenosine receptors, and synaptic plasticity. J Alzheimers Dis 2010;20 Suppl 1:S25-34.

Crivelli M, Wahllander A, Jost G, Preisig R, Bachofen H: Effect of dietary caffeine on airway reactivity in asthma. Respiration 1986;50(4):258-64.

Cunha RA, Agostinho PM: Chronic caffeine consumption prevents memory disturbance in different animal models of memory decline. J Alzheimers Dis 2010;20 Suppl 1:S95-116.

Cunha RA: Caffeine, adenosine receptors, memory and Alzheimer disease. Med Clin (Barc) 2008;131(20):790-5.

Duarte JM, Oliveira CR, Ambrosio AF, Cunha RA: Modification of adenosine A1 and A2A receptor density in the hippocampus of streptozotocin-induced diabetic rats. Neurochem Int

2006;48(2):144-50.

Duffy P, Phillips YY: Caffeine consumption decreases the response to bronchoprovocation challenge with dry gas hyperventilation. Chest 1991;99(6):1374-7.

Dulloo AG, Seydoux J, Girardier L, Chantre P, Vandermander J: Green tea and thermogenesis: interactions between catechin-polyphenols, caffeine and sympathetic activity. Int J Obes Relat Metab Disord 2000;24(2):252-8.

Emmerson B: Hyperlipidaemia in hyperuricaemia and gout. Ann Rheum Dis 1998;57(9):509-10.

Eskelinen MH, Ngandu T, Tuomilehto J, Soininen H, Kivipelto M: Midlife coffee and tea drinking and the risk of late-life dementia: a population-based CAIDE study. J Alzheimers Dis 2009;16(1):85-91.

Facchini FS, Saylor KL: Effect of iron depletion on cardiovascular risk factors: studies in carbohydrate-intolerant patients. Ann N Y Acad Sci 2002;967:342-51.

Fujioka K, Shibamoto T: Quantitation of volatiles and nonvolatile acids in an extract from coffee beverages: correlation with antioxidant activity. J Agric Food Chem 2006;54(16):6054-8.

Galeone C, Tavani A, Pelucchi C, Turati F, Winn DM, Levi F, Yu GP, Morgenstern H, Kelsey K, Dal Maso L, Purdue MP, McClean M, Talamini R, Hayes RB, Franceschi S, Schantz S, Zhang ZF, Ferro G, Chuang SC, Boffetta P, La Vecchia C, Hashibe M: Coffee and tea intake and risk of head and neck cancer: pooled analysis in the international head and neck cancer epidemiology consortium. Cancer Epidemiol Biomarkers Prev 2010;19(7):1723-36.

Galeone C, Turati F, La Vecchia C, Tavani A: Coffee consumption and risk of colorectal cancer: a meta-analysis of case-control studies. Cancer Causes Control 2010;21(11):1949-59.

Gallus S, Tavani A, Negri E, La Vecchia C: Does coffee protect against liver cirrhosis? Ann Epidemiol 2002;12(3):202-5.

Gelatti U, Covolo L, Franceschini M, Pirali F, Tagger A, Ribero ML, Trevisi P, Martelli C, Nardi G, Donato F; Brescia HCC Study Group: Coffee consumption reduces the risk of hepatocellular carcinoma independently of its aetiology: a case-control study. J Hepatol 2005;42(4):528-34.

Giovannucci E: Meta-analysis of coffee consumption and risk of colorectal cancer. Am J Epidemiol 1998;147(11):1043-52.

Glass CK, Witztum JL: Atherosclerosis. the road ahead. Cell 2001;104(4):503-16.

Gong H Jr, Simmons MS, Tashkin DP, Hui KK, Lee EY: Bronchodilator effects of caffeine in coffee. A dose-response study of asthmatic subjects. Chest 1986;89(3):335-42.

Gordis L: Consumption of methylxanthine-containing beverages and risk of pancreatic cancer. Cancer Lett 1990;52(1):1-12.

Goto A, Song Y, Chen BH, Manson JE, Buring JE, Liu S: Coffee and Caffeine Consumption in Relation to Sex Hormone-Binding Globulin and Risk of Type 2 Diabetes in Postmenopausal Women. Diabetes 2011;60(1):269-75.

Greenberg JA, Axen KV, Schnoll R, Boozer CN: Coffee, tea and diabetes: the role of weight loss and caffeine. Int J Obes (Lond) 2005;29(9):1121-9.

Greenberg JA, Boozer CN, Geliebter A: Coffee, diabetes, and weight control. Am J Clin Nutr 2006;84(4):682-93.

Higdon JV, Frei B: Coffee and health: a review of recent human research. Crit Rev Food Sci Nutr 2006;46(2):101-23.

Hino A, Adachi H, Enomoto M, Furuki K, Shigetoh Y, Ohtsuka M, Kumagae S, Hirai Y, Jalaldin A, Satoh A, Imaizumi T: Habitual coffee but not green tea consumption is inversely associated with metabolic syndrome: an epidemiological study in a general Japanese population. Diabetes Res Clin Pract 2007;76(3):383-9.

Holick CN, Smith SG, Giovannucci E, Michaud DS: Coffee, tea, caffeine intake, and risk of adult glioma in three prospective cohort studies. Cancer Epidemiol Biomarkers Prev 2010;19(1):39-47.

Homan DJ, Mobarhan S: Coffee: good, bad, or just fun? A critical review of coffee's effects on liver enzymes. Nutr Rev 2006;64(1):43-6.

Hu G, Jousilahti P, Peltonen M, Bidel S, Tuomilehto J: Joint association of coffee consumption and other factors to the risk of type 2 diabetes: a prospective study in Finland. Int J Obes (Lond) 2006;30(12):1742-9.

Huber WW, Prustomersky S, Delbanco E, Uhl M, Scharf G, Turesky RJ, Thier R, Schulte-Hermann R: Enhancement of the chemoprotective enzymes glucuronosyl transferase and glutathione transferase in specific organs of the rat by the coffee components kahweol and cafestol. Arch Toxicol 2002;76(4):209-17.

Huber WW, Rossmanith W, Grusch M, Haslinger E, Prustomersky S, Peter-Vorosmarty B,

Parzefall W, Scharf G, Schulte-Hermann R: Effects of coffee and its chemopreventive components kahweol and cafestol on cytochrome P450 and sulfotransferase in rat liver. Food Chem Toxicol 2008;46(4):1230-8.

Imatoh T, Tanihara S, Miyazaki M, Momose Y, Uryu Y, Une H: Coffee consumption but not green tea consumption is associated with adiponectin levels in Japanese males. Eur J Nutr 2010 [Epub ahead of print]

Inoue M, Tajima K, Hirose K, Hamajima N, Takezaki T, Kuroishi T, Tominaga S: Tea and coffee consumption and the risk of digestive tract cancers: data from a comparative case-referent study in Japan. Cancer Causes Control 1998;9(2):209-16.

Inoue M, Yoshimi I, Sobue T, Tsugane S; JPHC Study Group: Influence of coffee drinking on subsequent risk of hepatocellular carcinoma: a prospective study in Japan. J Natl Cancer Inst. 2005 Feb 16;97(4):293-300.

Je Y, Liu W, Giovannucci E: Coffee consumption and risk of colorectal cancer: a systematic review and meta-analysis of prospective cohort studies. Int J Cancer 2009;124(7):1662-8.

Kawachi I, Willett WC, Colditz GA, Stampfer MJ, Speizer FE: A prospective study of coffee drinking and suicide in women. Arch Intern Med 1996;156(5):521-5.

Keijzers GB, De Galan BE, Tack CJ, Smits P: Caffeine can decrease insulin sensitivity in humans. Diabetes Care 2002;25(2):364-9.

Kela U, Vijayvargiya R, Trivedi CP: Inhibitory effects of methylxanthines on the activity of xanthine oxidase. Life Sci 1980;27(22):2109-19.

Kerzendorfer C, O'Driscoll M: UVB and caffeine: inhibiting the DNA damage response to protect against the adverse effects of UVB. J Invest Dermatol 2009;129(7):1611-3.

Kivity S, Ben Aharon Y, Man A, Topilsky M: The effect of caffeine on exercise-induced bronchoconstriction. Chest 1990;97(5):1083-5.

Kiyohara C, Kono S, Honjo S, Todoroki I, Sakurai Y, Nishiwaki M, Hamada H, Nishikawa H, Koga H, Ogawa S, Nakagawa K: Inverse association between coffee drinking and serum uric acid concentrations in middle-aged Japanese males. Br J Nutr 1999;82(2):125-30.

Klatsky AL, Armstrong MA, Friedman GD: Coffee, tea, and mortality. Ann Epidemiol 1993;3(4):375-81.

Klatsky AL, Armstrong MA: Alcohol, smoking, coffee, and cirrhosis. Am J Epidemiol 1992;136(10):1248-57.

Klatsky AL, Morton C, Udaltsova N, Friedman GD: Coffee, cirrhosis, and transaminase enzymes. Arch Intern Med 2006;166(11):1190-5.

Kopf SR, Melani A, Pedata F, Pepeu G: Adenosine and memory storage: effect of A1 and A receptor antagonists. Psychopharmacology (Berl) 1999;146(2):214-9.

Kovacs EM, Lejeune MP, Nijs I, Westerterp-Plantenga MS: Effects of green tea on weight maintenance after body-weight loss. Br J Nutr 2004;91(3):431-7.

Kwon SH, Lee HK, Kim JA, Hong SI, Kim HC, Jo TH, Park YI, Lee CK, Kim YB, Lee SY, Jang CG: Neuroprotective effects of chlorogenic acid on scopolamine-induced amnesia via anti-acetylcholinesterase and anti-oxidative activities in mice. Eur J Pharmacol 2010;649(1-3):210-7.

La Vecchia C, Tavani A: Coffee and cancer risk: an update. Eur J Cancer Prev 2007;16(5):385-9.

Lane JD: Caffeine, Glucose Metabolism, and Type 2 Diabetes. J Caffeine Res 2011:1(1):23-8.

Lara DR: Caffeine, mental health, and psychiatric disorders. J Alzheimers Dis 2010;20 Suppl 1:S239-48.

Larsson SC, Wolk A: Coffee consumption and risk of liver cancer: a meta-analysis. Gastroenterology 2007;132(5):1740-5.

La Vecchia C, Liati P, Decarli A, Negri E, Franceschi S: Coffee consumption and risk of pancreatic cancer. Int J Cancer 198;40(3):309-13.

Lee AH, Fraser ML, Binns CW: Tea, coffee and prostate cancer. Mol Nutr Food Res 2009;53(2):256-65.

Lee JE, Hunter DJ, Spiegelman D, Adami HO, Bernstein L, van den Brandt PA, Buring JE, Cho E, English D, Folsom AR, Freudenheim JL, Gile GG, Giovannucci E, Horn-Ross PL, Leitzmann M, Marshall JR, Mannisto S, McCullough ML, Miller AB, Parker AS, Pietinen P, Rodriguez C, Rohan TE, Schatzkin A, Schouten LJ, Willett WC, Wolk A, Zhang SM, Smith-Warner SA: Intakes of coffee, tea, milk, soda and juice and renal cell cancer in a pooled analysis of 13 prospective studies. Int J Cancer 2007;121(10):2246-53.

Leviton A: Methylxanthine consumption and the risk of ovarian malignancy. Cancer Lett 1990;51(2):91-101.

Lieberman HR, Tharion WJ, Shukitt-Hale B, Speckman KL, Tulley R: Effects of caffeine, sleep loss, and stress on cognitive performance and mood during U.S. Navy SEAL training. Sea-Air-

Land. Psychopharmacology (Berl) 2002;164(3):250-61.

Lindsay J, Laurin D, Verreault R, Hebert R, Helliwell B, Hill GB, McDowell I: Risk factors for Alzheimer's disease: a prospective analysis from the Canadian Study of Health and Aging. Am J Epidemiol 2002;156(5):445-53.

Loopstra-Masters RC, Liese AD, Haffner SM, Wagenknecht LE, Hanley AJ; Associations between the intake of caffeinated and decaffeinated coffee and measures of insulin sensitivity and beta cell function. Diabetologia. 2011;54(2):320-8.

Lou Y, Peng Q, Nolan B, Wagner GC, Lu Y: Oral administration of caffeine during voluntary exercise markedly decreases tissue fat and stimulates apoptosis and cyclin B1 in UVB-treated skin of hairless p53-knockout mice. Carcinogenesis 2010;31(4):671-8.

MacMahon B, Yen S, Trichopoulos D, Warren K, Nardi G: Coffee and cancer of the pancreas. N Engl J Med 1981;304(11):630-3.

Maia L, de Mendonca A: Does caffeine intake protect from Alzheimer's disease? Eur J Neurol. 2002 Jul;9(4):377-82.

Maridakis V, O'Connor PJ, Dudley GA, McCully KK: Caffeine attenuates delayed-onset muscle pain and force loss following eccentric exercise. J Pain 200;8(3):237-43.

Mascitelli L, Pezzetta F, Sullivan JL: Putative hepatoprotective effects of coffee. Aliment Pharmacol Ther 2008;27(1):90-1.

Masterton GS, Hayes PC: Coffee and the liver: a potential treatment for liver disease? Eur J Gastroenterol Hepatol 2010;22(11):1277-83.

McCarty MF: A chlorogenic acid-induced increase in GLP-1 production may mediate the impact of heavy coffee consumption on diabetes risk. Med Hypotheses 2005;64(4):848-53.

Menegaux F, Steffen C, Bellec S, Baruchel A, Lescoeur B, Leverger G, Nelken B, Philippe N, Sommelet D, Hemon D, Clavel J: Maternal coffee and alcohol consumption during pregnancy, parental smoking and risk of childhood acute leukaemia. Cancer Detect Prev 2005;29(6):487-93.

Michaud DS, Gallo V, Schlehofer B, Tjø nneland A, Olsen A, Overvad K, Dahm CC, Teucher B, Lukanova A, Boeing H, Schutze M, Trichopoulou A, Lagiou P, Kyrozis A, Sacerdote C, Krogh V, Masala G, Tumino R, Mattiello A, Bueno-de-Mesquita HB, Ros MM, Peeters PH, van Gils CH, Skeie G, Engeset D, Parr CL, Ardanaz E, Chirlaque MD, Dorronsoro M, Sanchez MJ, Arguelles M, Jakszyn P, Nilsson LM, Melin BS, Manjer J, Wirfalt E, Khaw KT, Wareham N, Allen NE, Key TJ, Romieu I, Vineis P, Riboli E: Coffee and tea intake and risk of brain tumors in the European Prospective Investigation into Cancer and Nutrition (EPIC) cohort study. Am J Clin Nutr 2010;92(5):1145-50.

Michels KB, Willett WC, Fuchs CS, Giovannucci E: Coffee, tea, and caffeine consumption and incidence of colon and rectal cancer. J Natl Cancer Inst 2005;97(4):282-92.

Montella M, Polesel J, La Vecchia C, Dal Maso L, Crispo A, Crovatto M, Casarin P, Izzo F, Tommasi LG, Talamini R, Franceschi S: Coffee and tea consumption and risk of hepatocellular carcinoma in Italy. Int J Cancer 2007;120(7):1555-9.

Murase T, Misawa K, Minegishi Y, Aoki M, Ominami H, Suzuki Y, Shibuya Y, Hase T: Coffee polyphenols suppress diet-induced body fat accumulation by downregulating SREBP-1c and related molecules in C57BL/6J mice. Am J Physiol Endocrinol Metab 2011;300(1):E122-33.

Naganuma T, Kuriyama S, Kakizaki M, Sone T, Nakaya N, Ohmori-Matsuda K, Nishino Y, Fukao A, Tsuji I: Coffee consumption and the risk of oral, pharyngeal, and esophageal cancers in Japan: the Miyagi Cohort Study. Am J Epidemiol 2008;168(12):1425-32.

Nawrot P, Jordan S, Eastwood J, Rotstein J, Hugenholtz A, Feeley M: Effects of caffeine on human health. Food Addit Contam 2003;20(1):1-30.

Nkondjock A: Coffee consumption and the risk of cancer: an overview. Cancer Lett 2009;277(2):121-5.

Oka K: Pharmacology in a Cup of Coffee. Iyakukeizaisya, Tokyo, 2007.

Pagano R, Negri E, Decarli A, La Vecchia C: Coffee drinking and prevalence of bronchial asthma. Chest 1988;94(2):386-9.

Paolisso G, Ravussin E: Intracellular magnesium and insulin resistance: results in Pima Indians and Caucasians. J Clin Endocrinol Metab 1995;80(4):1382-5.

Park CH, Myung SK, Kim TY, Seo HG, Jeon YJ, Kim Y; Korean Meta-Analysis (KORMA) Study Group: Coffee consumption and risk of prostate cancer: a meta-analysis of epidemiological studies. BJU Int 2010;106(6):762-9.

Pelucchi C, Tavani A, La Vecchia C: Coffee and alcohol consumption and bladder cancer. Scand J Urol Nephrol Suppl 2008;(218):37-44.

Pereira MA, Parker ED, Folsom AR: Coffee consumption and risk of type 2 diabetes mellitus: an 11-year prospective study of 28 812 postmenopausal women. Arch Intern Med 2006;166(12):1311-6.

Pham NM, Yoshida D, Morita M, Yin G, Toyomura K, Ohnaka K, Takayanagi R, Kono S: The relation of coffee consumption to serum uric Acid in Japanese men and women aged 49-76 years. J Nutr Metab 2010; pii: 930757.

Pimentel GD, Zemdegs JC, Theodoro JA, Mota JF: Does long-term coffee intake reduce type 2 diabetes mellitus risk? Diabetol Metab Syndr 2009;1(1):6.

Pollock BG, Wylie M, Stack JA, Sorisio DA, Thompson DS, Kirshner MA, Folan MM, Condifer KA: Inhibition of caffeine metabolism by estrogen replacement therapy in postmenopausal women. J Clin Pharmacol 1999;39(9):936-40.

Prediger RD: Effects of caffeine in Parkinson's disease: from neuroprotection to the management of motor and non-motor symptoms. J Alzheimers Dis 2010;20 Suppl 1:S205-20.
Ramos S: Cancer chemoprevention and chemotherapy: dietary polyphenols and signalling pathways. Mol Nutr Food Res 2008;52(5):507-26.

Renehan AG, Roberts DL, Dive C: Obesity and cancer: pathophysiological and biological mechanisms. Arch Physiol Biochem 2008;114(1):71-83.

Reunanen A, Heliovaara M, Aho K: Coffee consumption and risk of type 2 diabetes mellitus. Lancet 2003;361(9358):702-3.

Richardson T, Rozkovec A, Thomas P, Ryder J, Meckes C, Kerr D: Influence of caffeine on heart rate variability in patients with long-standing type 1 diabetes. Diabetes Care 2004;27(5):1127-31.

Ritchie K, Carriere I, de Mendonca A, Portet F, Dartigues JF, Rouaud O, Barberger-Gateau P, Ancelin ML: The neuroprotective effects of caffeine: a prospective population study (the Three City Study). Neurology 2007;69(6):536-45.

Rosengren A, Dotevall A, Wilhelmsen L, Thelle D, Johansson S: Coffee and incidence of diabetes in Swedish women: a prospective 18-year follow-up study. J Intern Med 2004;255(1):89-95.

Ross GW, Abbott RD, Petrovitch H, Morens DM, Grandinetti A, Tung KH, Tanner CM, Masaki KH, Blanchette PL, Curb JD, Popper JS, White LR: Association of coffee and caffeine intake with the risk of Parkinson disease. JAMA 2000;283(20):2674-9.

Ross JA: Maternal diet and infant leukemia: a role for DNA topoisomerase II inhibitors? Int J Cancer Suppl 1998;11:26-8.

Rudelle S, Ferruzzi MG, Cristiani I, Moulin J, Mace K, Acheson KJ, Tappy L: Effect of a thermogenic beverage on 24-hour energy metabolism in humans. Obesity (Silver Spring)

2007;15(2):349-55.

Ruhl CE, Everhart JE: Coffee and caffeine consumption reduce the risk of elevated serum alanine aminotransferase activity in the United States. Gastroenterology 2005;128(1):24-32.

Salazar-Martinez E, Willett WC, Ascherio A, Manson JE, Leitzmann MF, Stampfer MJ, Hu FB: Coffee consumption and risk for type 2 diabetes mellitus. Ann Intern Med 2004;140(1):1-8.

Saremi A, Tulloch-Reid M, Knowler WC: Coffee consumption and the incidence of type 2 diabetes. Diabetes Care 2003;26(7):2211-2.

Schilter B, Perrin I, Cavin C, Huggett AC: Placental glutathione S-transferase (GST-P) induction as a potential mechanism for the anti-carcinogenic effect of the coffee-specific components cafestol and kahweol. Carcinogenesis 1996;17(11):2377-84.

Scholz H, Aukrust P, Damas JK, Tonstad S, Sagen EL, Kolset SO, Hall C, Yndestad A, Halvorsen B: 8-isoprostane increases scavenger receptor A and matrix metalloproteinase activity in THP-1 macrophages, resulting in long-lived foam cells. Eur J Clin Invest 2004;34(7):451-8.

Schwartz J, Weiss ST: Caffeine intake and asthma symptoms. Ann Epidemiol 1992;2(5):627-35.

Seale TW, Abla KA, Shamim MT, Carney JM, Daly JW: 3,7-Dimethyl-1-propargylxanthine: a potent and selective in vivo antagonist of adenosine analogs. Life Sci 1988;43(21):1671-84.

Shimazu T, Tsubono Y, Kuriyama S, Ohmori K, Koizumi Y, Nishino Y, Shibuya D, Tsuji I: Coffee consumption and the risk of primary liver cancer: pooled analysis of two prospective studies in Japan. Int J Cancer 2005;116(1):150-4.

Smith B, Wingard DL, Smith TC, Kritz-Silverstein D, Barrett-Connor E: Does coffee consumption reduce the risk of type 2 diabetes in individuals with impaired glucose? Diabetes Care 2006;29(11):2385-90.

Tai J, Cheung S, Chan E, Hasman D: Antiproliferation effect of commercially brewed coffees on human ovarian cancer cells in vitro. Nutr Cancer 2010;62(8):1044-57.

Tanaka K, Tokunaga S, Kono S, Tokudome S, Akamatsu T, Moriyama T, Zakouji H: Coffee consumption and decreased serum gamma-glutamyltransferase and aminotransferase activities among male alcohol drinkers. Int J Epidemiol 1998;27(3):438-43.

Tanskanen A, Tuomilehto J, Viinamaki H, Vartiainen E, Lehtonen J, Puska P: Heavy coffee drinking and the risk of suicide. Eur J Epidemiol 2000;16(9):789-91.

Tavani A, La Vecchia C: Coffee and cancer: a review of epidemiological studies, 1990-1999. Eur J Cancer Prev 2000;9(4):241-56.

Taylor ES, Smith AD, Cowan JO, Herbison GP, Taylor DR: Effect of caffeine ingestion on exhaled nitric oxide measurements in patients with asthma. Am J Respir Crit Care Med 2004;169(9):1019-21.

Trevitt J, Kawa K, Jalali A, Larsen C: Differential effects of adenosine antagonists in two models of parkinsonian tremor. Pharmacol Biochem Behav 2009;94(1):24-9.

Tunnicliffe JM, Shearer J: Coffee, glucose homeostasis, and insulin resistance: physiological mechanisms and mediators. Appl Physiol Nutr Metab 2008;33(6):1290-300.

Tuomilehto J, Hu G, Bidel S, Lindstrom J, Jousilahti P: Coffee consumption and risk of type 2 diabetes mellitus among middle-aged Finnish men and women. JAMA 2004;291(10):1213-9.

Tuomilehto J, Tuomilehto-Wolf E, Virtala E, LaPorte R: Coffee consumption as trigger for insulin dependent diabetes mellitus in childhood. BMJ 1990;300(6725):642-3.

Turati F, Galeone C, La Vecchia C, Garavello W, Tavani A: Coffee and cancers of the upper digestive and respiratory tracts: meta-analyses of observational studies. Ann Oncol 2011;22(3):536-44.2010.

Turk MW, Yang K, Hravnak M, Sereika SM, Ewing LJ, Burke LE: Randomized clinical trials of weight loss maintenance: a review. J Cardiovasc Nurs 2009;24(1):58-80.

Tverdal A, Skurtveit S: Coffee intake and mortality from liver cirrhosis. Ann Epidemiol 2003;13(6):419-23.

Tworoger SS, Gertig DM, Gates MA, Hecht JL, Hankinson SE : Caffeine, alcohol, smoking, and the risk of incident epithelial ovarian cancer. Cancer 2008;112(5):1169-77.

van Dam RM, Dekker JM, Nijpels G, Stehouwer CD, Bouter LM, Heine RJ: Coffee consumption and incidence of impaired fasting glucose, impaired glucose tolerance, and type 2 diabetes: the Hoorn Study. Diabetologia 2004;47(12):2152-9.

van Dam RM, Feskens EJ: Coffee consumption and risk of type 2 diabetes mellitus. Lancet 2002;360(9344):1477-8.

van Dam RM, Hu FB: Coffee consumption and risk of type 2 diabetes: a systematic review. JAMA 2005;294(1):97-104.

van Dam RM, Willett WC, Manson JE, Hu FB: Coffee, caffeine, and risk of type 2 diabetes: a prospective cohort study in younger and middle-aged U.S. women. Diabetes Care 2006;29(2):398-403.

van Dam RM: Coffee consumption and risk of type 2 diabetes, cardiovascular diseases, and cancer. Appl Physiol Nutr Metab 2008;33(6):1269-83.

van Gelder BM, Buijsse B, Tijhuis M, Kalmijn S, Giampaoli S, Nissinen A, Kromhout D: Coffee consumption is inversely associated with cognitive decline in elderly European men: the FINE Study. Eur J Clin Nutr 2007;61(2):226-32.

Vatten LJ, Solvoll K, Løken EB: Coffee consumption and the risk of breast cancer. A prospective study of 14,593 Norwegian women. Br J Cancer 1990;62(2):267-70.

Vitaglione P, Morisco F, Mazzone G, Amoruso DC, Ribecco MT, Romano A, Fogliano V, Caporaso N, D'Argenio G: Coffee reduces liver damage in a rat model of steatohepatitis: the underlying mechanisms and the role of polyphenols and melanoidins. Hepatology 2010;52(5):1652-61.

Vucic EA, Brown CJ, Lam WL: Epigenetics of cancer progression. Pharmacogenomics 2008;9(2):215-34.

Wald DS, Law M, Morris JK: Homocysteine and cardiovascular disease: evidence on causality from a meta-analysis. BMJ 2002;325(7374):1202.

Welsh EJ, Bara A, Barley E, Cates CJ: Caffeine for asthma. Cochrane Database Syst Rev 2010;(1):CD001112.

Whittemore AS, Paffenbarger RS Jr, Anderson K, Lee JE: Early precursors of site-specific cancers in college men and women. J Natl Cancer Inst 1985;74(1):43-51.

Woodcock AA, Gross ER, Gellert A, Shah S, Johnson M, Geddes DM: Effects of dihydrocodeine, alcohol, and caffeine on breathlessness and exercise tolerance in patients with chronic obstructive lung disease and normal blood gases. N Engl J Med 1981;305(27):1611-6.

Wu T, Willett WC, Hankinson SE, Giovannucci E: Caffeinated coffee, decaffeinated coffee, and caffeine in relation to plasma C-peptide levels, a marker of insulin secretion, in U.S. women. Diabetes Care 2005;28(6):1390-6.

Zeegers MP, Dorant E, Goldbohm RA, van den Brandt PA: Are coffee, tea, and total fluid consumption associated with bladder cancer risk? Results from the Netherlands Cohort Study. Cancer Causes Control 2001;12(3):231-8.

Zimmet P, Alberti G: The metabolic syndrome: progress towards one definition for an epidemic of our time. Nat Clin Pract Endocrinol Metab 2008;4(5):239.

II. 커피 섭취가 건강에 해로운 경우

Andersen LF, Jacobs DR Jr, Carlsen MH, Blomhoff R: Consumption of coffee is associated with reduced risk of death attributed to inflammatory and cardiovascular diseases in the Iowa Women's Health Study. Am J Clin Nutr 2006;83(5):1039-46.

Barger-Lux MJ, Heaney RP: Caffeine and the calcium economy revisited. Osteoporos Int 1995;5(2):97-102.

Belibi FA, Reif G, Wallace DP, Yamaguchi T, Olsen L, Li H, Helmkamp GM Jr, Grantham JJ: Cyclic AMP promotes growth and secretion in human polycystic kidney epithelial cells. Kidney Int 2004;66(3):964-73.

Bergman EA, Massey LK, Wise KJ, Sherrard DJ: Effects of dietary caffeine on renal handling of minerals in adult women. Life Sci 1990;47(6):557-64.

Bolignano D, Coppolino G, Barilla A, Campo S, Criseo M, Tripodo D, Buemi M: Caffeine and the kidney: what evidence right now? J Ren Nutr 2007;17(4):225-34.

Bonita JS, Mandarano M, Shuta D, Vinson J: Coffee and cardiovascular disease: in vitro, cellular, animal, and human studies. Pharmacol Res 2007;55(3):187-98.

Braun S: Buzz; The Science and Lore of Alcohol and Caffeine. Oxford University Press, 1996.

Brune M, Rossander L, Hallberg L: Iron absorption and phenolic compounds: importance of different phenolic structures. Eur J Clin Nutr 1989;43(8):547-57.

Cai Q, Dmitrieva NI, Michea LF, Rocha G, Ferguson D, Burg MB: Toxicity of acetaminophen, salicylic acid, and caffeine for first-passage rat renal inner medullary collecting duct cells. J Pharmacol Exp Ther 2003;306(1):35-42.

Christen WG, Ajani UA, Glynn RJ, Hennekens CH: Blood levels of homocysteine and increased risks of cardiovascular disease: causal or casual? Arch Intern Med 2000;160(4):422-34.

Conen D, Chiuve SE, Everett BM, Zhang SM, Buring JE, Albert CM: Caffeine consumption and incident atrial fibrillation in women. Am J Clin Nutr 2010;92(3):509-14.

Cornelis MC, El-Sohemy A, Kabagambe EK, Campos H: Coffee, CYP1A2 genotype, and risk of myocardial infarction. JAMA 2006;295(10):1135-41.

Curhan GC, Willett WC, Rimm EB, Spiegelman D, Stampfer MJ: Prospective study of beverage use and the risk of kidney stones. Am J Epidemiol 1996;143(3):240-7.

Curhan GC, Willett WC, Speizer FE, Stampfer MJ: Beverage use and risk for kidney stones in women. Ann Intern Med 1998;128(7):534-40.

Daly PA, Krieger DR, Dulloo AG, Young JB, Landsberg L: Ephedrine, caffeine and aspirin: safety and efficacy for treatment of human obesity. Int J Obes Relat Metab Disord 1993;17 Suppl 1:S73-8.

de Paulis T, Schmidt DE, Bruchey AK, Kirby MT, McDonald MP, Commers P, Lovinger DM, Martin PR: Dicinnamoylquinides in roasted coffee inhibit the human adenosine transporter. Eur J Pharmacol 2002;442(3):215-23.

Dewey KG, Romero-Abal ME, Quan de Serrano J, Bulux J, Peerson JM, Eagle P, Solomons NW: Effects of discontinuing coffee intake on iron status of iron-deficient Guatemalan toddlers: a randomized intervention study. Am J Clin Nutr 1997;66(1):168-76.

Fairweather-Tait SJ: Iron nutrition in the UK: getting the balance right. Proc Nutr Soc 2004;63(4):519-28.

Frost L, Vestergaard P: Alcohol consumption and the risk of atrial fibrillation or flutter; secondary publication. A cohort study. Ugeskr Laeger 2005;167(35):3308-10.

Goldstein JL, Brown MS: Atherosclerosis: the low-density lipoprotein receptor hypothesis. Metabolism 1977;26(11):1257-75.

Greenland S: A meta-analysis of coffee, myocardial infarction, and coronary death. Epidemiology 1993;4(4):366-74.

Greenberg JA, Dunbar CC, Schnoll R, Kokolis R, Kokolis S, Kassotis J: Caffeinated beverage intake and the risk of heart disease mortality in the elderly: a prospective analysis. Am J Clin Nutr 2007;85(2):392-8.

Grobbee DE, Rimm EB, Giovannucci E, Colditz G, Stampfer M, Willett W: Coffee, caffeine, and cardiovascular disease in men. N Engl J Med 1990;323(15):1026-32.

Grubben MJ, Boers GH, Blom HJ, Broekhuizen R, de Jong R, van Rijt L, de Ruijter E, Swinkels DW, Nagengast FM, Katan MB: Unfiltered coffee increases plasma homocysteine concentrations in healthy volunteers: a randomized trial. Am J Clin Nutr 2000;71(2):480-4.

Happonen P, Voutilainen S, Salonen JT: Coffee drinking is dose-dependently related to the risk of acute coronary events in middle-aged men. J Nutr 2004;134(9):2381-6.

Harris SS, Dawson-Hughes B: Caffeine and bone loss in healthy postmenopausal women. Am J Clin Nutr 1994;60(4):573-8.

Heckman MA, Weil J, Gonzalez de Mejia E: Caffeine (1, 3, 7-trimethylxanthine) in foods: a comprehensive review on consumption, functionality, safety, and regulatory matters. J Food Sci 2010;75(3):R77-87.

Hernandez-Avila M, Colditz GA, Stampfer MJ, Rosner B, Speizer FE, Willett WC: Caffeine, moderate alcohol intake, and risk of fractures of the hip and forearm in middle-aged women. Am J Clin Nutr 1991;54(1):157-63.

Higdon JV, Frei B: Coffee and health: a review of recent human research. Crit Rev Food Sci Nutr 2006;46(2):101-23.

Kawachi I, Colditz GA, Stone CB: Does coffee drinking increase the risk of coronary heart disease? Results from a meta-analysis. Br Heart J 1994;72(3):269-75.

Klag MJ, Wang NY, Meoni LA, Brancati FL, Cooper LA, Liang KY, Young JH, Ford DE: Coffee intake and risk of hypertension: the Johns Hopkins precursors study. Arch Intern Med 2002;162(6):657-62.

Kleemola P, Jousilahti P, Pietinen P, Vartiainen E, Tuomilehto J: Coffee consumption and the risk of coronary heart disease and death. Arch Intern Med 2000;160(22):3393-400.

Larsson SC, Mannisto S, Virtanen MJ, Kontto J, Albanes D, Virtamo J: Coffee and tea consumption and risk of stroke subtypes in male smokers. Stroke 2008;39(6):1681-7.

Lopez-Garcia E, van Dam RM, Li TY, Rodriguez-Artalejo F, Hu FB: The relationship of coffee consumption with mortality. Ann Intern Med 2008;148(12):904-14.

Lopez-Garcia E, van Dam RM, Willett WC, Rimm EB, Manson JE, Stampfer MJ, Rexrode KM, Hu FB: Coffee consumption and coronary heart disease in men and women: a prospective cohort study. Circulation 2006;113(17):2045-53.

Massey LK, Sutton RA: Acute caffeine effects on urine composition and calcium kidney stone risk in calcium stone formers. J Urol 2004;172(2):555-8.

Maughan RJ, Griffin J: Caffeine ingestion and fluid balance: a review. J Hum Nutr Diet 2003;16(6):411-20.

Meyer HE, Pedersen JI, Løken EB, Tverdal A: Dietary factors and the incidence of hip fracture in middle-aged Norwegians. A prospective study. Am J Epidemiol 1997;145(2):117-23.

Meyers CD, Kamanna VS, Kashyap ML: Niacin therapy in atherosclerosis. Curr Opin Lipidol 2004;15(6):659-65.

Mostofsky E, Schlaug G, Mukamal KJ, Rosamond WD, Mittleman MA: Coffee and acute ischemic stroke onset: the Stroke Onset Study. Neurology 2010;75(18):1583-8.

Mukamal KJ, Maclure M, Muller JE, Sherwood JB, Mittleman MA: Caffeinated coffee consumption and mortality after acute myocardial infarction. Am Heart J 2004;147(6):999-1004.

Myers MG, Alnemri K: Rate control therapy for atrial fibrillation following coronary artery bypass surgery. Can J Cardiol 1998;14(11):1363-6.

Noordzij M, Uiterwaal CS, Arends LR, Kok FJ, Grobbee DE, Geleijnse JM: Blood pressure response to chronic intake of coffee and caffeine: a meta-analysis of randomized controlled trials. J Hypertens 2005;23(5):921-8.

Panagiotakos DB, Pitsavos C, Chrysohoou C, Kokkinos P, Toutouzas P, Stefanadis C: The J-shaped effect of coffee consumption on the risk of developing acute coronary syndromes: the CARDIO2000 case-control study. J Nutr 2003;133(10):3228-32.

Ranheim T, Halvorsen B: Coffee consumption and human health–beneficial or detrimental?–Mechanisms for effects of coffee consumption on different risk factors for cardiovascular disease and type 2 diabetes mellitus. Mol Nutr Food Res 2005;49(3):274-84.

Reis JP, Loria CM, Steffen LM, Zhou X, van Horn L, Siscovick DS, Jacobs DR Jr, Carr JJ: Coffee, decaffeinated coffee, caffeine, and tea consumption in young adulthood and atherosclerosis later in life: the CARDIA study. Arterioscler Thromb Vasc Biol 2010;30(10):2059-66.

Richelle M, Tavazzi I, Offord E: Comparison of the antioxidant activity of commonly consumed polyphenolic beverages (coffee, cocoa, and tea) prepared per cup serving. J Agric Food Chem 2001;49(7):3438-42.

Rieg T, Steigele H, Schnermann J, Richter K, Osswald H, Vallon V: Requirement of intact adenosine A1 receptors for the diuretic and natriuretic action of the methylxanthines theophylline and caffeine. J Pharmacol Exp Ther 2005;313(1):403-9.

Robertson D, Frolich JC, Carr RK, Watson JT, Hollifield JW, Shand DG, Oates JA: Effects of caffeine on plasma renin activity, catecholamines and blood pressure. N Engl J Med 1978;298(4):181-6.

Rosner SA, Akesson A, Stampfer MJ, Wolk A: Coffee consumption and risk of myocardial infarction among older Swedish women. Am J Epidemiol 2007;165(3):288-93.

Rustan AC, Halvorsen B, Ranheim T, Drevon CA: Cafestol (a coffee lipid) decreases uptake of low-density lipoprotein (LDL) in human skin fibroblasts and liver cells. Ann N Y Acad Sci 1997;827:158-62.

Shuster J, Finlayson B, Scheaffer RL, Sierakowski R, Zoltek J, Dzegede S: Primary liquid intake and urinary stone disease. J Chronic Dis 1985;38(11):907-14.

Silletta MG, Marfisi R, Levantesi G, Boccanelli A, Chieffo C, Franzosi M, Geraci E, Maggioni AP, Nicolosi G, Schweiger C, Tavazzi L, Tognoni G, Marchioli R; GISSI-Prevenzione Investigators: Coffee consumption and risk of cardiovascular events after acute myocardial infarction: results from the GISSI (Gruppo Italiano per lo Studio della Sopravvivenza nell'Infarto miocardico)-Prevenzione trial. Circulation 2007;116(25):2944-51.

Suzuki A, Fujii A, Yamamoto N, Yamamoto M, Ohminami H, Kameyama A, Shibuya Y, Nishizawa Y, Tokimitsu I, Saito I: Improvement of hypertension and vascular dysfunction by hydroxyhydroquinone-free coffee in a genetic model of hypertension. FEBS Lett 2006;580(9):2317-22.

Tavani A, Bertuzzi M, Gallus S, Negri E, La Vecchia C: Risk factors for non-fatal acute myocardial infarction in Italian women. Prev Med 2004;39(1):128-34.

Trovato GM, Pirri C, Martines GF, Trovato F, Catalano D: Coffee, nutritional status, and renal artery resistive index. Ren Fail 2010;32(10):1137-47.

Tunaru S, Kero J, Schaub A, Wufka C, Blaukat A, Pfeffer K, Offermanns S: PUMA-G and HM74 are receptors for nicotinic acid and mediate its anti-lipolytic effect. Nat Med 2003;9(3):352-5.

Ueland PM, Refsum H, Beresford SA, Vollset SE: The controversy over homocysteine and cardiovascular risk. Am J Clin Nutr 2000;72(2):324-32.

Van Dyck K, Tas S, Robberecht H, Deelstra H: The influence of different food components on the in vitro availability of iron, zinc and calcium from a composed meal. Int J Food Sci Nutr 1996;47(6):499-506.

Vondracek SF, Hansen LB, McDermott MT: Osteoporosis risk in premenopausal women. Pharmacotherapy. 2009 Mar;29(3):305-17.

Wang Y, Tuomilehto J, Jousilahti P, Antikainen R, Mahonen M, Mannisto S, Katzmarzyk PT, Hu G: Coffee consumption and the risk of heart failure in Finnish men and women. Heart 2011;97(1):44-8.

Watanabe T, Arai Y, Mitsui Y, Kusaura T, Okawa W, Kajihara Y, Saito I: The blood pressure-lowering effect and safety of chlorogenic acid from green coffee bean extract in essential hypertension. Clin Exp Hypertens 2006;28(5):439-49.

Weggemans RM, Zock PL, Urgert R, Katan MB: Differences between men and women in the response of serum cholesterol to dietary changes. Eur J Clin Invest 1999t;29(10):827-34.

Winkelmayer WC, Stampfer MJ, Willett WC, Curhan GC: Habitual caffeine intake and the risk of hypertension in women. JAMA 2005;294(18):2330-5.

Zanardo V, Dani C, Trevisanuto D, Meneghetti S, Guglielmi A, Zacchello G, Cantarutti F: Methylxanthines increase renal calcium excretion in preterm infants. Biol Neonate. 1995;68(3):169-74.

III. 특별히 신경 써야 하는 경우

이병훈, 박용순, 김준수, 유준현, 이정권: 국내 대학생들의 카페인 섭취행태와 카페인의 관련 증상. 가정의학회지 2007;28(1):9-16.

Alderete E, Eskenazi B, Sholtz R: Effect of cigarette smoking and coffee drinking on time to conception. Epidemiology 1995;6(4):403-8.

Arciero PJ, Gardner AW, Benowitz NL, Poehlman ET: Relationship of blood pressure, heart rate and behavioral mood state to norepinephrine kinetics in younger and older men following caffeine ingestion. Eur J Clin Nutr 1998;52(11):805-12.

Arya LA, Myers DL, Jackson ND: Dietary caffeine intake and the risk for detrusor instability: a case-control study. Obstet Gynecol 2000;96(1):85-9.

Bech BH, Obel C, Henriksen TB, Olsen J: Effect of reducing caffeine intake on birth weight and length of gestation: randomised controlled trial. BMJ 2007;334(7590):409.

Berlin CM Jr, Denson HM, Daniel CH, Ward RM: Disposition of dietary caffeine in milk, saliva, and plasma of lactating women. Pediatrics 1984;73(1):59-63.

Bracken MB, Triche E, Grosso L, Hellenbrand K, Belanger K, Leaderer BP: Heterogeneity in assessing self-reports of caffeine exposure: implications for studies of health effects.

Epidemiology 2002;13(2):165-71.

Bracken MB, Triche EW, Belanger K, Hellenbrand K, Leaderer BP: Association of maternal caffeine consumption with decrements in fetal growth. Am J Epidemiol 2003;157(5):456-66.

Braun S: Buzz; The Science and Lore of Alcohol and Caffeine. Oxford University Press, 1996.

Canadian Clinical Practice Guideline: Originating Association. 2008.

CARE Study Group: Maternal caffeine intake during pregnancy and risk of fetal growth restriction: a large prospective observational study. BMJ 2008;337:a2332. doi: 10.1136/bmj.a2332.

Carrillo JA, Benitez J: Clinically significant pharmacokinetic interactions between dietary caffeine and medications. Clin Pharmacokinet 2000;39(2):127-53.

Cornelis MC, El-Sohemy A, Kabagambe EK, Campos H: Coffee, CYP1A2 genotype, and risk of myocardial infarction. JAMA 2006;295(10):1135-41.

Cornelis MC, El-Sohemy A: Coffee, caffeine, and coronary heart disease. Curr Opin Lipidol 2007;18(1):13-9.

Engebretsen KM, Harris CR: Caffeine and Related Non-prescription Sympathomimetics. In: Clinical Toxicology. PP. 310-5. Ford MD et al., (Eds.), WB Saunders, Philadelphia, 2001.

Faber MS, Fuhr U: Time response of cytochrome P450 1A2 activity on cessation of heavy smoking. Clin Pharmacol Ther 2004;76(2):178-84.

Florack EI, Zielhuis GA, Rolland R: Cigarette smoking, alcohol consumption, and caffeine intake and fecundability. Prev Med 1994;23(2):175-80.

Frary CD, Johnson RK, Wang MQ: Food sources and intakes of caffeine in the diets of persons in the United States. J Am Diet Assoc 2005;105(1):110-3.

Goto A, Song Y, Chen BH, Manson JE, Buring JE, Liu S: Coffee and Caffeine Consumption in Relation to Sex Hormone-Binding Globulin and Risk of Type 2 Diabetes in Postmenopausal Women. Diabetes 2011;60(1):269-75.

Griffiths RR, Woodson PP: Reinforcing effects of caffeine in humans. J Pharmacol Exp Ther 1988;246(1):21-9.

Health Canada: Fact Sheet Caffeine and Your Health. 2003.

Hering-Hanit R, Gadoth N: Caffeine-induced headache in children and adolescents. Cephalalgia 2003;23(5):332-5.

Higdon JV, Frei B: Coffee and health: a review of recent human research. Crit Rev Food Sci Nutr 2006;46(2):101-23.

Izzo JL Jr, Ghosal A, Kwong T, Freeman RB, Jaenike JR: Age and prior caffeine use alter the cardiovascular and adrenomedullary responses to oral caffeine. Am J Cardiol 1983;52(7):769-73.

Kokaze A, Ishikawa M, Matsunaga N, Karita K, Yoshida M, Shimada N, Ohtsu T, Shirasawa T, Ochiai H, Kawamoto T, Ito T, Hoshino H, Takashima Y: Combined effect of longevity-associated mitochondrial DNA 5178 C/A polymorphism and coffee consumption on the risk of hyper-LDL cholesterolemia in middle-aged Japanese men. J Hum Genet 2010;55(9):577-81.

Koren G: Caffeine during pregnancy? In moderation. Can Fam Physician 2000;46:801-803.

Kuczkowski KM: Peripartum implications of caffeine intake in pregnancy: is there cause for concern? Rev Esp Anestesiol Reanim 2009;56(10):612-5.

Lim S, Zoellner JM, Lee JM, Burt BA, Sandretto AM, Sohn W, Ismail AI, Lepkowski JM: Obesity and sugar-sweetened beverages in African-American preschool children: a longitudinal study. Obesity (Silver Spring) 2009;17(6):1262-8.

Massey LK: Caffeine and the elderly. Drugs Aging 1998;13(1):43-50.

Massey LK: Is caffeine a risk factor for bone loss in the elderly? Am J Clin Nutr 2001;74(5):569-70.

Mendelsohn MJ: Monoamine Oxidase Inhibitors. In: Clinical Toxicology. PP. 310-5. Ford MD et al., (Eds.), WB Saunders, Philadelphia, 2001.

Nawrot P, Jordan S, Eastwood J, Rotstein J, Hugenholtz A, Feeley M: Effects of caffeine on human health. Food Addit Contam 2003;20(1):1-30.

Nehlig A, Debry G: Consequences on the newborn of chronic maternal consumption of coffee during gestation and lactation: a review. J Am Coll Nutr 1994;13(1):6-21.

Pavanello S, Mastrangelo G, Placidi D, Campagna M, Pulliero A, Carta A, Arici C, Porru S: CYP1A2 polymorphisms, occupational and environmental exposures and risk of bladder cancer. Eur J Epidemiol 2010;25(7):491-500.

Rasheed P, Al-Sowielem LS: Prevalence and predictors of premenstrual syndrome among college-aged women in Saudi Arabia. Ann Saudi Med 2003;23(6):381-7.

Reissig CJ, Strain EC, Griffiths RR: Caffeinated energy drinks; a growing problem. Drug Alcohol Depend 2009;99(1-3):1-10.

Rogers PJ, Dernoncourt C: Regular caffeine consumption: a balance of adverse and beneficial effects for mood and psychomotor performance. Pharmacol Biochem Behav 1998;59(4):1039-45.

Rogers PJ, Hohoff C, Heatherley SV, Mullings EL, Maxfield PJ, Evershed RP, Deckert J, Nutt DJ: Association of the anxiogenic and alerting effects of caffeine with ADORA2A and ADORA1 polymorphisms and habitual level of caffeine consumption. Neuropsychopharmacology. 2010;35(9):1973-83.

Rossignol AM, Bonnlander H, Song L, Phillis JW: Do women with premenstrual symptoms self-medicate with caffeine? Epidemiology 1991;2(6):403-8.

Rossignol AM: Caffeine-containing beverages and premenstrual syndrome in young women. Am J Public Health 1985;75(11):1335-7.

Ryu JE: Caffeine in human milk and in serum of breast-fed infants. Dev Pharmacol Ther 1985;8(6):329-37.

Stein MA, Krasowski M, Leventhal BL, Phillips W, Bender BG: Behavioral and cognitive effects of methylxanthines. A meta-analysis of theophylline and caffeine. Arch Pediatr Adolesc Med 1996;150(3):284-8.

Strandhagen E, Zetterberg H, Aires N, Palmer M, Rymo L, Blennow K, Thelle DS: The apolipoprotein E polymorphism and the cholesterol-raising effect of coffee. Lipids Health Dis 2004;3:26.

Weggemans RM, Zock PL, Ordovas JM, Pedro-Botet J, Katan MB: Apoprotein E genotype and the response of serum cholesterol to dietary fat, cholesterol and cafestol. Atherosclerosis 2001;154(3):547-55.

의사가 풀어가는 커피 이야기

내 몸에 커피 내 안의 행복

초판1쇄 발행 | 2011년 7월 29일
초판3쇄 발행 | 2013년 2월 25일

지은이 | 배재훈
펴낸이 | 신일희
펴낸곳 | 계명대학교출판부
출판등록 | 1970. 9. 1 (신고번호 제 347-1998-1호)

주소 | 대구광역시 달서구 달구벌대로 1095
전화 | 053) 580-6233 · **FAX** 053) 580-6235
홈페이지 | www.kmupress.com

값 12,000원
ISBN 978-89-7585-556-6 93510